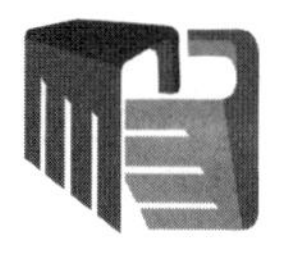

"十二五"职业教育国家规划教材
经全国职业教育教材审定委员会审定

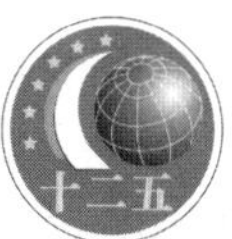

国家卫生和计划生育委员会"十二五"规划教材
全国高等医药教材建设研究会"十二五"规划教材
全国高职高专院校教材

供医学影像技术专业用

# 医学影像成像原理

第3版

主　编　张晓康　张卫萍

副主编　王晓艳　张　欣　雍国富

编　者（以姓氏笔画为序）

王　涛（天津市第三中心医院）
王晓艳（泰山医学院）
陈　凝（江苏建康职业学院）
张卫萍（江西医学高等专科学校）
张　欣（郑州大学附属郑州中心医院）
张晓康（辽东学院）
杨　蓉（红河卫生职业学院）
曹　琰（山东医学高等专科学校）
韩　立（天津医科大学）
雍国富（遵义医药高等专科学校）


人民卫生出版社

**图书在版编目（CIP）数据**

医学影像成像原理 / 张晓康，张卫萍主编．—3 版．—北京：人民卫生出版社，2014

ISBN 978-7-117-19036-7

Ⅰ．①医… Ⅱ．①张… ②张… Ⅲ．①医学摄影－高等职业教育－教材 Ⅳ．① R445

中国版本图书馆 CIP 数据核字（2014）第 118906 号



**医学影像成像原理**

第 3 版

**主　　编：**张晓康　张卫萍
**出版发行：**人民卫生出版社（中继线 010-59780011）
**地　　址：**北京市朝阳区潘家园南里 19 号
**邮　　编：**100021
**E - mail：**pmph @ pmph.com
**购书热线：**010-59787592　010-59787584　010-65264830
**印　　刷：**廊坊十环印刷有限公司
**经　　销：**新华书店
**开　　本：**850 × 1168　1/16　　**印张：**14
**字　　数：**385 千字
**版　　次：**2002 年 9 月第 1 版　　2014 年 8 月第 3 版
2025 年 1 月第 3 版第 20 次印刷（总第 28 次印刷）
**标准书号：**ISBN 978-7-117-19036-7
**定　　价：**30.00 元
**打击盗版举报电话：010-59787491　E-mail：WQ @ pmph.com**
**质量问题联系电话：010-59787234　E-mail：zhiliang @ pmph.com**
**数字融合服务电话：4001118166　E-mail：zengzhi @ pmph.com**

# 出版说明

为了认真贯彻落实十八届三中全会“加快现代职业教育体系建设，深化产教融合、校企合作，培养高素质劳动者和技能型人才”，和国务院常务会议关于“发展职业教育是促进转方式、调结构和民生改善的战略举措”精神，全国高等医药教材建设研究会和人民卫生出版社在教育部、国家卫生和计划生育委员会的领导和支持下，成立了新一届全国高职高专医学影像技术专业教育教材建设评审委员会，并启动了全国高职高专医学影像技术专业第三轮规划教材修订工作。

按照《医药卫生中长期人才发展规划（2011—2020年）》、《教育部关于“十二五”职业教育教材建设的若干意见》等文件精神，随着我国医药卫生事业和卫生职业教育事业的快速发展，高职高专医学生的培养目标、方法和内容有了新的变化，教材编写也要不断改革、创新，健全课程体系、完善课程结构、优化教材门类，进一步提高教材的思想性、科学性、先进性、启发性、适用性。为此，第三轮教材修订紧紧围绕高职高专医学影像技术专业培养目标，突出专业特色，注重整体优化，以“三基”为基础强调技能培养，以“五性”为重点突出适用性，以岗位为导向、以就业为目标、以技能为核心、以服务为宗旨，力图充分体现职业教育特色，进一步打造我国高职高专医学影像技术专业精品教材，推动专业发展。

全国高职高专医学影像技术专业卫生部规划教材第一轮共8种于2002年8月出版，第二轮教材共10种于2010年9月出版，均为教育部、卫生部国家级规划教材。第三轮教材是在上一轮教材使用基础上，经过认真调研、论证，结合高职高专的教学特点进行修订的。第三轮教材修订坚持传承与创新的统一，坚持教材立体化建设发展方向，突出实用性，力求体现高职高专教育特色。在坚持教育部职业教育“五个对接”基础上，教材编写进一步突出医学影像技术专业教育和医学教育的“五个对接”：和人对接，体现以人为本；和社会对接；和临床过程对接，实现“早临床、多临床、反复临床”；和先进技术和手段对接；和行业准入对接。注重提高学生的职业素养和实际工作能力，使学生毕业后能独立、正确处理与专业相关的临床常见实际问题。

在全国卫生职业教育教学指导委员会、全国高等医药教材建设研究会和全国高职高专医学影像技术专业教育教材建设评审委员会的组织和指导下，对第三轮教材内容反复修改，对体例形式也进行统一规范，并设置了学习目标、本章小结、思考题等模块，同时鼓励各教材结合自身内容特点在正文中以插入文本框的形式增设一定篇幅的拓展内容，如“知识拓展”、“课堂互动”、“案例分析”等，以便于教师开展形式多样的教学活动，拓宽学生视野，提升教学效果。为了帮助学生有效掌握课本知识，熟练操作技能，增强学习效果，适应各级各类考试，本轮教材配套了实训与学习指导。此外，本轮教材还配套了网络增值服务内容，在人卫医学网教育频道（edu.ipmph.com）平台上，大量难以在纸质教材中表现出来的内容围绕教材形成便捷的在线数字化资源教学包，为教师提供教学素材支撑，为学生提供学习资源服务。

本轮修订全国高职高专医学影像技术专业规划教材共11种，其中新增《医学影像解剖学》。全部为国家卫生和计划生育委员会“十二五”国家规划教材，5种为教育部“十二五”职业教育国家规划教材，将于2014年6月陆续出版。

# 教 材 目 录

| 序号 | 教材名称 | 版次 | 主编 | 配套教材 |
|---|---|---|---|---|
| 1 | 影像电子学基础 | 3 | 鲁　雯　曹家龙 | √ |
| 2 | 放射物理与防护 * | 3 | 王鹏程　李迅茹 | |
| 3 | 医学影像解剖学 | 1 | 刘秀平　赵江民 | √ |
| 4 | 医学影像成像原理 * | 3 | 张晓康　张卫萍 | √ |
| 5 | 医学影像设备学 | 3 | 黄祥国　李　燕 | √ |
| 6 | 医学影像检查技术 * | 3 | 李　萌　樊先茂 | √ |
| 7 | 医学影像诊断学 * | 3 | 夏瑞明　刘林祥 | √ |
| 8 | 超声诊断学 | 2 | 周进祝　李彩娟 | √ |
| 9 | 介入放射学基础 | 2 | 卢　川　杜耀明 | √ |
| 10 | 核医学 | 2 | 王　辉 | √ |
| 11 | 放射治疗技术 * | 3 | 姚　原 | √ |

注:* 者为教育部“十二五”职业教育国家规划教材

# 全国高职高专医学影像技术专业教育教材建设<br>评审委员会名单

# 网络增值服务（数字配套教材）编者名单


**主　编**　王晓艳　张晓康

**副主编**　张卫萍　曹　琰

**编　者**　（以姓氏笔画为序）

王　涛（天津市第三中心医院）

王晓艳（泰山医学院）

陈　凝（江苏建康职业学院）

张卫萍（江西医学高等专科学校）

张　欣（郑州大学附属郑州中心医院）

张晓康（辽东学院）

杨　蓉（红河卫生职业学院）

曹　琰（山东医学高等专科学校）

韩　立（天津医科大学）

雍国富（遵义医药高等专科学校）

# 前　言

全国高职高专医学影像技术专业第3版教材《医学影像成像原理》是国家卫生和计划生育委员会“十二五”国家级规划教材，是全国高等医药教材建设研究会规划教材。本教材根据2013年8月全国高等医药教材建设研究会、人民卫生出版社在上海召开的全国高职高专医学影像技术专业第三轮规划教材主编人会议精神编写。在编写过程中，遵循主编人会议的编写指导思想，充分体现“三基、五性、三特定”的编写原则，紧紧围绕医学影像技术专业职称考试及大型设备上岗证考试大纲。

本教材在第2版基础上，适当调整内容，全书共八章，各章按序分别为：概述、模拟X线成像、计算机X线成像、数字X线成像、数字减影血管造影、计算机X线体层成像、磁共振成像、图像存储与传输。在教材编写中，根据专业人才培养目标，突出人才岗位技能需求，注重引进新知识、新技术，体现实用性和先进性，比如：在计算机X线体层成像中，增加了16排和16排以上螺旋CT及能谱CT的成像理论等，同时遵循整体优化的原则，尽量避免与其他教材的重复。在编写内容上力求循序渐进、深入浅出、条理清晰、易学易懂易用，精练阐明医学影像成像的原因道理。为方便教师实践教学，教材附有实验项目及实验报告。为配合教材的使用和学生自主学习的需要，配有《学习指导与习题集》和网络增值服务。

教材编写人员均来自从事本专业教学一线的教师和经验丰富的临床医学影像专家。在编写过程中得到了全体参编人员所在单位的大力支持，在此表示感谢！

由于水平有限，编写过程中，难免会有不足之处，诚恳希望读者批评指正，以便改进。

张晓康　张卫萍

2014年3月

# 目　录

# 第一章　概　　述

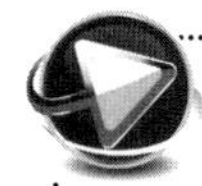

学习目标

1. 掌握医学影像成像方法的三要素即信息载体、信息源（被检体）与信息接收器，明确X线成像与磁共振成像的共性与区别。

2. 熟悉医学影像成像原理的概念与研究内容；学习《医学影像成像原理》意义与要求；模拟图像与数字图像的区别以及数字成像的概念。

3. 了解医学影像技术的发展；不同类型成像技术条件的异同。

随着科学技术的飞速发展，各种高科技的医学成像技术不断涌现，医学影像学已成当今医学领域中发展变化最快的一门学科。医学影像能提供人体内器官、组织的图像，能以非常直观的形式展示人体内部的结构形态与脏器功能，已成为临床诊断最重要的手段之一。先进的医学影像技术为临床医生的诊断及治疗提供了丰富的信息，同时也进一步提高了临床诊治水平。

医学影像学主要包括医学影像诊断和医学影像技术两大部分，医学影像诊断主要是通过医学影像图像，了解人体被检部位解剖、生理功能及病理变化，为被检者描述医学影像图像信息或提供诊断。医学影像技术主要是通过影像设备、成像方法等获取优质医学影像图像。

## 第一节　医学影像成像原理与发展

### 一、医学影像成像原理概念

医学影像技术涉及医学、理学、工学等各个学科领域，是生物医学、物理学、电子技术、计算机技术、材料科学与精细加工等多种高新技术相互渗透的组合。医学影像成像原理是研究各种医学影像设备成像的基本原理及过程的一门科学，是医学影像技术重要组成部分，是医学影像学等相关专业的专业基础课。

### 二、医学影像技术的发展

1895年11月8日德国物理学家威廉·康拉德·伦琴在做实验中发现了X射线，同年12月22日伦琴用X射线拍摄了其夫人手的一张照片，照片上清晰显示出伦琴夫人的手指骨，这张世界第一张X射线照片的诞生，标记着医学影像技术的开始。1901年伦琴因为发现了X射线荣获该年度的诺贝尔物理学奖。

在随后的若干年中，医学影像技术不断发展，其中包括软片（胶片）、增感屏、旋转阳极X射线管、滤线栅、影像增强管、自动洗片机等，以及体层摄影、荧光缩影、硒静电摄影、放大摄影、软X射线摄影、造影检查技术等的应用。

1971年9月英国工程师豪斯菲尔德(G.N Hounsfield)成功研制出世界第一台计算机体层成像(Computed Tomography,CT)设备,CT的发明是医学影像技术发展的里程碑。豪斯菲尔德也因此获得了1979年诺贝尔医学生理学奖。近几年,CT设备发展迅速,相继研制出螺旋CT、多层螺旋CT、双源CT及能谱CT等。

1977年美国威斯康星大学的Mistretta小组和亚利桑那大学的Nadelman小组研制成功数字减影血管造影(digital subtraction angiography,DSA)技术,使血管造影技术应用于全身各部位的血管及各部位经血管性的介入治疗。

1946年美国物理学家布洛赫(F-Bloch)和普塞尔(E-Purcell)发现了核磁共振(以下简称磁共振)现象,由此,两人在1952年获得诺贝尔物理学奖。根据磁共振现象,英国科学家P-Mansfield进一步发展了有关在稳定磁场中使用附加梯度磁场的理论,为磁共振成像技术从理论到应用奠定了基础。1973年美国科学家P-Lauterbur利用磁共振原理获得一幅二维的磁共振图像。P-Mansfield和P-Lauterbur也由此获得2003年诺贝尔医学和生理学奖。英国科学家Mallard、Hutchison和Lauterbur又经过几年的研究,终于在1978年获得了第一幅人体头部磁共振图像,1980年全身磁共振设备研制成功,并应用于临床。由于磁共振成像是无电离辐射成像,具有其他医学成像技术不可比拟的优越性,已成为非常重要的医学影像检查手段。目前,已有高场强、开放式磁共振设备应用于临床。

1983年日本富士公司研制出存储荧光体方式的计算机X线摄影(computed radiography,CR),使传统的模拟X线摄影进入了数字X线摄影时代。1997年以后数字X线摄影(digital radiography,DR)设备相继研制成功,为医学影像学数字化奠定了基础,医学影像数字化也是未来医学影像技术的发展方向。

# 第二节 医学影像成像原理研究内容与学习要求

## 一、医学影像成像原理研究内容

医学影像成像原理主要研究各种医学成像技术的原理,本书着重介绍模拟X线成像的基本原理、数字X线成像的基本原理、计算机X线体层成像的基本原理、磁共振成像的基本原理及医学影像存储与传输。

### (一)模拟X线成像

模拟X线成像是利用X线与物质作用产生衰减的特性,当相同强度入射的X线通过人体时,由于人体组织密度与厚度不同,X线衰减也不相同,因此,透过人体的X线强度不同,形成了X线强度的差异。具有强度差异的X线作用于胶片或荧光屏,使胶片感光或使荧光屏产生不同亮度的荧光。经感光的胶片通过胶片的冲洗,形成了X线照片影像,此过程为X线摄影检查;荧光屏产生不同亮度的荧光就形成了传统X线透视的影像,此过程为X线透视检查。

X线摄影和X线透视可以显示被照人体的正常或异常解剖结构,可以显示人体组织病理改变,为临床医生诊断提供参考。X线摄影是一种常用的检查方法,其优点影像较清晰;空间分辨力高;照片可以长久保存以便随访被检者,跟踪对照不同时间拍摄的照片,了解病情的发展;被检者接受的X线照射剂量少等。缺点是不能观察被检者的动态和功能,并且密度分辨力低,观察角度不灵活。临床上多用于各系统的平片检查和造影检查。X线透视也是一种常用的X线检查方法,其优点经济、简便、成像速度快;可以多角度观察、很灵活;还可以显示人体器官的动态及功能。缺点是影像清晰度较差;小病灶易漏掉;空间分辨力较低;影像不能长久保存;被检者接受X线剂量较多等。临床上常用于骨折接骨复位、取异物等。

模拟X线成像一旦形成,不可以对影像进行任何改变。所以对摄影条件和冲洗条件要求很

严格。模拟 X 线成像最大的缺点是影像密度和对比的动态范围有限，其影像信息又为模拟量，所以不能利用计算机进行处理，更不能对影像进行后处理。随着医学影像技术的发展，模拟 X 线成像逐渐完成使命，退出历史舞台。

**（二）数字 X 线成像**

随着电子计算机的飞速发展，数字 X 线成像技术在 20 世纪 70 年代就已应用于临床。首先应用于临床的是计算机 X 线成像，也称计算机 X 线摄影（CR）。CR 是利用成像板替代模拟 X 线成像中的胶片，以储存荧光体方式储存影像信息，然后通过影像阅读装置读取影像信息，再经过处理器调整影像，使影像更加符合诊断要求，最后使影像显示在显示器上，根据需要可以直接打印照片，也可以把影像储存在计算机的硬盘里，还可以使影像传输等。CR 系统中的成像板本身没有显像功能，但它可以反复用上万次，方便、快捷、灵活、耐用。CR 的图像清晰，密度分辨力较高，应用于各系统的 X 平片检查，造影检查等。由于 CR 可以对图像进行后处理，所以经常用于床边摄影和急诊摄影。

数字 X 线成像另一个应用就是直接数字摄影（direct digitalradiography，DDR）或称数字摄影（DR），DR 是在计算机控制下，利用探测器接收 X 线信息，直接转换数字信号，并在显示器上直接显示图像。数字摄影技术使病人受照射剂量更小；时间分辨力明显提高，在曝光后几秒内即可显示图像；具有更高的动态范围，量子检出效率（detective quantum efficiency，DQE）和调制传递函数（modulation transfer function，MTF）性能更好；能覆盖更大的对比度范围，使图像层次更丰富；操作方便快捷，省时省力，提高工作效率。并具有双能减影、融合断层、自动无缝拼接技术等图像后处理技术，广泛应用于各系统的平片检查和造影检查。

数字减影血管造影（DSA）技术也是数字 X 线成像的重要组成部分，其特点是在计算机控制下，能够减掉与诊断无关的各种组织影像，只保留血管造影的图像，临床上主要应用于血管造影检查。

**（三）计算机 X 线体层成像**

模拟 X 线成像和数字 X 线成像的图像都是二维的重叠影像，由于各种组织之间影像的重叠，给诊断带来了一定的困难。为了避免各种组织之间影像的重叠，早在 1921 年匈牙利人提出了体层摄影理论。计算机 X 线体层成像（CT），是由 X 线经过准直器形成很细的直线射束，用以穿透人体被检测层面。经人体薄层内器官或组织衰减后射出的 X 线束到达检测器，检测器将含有一定图像信息的 X 线转变为相应的电信号。通过测量电路将电信号放大，由 A/D 转换器变为数字信号，送给计算机处理系统处理。计算机系统按照设计好的图像重建方法，对数字信号进行一系列的计算和处理，得出人体层面上器官或组织密度数值分布情况。把计算出的器官或组织密度数值按电视监视器扫描制式进行编码，在屏幕上依据不同器官或组织的吸收系数表示出不同的灰度，显示人体这一层面上的器官或组织的图像。它以高密度分辨、无重叠的清晰的体层图像，显示出普通 X 线检查所不能显示的病变，显著地提高了临床诊断的正确性和效率。

CT 最大的特点是能够获得各种组织、器官的断面图像。在常规计算机体层成像技术中，由于它的密度分辨力高，可以分辨人体组织内微小的差别，使影像诊断的范围扩大，对于以往普通 X 线无法检查的软组织等组织器官，CT 都能显示。在 CT 增强扫描中，CT 除了能分辨血管的解剖结构以外，还能观察血管与病灶之间的关系、病灶部位的血供和血流动力学的一些变化。利用 CT 计算机软件提供的标尺和距离测量等功能，CT 可进行人体多个部位的穿刺活检定位，其准确性优于常规 X 线透视下的定位穿刺。利用 CT 的三维成像软件，CT 可形成人体各部位的三维图像。如颅骨和颌面部，为外科制订手术方案和选择手术途径提供直观的影像学资料，该方法尤其适合颌面部的整形外科手术。利用 X 线的衰减，CT 可做各种定量计算工作，如 CT 值测量等。在老年骨质疏松患者中，利用 X 线的衰减及计算，可测量人体内某一部位的骨矿含量情况。通过对心脏冠状动脉钙化的测量，还有助于临床上冠心病的诊断。此外，CT 还有助于放射

治疗计划的制订和治疗效果的评价等。目前，多层螺旋 CT 的应用，极大地提高了扫描速度，可以观察心脏大血管的动态图像。

**（四）磁共振成像**

磁共振成像（magnetic resonance imaging，MRI）是利用射频脉冲对置于主磁场中人体内的核子自旋进行激发，经过一系列技术采集产生的信号，通过计算机重建成像的一种成像技术。

与其他成像技术相比，磁共振成像具有以下特点：以射频脉冲作为成像的能量源，无电离辐射，对人体安全、无创伤；对脑组织和软组织分辨力极佳，能清楚地显示脑灰质、脑白质、肌肉、肌腱、脂肪及软骨等组织的解剖结构和病变形态；可以多方位成像即对被检查部位进行轴位、矢状位、冠状位及任何斜方位的成像；多参数、多序列成像，图像的种类根据临床的要求而多样性；能够对器官功能成像和组织生物化学方面进行分析。由于磁共振成像具备上述特点，在临床应用方面显示出强大的优势，并得到广泛地应用。例如：磁共振成像具有较高的软组织对比度，适合于中枢神经系统，关节软骨、软组织和血管等检查。但当前磁共振成像的空间分辨力和时间分辨力还远远低于 CT，对肺、冠状动脉的检查不如 CT，对钙化的检出率较低。

**（五）医学影像存储与传输**

医学影像技术的发展经历了从模拟到数字的发展历程，医学影像的存储形式也有质的飞跃。长期以来，模拟影像主要的存储形式为 X 线照片，购买胶片需要大量资金，存储 X 线照片还需要大的空间，X 线照片一般不能长期保存，更不利于远距离传输。随着现代医学科技的发展，数字化与信息技术越来越广泛地应用于医学领域，其突出表现是越来越多的成像设备向数学转化。数字化影像便于保存、传输与复制，可融入医院的网络环境，也可以实现远程会诊，还可以同其他数据进行整合，通过数字图像处理技术可获取更多的信息，实现医学影像信息资源共享。

总之，各种医学影像成像技术都有各自的特点，目前没有一种成像技术可以完全取代其他成像技术，我们在今后学习中要深刻理解和掌握不同成像技术的不同特点，分析成像过程、成像方式、成像原理以及影响成像质量的因素。掌握各种成像技术的临床应用，以便合理地选择和运用医学影像检查方法，及时为被检者的身体状况做出判断，并减轻被检者的经济负担。

## 二、学习意义与要求

随着计算机技术和电子技术的快速发展，医学影像学技术日新月异。目前，在大型综合性医院，医学影像技术职业岗位分工较细，可分为：X 线摄影技术、CT 扫描检查技术、MRI 扫描操作技术、DSA 操作技术、介入放射技术、影像设备维修保养、放疗操作技术、放射性核素显像操作技术等职业岗位群。还有一些专科如泌尿外科、骨科、口腔、计划生育等与影像技术相关的职业岗位。基层医疗单位影像科医技没有明确分工，医学影像从业人员职业岗位有传统 X 线诊断与检查技术、超声诊断检查技术、CT 诊断与扫描操作技术等。掌握医学影像成像原理是从事医学影像诊断、技术及相关专业岗位的必备基础，其通过各种成像过程，阐述成像的原因道理，以获得优质图像，以更好的进行医学影像诊断。因此，《医学影像成像原理》是医学影像技术专业的一门重要专业基础课程。

随着医疗体制改革的深入，医疗服务水平不断提高，人们对医疗服务质量要求也越来越高，从而要求医学影像技术专业人员必须具备良好的职业素养和较高的职业能力。在职业素养方面要求学生通过专业学习具有：①良好的思想政治修养、职业道德和社会责任感；②较强的表达能力和人际沟通能力；③良好的自我管理与团队管理能力；④良好的身心素质和环境适应能力；⑤自主学习新知识和新技能的能力；⑥在工作实践中分析问题、解决问题的能力；⑦良好的信息搜集与处理能力；⑧一定的英语应用能力和计算机基本操作技能。在职业技能方面，通过《医学影像成像原理》的学习，重点要求学生：①掌握模拟 X 线成像、CR、DR、CT、MR 成像过程

与成像原理;②掌握各种影像检查技术的图像后处理技术,对图像质量能够进行分析处理、储存和打印;③掌握各种成像参数对图像质量的影响,能够获得优质图像,以更好的进行医学影像诊断。

# 第三节　医学影像成像基本知识

## 一、医学影像成像的三要素

现代医学成像按其信息载体可分为:X线成像、磁共振成像、超声成像、放射性核素成像以及其他成像(其中"超声成像"和"放射性核素成像"两部分内容在各自相应的教材中编写)。X线成像又分为模拟X线成像、数字X线成像与X线计算机体层成像。对于X线成像、磁共振成像的共同之处在于:成像均需要一个成像系统,即将信息载体表现出来的信号加以处理,形成表现信息影像的系统。如:成像程序为能量→信息信号→检测→图像形成。因此,医学影像成像方法均需要三大要素:成像的信息载体、信息源(被检体)与信息接收器。

分析X线成像、磁共振成像,在成像方法需要的三大要素中,其信息载体均是提供能量的电磁波,但是X线成像、磁共振成像技术,其电磁波的来源不同,与人体组织结构的关联是不一样的。

### (一)信息载体

1. X线成像　X线是X线成像过程中,人体组织结构信息的载体。

X线与可见光、红外线、紫外线、r射线完全相同,都是电磁波,只不过X线的频率很高,约在$3\times10^{16}$Hz~$3\times10^{19}$Hz之间,波长很短,约在$10^{-2}$nm~10nm之间。X线的产生原理是由阴极灯丝发射出的高速电子束和阳极靶面相互作用的结果。在真空条件下高千伏的电场产生的高速电子流与靶物质的原子核和内层轨道电子作用,分别产生连续X线和特征X线。从X线管发出的X线束与靶面物质的原子序数(Z)、管电流量(mAs)、管电压(kV)及高压波形有关。

在X线成像中,当管电压一定时,X线管发出的X线束的强度($I_0$)是基本均匀的,其穿过人体不同组织时由于各种组织对X线的衰减程度(μ)不同,致使透过各种组织到达影像接收器的X线强度(I)不同,即影像信息就有了不同,因此可以说X线是我们人体组织结构信息的载体。光子能量越大,X线的波长越短,穿透物质的能力越强。X线对人体不同组织穿透性能的差别,是X线摄影和透视的基础。

2. 磁共振成像　射频电磁波是MRI过程中,人体组织结构信息的载体。

射频电磁波是由MRI射频系统中,射频线圈(发射线圈)实施的射频(RF)激励。在静磁场($B_0$)中被检体中的原子核($^1$H)受到一定频率的射频(RF)电磁波作用时,在$^1$H的能级之间发生共振跃迁,产生磁共振(MR)现象。$^1$H吸收射频电磁波能量跃迁之后,当RF停止后又会释放出能量恢复到初始状态,产生MR信号,再用MR接收装置(线圈)采集这些MR信号。MR信号产生必须具备三个基本条件:即能产生共振跃迁的原子核($^1$H)、静磁场($B_0$)及产生一定频率电磁波的射频磁场,射频电磁波是产生和传递MR信号的信息载体。

### (二)信息源

1. X线成像　人体由骨骼、肌肉、脂肪等构成,而骨骼由胶体蛋白和钙质组成,钙质占50%~60%;软组织内水占75%,还有蛋白质、脂肪及糖类等。X线成像由于各种组织结构的原子序数(Z)、密度($\rho$)不同,形成了对X线的衰减系数($\mu$)不同。在《放射物理与防护》中讲述过X线与物质的作用,X线成像是X线束进入人体后,一部分被人体组织结构吸收和散射,另一部分透过人体沿原方向向前传播。X线通过人体组织时是按照指数规律衰减的,即:

$$I=I_0\cdot e^{-\mu d} \tag{1-1}$$

式中：$I_0$ 为入射被检体的 X 线强度，$I$ 为透过人体各组织结构衰减后射出的 X 线强度，$d$ 为被检体厚度，$\mu$ 为线性衰减系数。

X 线通过人体的衰减规律一般采用单能窄束 X 线的指数衰减规律。当 X 线的衰减以光电吸收为主时，被检体的线衰减系数 $\mu$ 与人体组织的 $Z$、$\rho$ 存在着如下关系：

$$\mu=k\cdot\lambda^3\cdot Z^4\cdot\rho \tag{1-2}$$

即人体不同组织结构的 $Z$、$\rho$ 不同，其对 X 线的线性衰减系数 $\mu$ 不同，因此一束强度为 $I_0$ 的原发 X 线透过人体组织后其透过 X 线强度 $I$ 是不一样的，即产生了 X 线对比度（$K_X$）。人体组织结构大至可分为骨骼、肌肉、脂肪及空气四大类，对 X 线的衰减按骨骼、肌肉、脂肪、空气的顺序逐渐减弱，一些组织比其他组织能衰减更多的射线，这种衰减差异的大小就形成了 X 线影像的对比度。然后通过各种影像接收器（探测器）进而形成可见的 X 线影像。

2. 磁共振成像信息源　从磁共振成像（MRI）概念中可以看到，MR 成像是利用人体中自旋不为零的氢原子核（$^1$H）。处于静磁场（$B_0$）中的 $^1$H 在射频脉冲（RF）磁场激励下发生磁共振现象，射频脉冲停止后发生弛豫现象而获得磁共振信号，这种信号的强弱与人体组织的氢质子密度密切相关。在人体各种组织结构中，氢原子核（$^1$H）占原子数量的 2/3，而且 $^1$H 为磁化最高的原子核，所以目前生物组织的 MRI 主要是 $^1$H 成像。

因为人体组织结构含水量（$^1$H 差异）、水分子的杂乱运动、脂肪含量等的差异，导致在 RF 中被激发的程度不一样，使得 RF 停止后由于：①纵向弛豫时间 $T_1$；②横向弛豫时间 $T_2$；③ $^1$H 的密度；④流体的流动效应；⑤不同组织的磁敏感性；⑥ $^1$H 所处的局部化学环境不一样，如甲醇分子 $CH_3COOH$ 中的二个 H；⑦水质子状况，即游离态水质子或结合态的水质子；⑧组织方向及组织分子的大小等的不同，呈现出不同的 MR 信号。因此，人体是 MRI 的信息源。

**（三）信息接收器**

各种不同的成像技术其影像信息的接收器（探测器）是不同的。医学影像成像中常用的接收器有：模拟 X 线成像中的屏 - 片系统，计算机 X 线摄影（CR）中的成像板（IP），数字 X 线摄影（DR）中的平板探测器（FPD），X 线计算机体层成像中的探测器，磁共振成像中的接收线圈，以及超声成像中的探头。

## 二、模拟图像与数字图像

对于同一幅图像可以有两种表现形式，即模拟方法和数字方法（连续方法和离散方法）。这两种方法各有特色，在解决某一具体问题时，往往两种方法混合使用。一幅图像显示前，到底是模拟影像还是数字影像，肉眼很难分辨，若用一精密的微密度扫描仪扫描，其结果两者是有差别的。

**（一）模拟图像与数字图像的概念**

医学图像可分为模拟图像与数字图像。一幅图像由无数个图像元素构成，也就是说，图像元素在空间上是无限可分的；每个图像元素的明暗强度是连续变化的。一般来说模拟图像是无法直接用计算机加以处理和分析。相反，数字图像是由有限个图像元素构成，数字图像中的图像元素称为像素，像素之间并非无限可分，也就是说，像素间距是离散的；每个像素的明暗程度也并非连续可变，而是离散的。数字图像可以直接用计算机加以处理和分析。

1. 模拟图像　连续变化的信号称为模拟信号，由模拟信号构成的图像称为模拟图像。模拟图像是以一种直观的物理量来连续地、形象地表现另一种物理场的情况，如 X 线照片，光学图像及人眼所见的景物图像，均为模拟图像。这类图像无法直接用计算机处理，必须将模拟图像转化为数字图像。

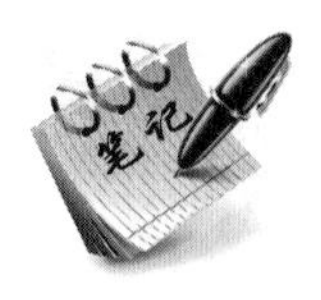


2. 数字图像　数字图像是将模拟影像分解成有限个小区域，每个小区域中像素密度的平均值用一个整数表示，即数字图像由许多不同数值的点组成。数字图像是以一种规则的数字量的

集合来表示物理量。

3. 数字化　将模拟值经过 A/D 转换器，把模拟量（电压、电流、频率、脉宽、移位、转角）通过取样转换成数字量，经计算机处理重建出数字图像。

4. 模 / 数转换　是把模拟信号转换为数字信号的量化过程，把连续的模拟信号赋予相应的数字量。是把图像像素从黑到白的连续灰度分解为不连续的“灰阶”。灰阶水平数目越大数字图像处理误差越小。完成这种转换的元件是模 / 数转换器（A / D）。

5. 数 / 模转换　是将数字化处理的数字图像转换成模拟影像的过程，把离散的数字量（数字脉冲信号）转换成模拟量，在显示器上显示，以便观察。完成这种转换的元件是数 / 模转换器（D/A）。

模拟信号可以转换成数字信号。同样，数字信号也可以转换成模拟信号，两者是可逆的。

**（二）数字图像的优势**

与模拟图像比较，数字图像具有以下优势：

（1）数字图像密度分辨率高：屏 - 片组合系统的密度分辨率只能达到 26 灰阶，而数字图像的密度可达到 $2^{10\sim12}$ 灰阶。

（2）数字图像可以进行多种后处理：处理内容有窗技术、参数测量、特征提取、图像识别、二维或三维重建、灰度变换、数据压缩等。

（3）数字图像可以存储，调阅，传输和拷贝：数字图像可以存储于磁盘、磁带、光盘及各种记忆卡中，并可随时进行调阅、传输。可建立 PACS，实现远程会诊。

**（三）模拟与数字 X 线成像的传递过程**

模拟 X 线图像的传递过程：信息载体—信息源 — 信息接收器（屏 – 片系统）—暗室冲洗—显示图像—读取图像。

数字 X 线图像的形成过程：信息载体—信息源—信息接收器（IP 或 FPD 等）—模数转换（A/D）—计算机重建处理—数模转换（D/A）—显示图像—读取图像。

## 三、数字图像的基本处理

数字图像处理是一门独立的学科，具有完整的知识体系。从广义上讲，图像处理（image processing）是指对一幅数字图像施加一系列的操作以达到预期结果的过程。这些操作包括了所有图像有关的技术。例如：图像的采集和获取、图像的存储和传输、图像的变换、图像的增强、图像的恢复和重建、图像中目标的检测和特征参数测量、图像的分类和识别、图像内容的理解等。从狭义上讲，图像处理只是诸多技术中的一部分。为有所区别，也将狭义上的图像处理称为图像预处理。按照处理对象和目的不同，可将和图像有关的所有技术分为三个层次，即：图像预处理（image preprocessing）、图像分析（image analysis）和图像理解（image understanding）。这里我们仅介绍数字图像的形成、图像运算、图像增强、图像分割、图像变换、及图像识别等。

**（一）数字图像的形成**

在工程学中，将一种依赖于某些具有特定物理含义的自变量的函数称为信号。如果自变量的函数值都是可连续变化的，则称这类信号为连续信号（continuous signal），或称为模拟信号（analog signal）；如果自变量是非连续变化的，而函数值是可连续变化的，则称这类信号为离散信号（discrete signal），如果自变量的函数值都是非连续变化的，则称这类信号为数字信号（digital signal）。

在医学图像中，如 CT、MRI 等图像是直接以数字形式生成的，不经转换即可以输入计算机进行处理。而其他显微镜图像、X 线胶片图像等都是模拟图像，必须经过数字化转成相应的数字图像后，才能输入计算机进行处理。数字化包括采样（sampling）和量化（quantization）两个过程。

1. 采样　采样又称为图像的抽样（sampling），是将模拟图像空间中连续分布的图像元素转

换成空间离散分布的像素的过程，也就是用有限数量的像素集合来近似地代表原图像的过程。经过采样的图像还不是数字图像，因为每个像素的明暗程度还是连续可变的。

在采样过程中，有两个问题需要注意：其一是采样间隔大小，常用采样率（sample rate）来反映。采样率越高，单位空间内的像素就越多，像素间距也就越小，因而也越能反映原图像中的细节。反之，采样率过低，就可能无法表达原图像中的某些细节。根据香农（Shannon）采样定律，采样率必须不低于图像中的最高频率的两倍；其二是采样间隔相等性。一般采用等间距采样，也即在水平和垂直两个方向上以相等的间距进行采样，并形成正方形栅格，这样便于计算和处理。在需要时也可采用非等间距采样，或形成非正方形的栅格。在采用非等间距采样时，可以在图像细节丰富处采用较高的采样率，现时在图像变化平缓处采用较低的采样率，这种采样方式的优点在于能够兼顾图像细节的表达和资源（如数据存储空间）的有效利用，但缺点是在于会使后续处理复杂化。

2. 量化　量化是用离散的数值来近似表示原来连续可变的像素明暗程度的过程，这个近似地表示明暗程度的离散数值称为像素的灰度值（gray level）。

在量化过程中同样要注意两个问题。其一，是均匀量化的方式。量化级别数（即数字图像从最暗到最亮的灰度级别数）越多，就越能反映图像的明暗层次及其细微变化。反之，如果灰度级别数过少，就可能不足以反映原图像中有意义的明暗变化，这不仅可能造成图像明暗层次和图像轮廓的失真，还可能影响对原图像信息的正确理解；其二，必要时也可以采取非均匀量化。由于人眼对于明暗变化缓慢处的识别能力较差，就可用较少的灰度级别数来量化这部分图像区域；或者对于出现频率较低的明暗范围采用较少的灰度级别数来量化。采取非均匀量化，有利于提高某些资源的效率，但同样也会给后续处理带来不便。

在医学图像处理系统中一般都采用等间距采样和均匀量化的方式。采样率和灰度级别数直接和数字图像的质量有关。采样率越高，灰度级别越多，图像质量就越高。但是，数据存储空间的开销也就越大；同时，图像处理的计算量也会随之急剧上升。因此，应根据实际需要合理地选择采样率和灰度级别数。

**（二）图像的运算**

图像的运算是指以整幅图像为单位，对构成图像的像素逐一进行的运算。图像运算的结果将产生一幅新的输出图像。图像像素的特征可以用其灰度值和其空间坐标来表示。因此，对像素的运算实际上也是对像素灰度值或（和）坐标值的运算。参与运算的对象既可以是两幅图像中的相应像素，也可以只是一幅图像的像素自身按一定规律进行的变换。常用的图像运算有：点运算、代数运算、几何运算和逻辑运算。点运算是指输出图像每个像素的灰度值仅仅取决于输出图像中相对应像素的灰度值。也就是说，点运算只涉及一幅原图像（称为输入图像），运算对象是输入图像像素的灰度值。点运算可应用在灰度直方图增强、图像反转、校正非线性畸变、窗宽窗位显示等。图像代数运算是指对两幅或两幅以上的输入图像中对应像素的灰度值做加、减、乘、除等运算后，将运算结果作为输出图像相应像素的灰度值。该处理的基本单位是像素，通过运算改变像素灰度值，但不改变像素之间的相对位置关系。图像相加常用于多幅图像相加后平均降噪，图像相减则可以减去某些组织的影像而突出另一些组织的影像，如DSA中减去了骨、肌肉的影像而获得充盈对比剂后的血管图像；图像相减还可用于运动物体的检测。图像几何运算是指对图像进行平移（translation）、旋转（rotation）、放大缩小（scaling或zooming）、拉伸（stretching）、剪切（shearing）、镜像等改变像素相对位置的处理，也称RST变换。医学图像的几何运算常应用于对图像兴趣区域（region of interest，ROI）的处理。如对ROI进行放大显示，或镜像观察进行组织对比等。逻辑运算一般只用于二值图像之间。两幅二值图像的逻辑运算实际上是两幅图像中相应像素的逻辑运算，并将运算结果赋予输出图像的相应像素。在图像处理中，利用逻辑运算可以及检测目标物体的边缘或实施数学形态学分析等。

**（三）图像增强**

图像增强（image enhancement）是根据某种应用的需要，人为地突出输入图像中的某些信息，而抑制或消除另一些信息的处理过程，即增强图像中某些有用信息，削弱或去除无用信息。其目的是使经过处理的输出图像具有更好的图像质量，改善其视觉效果，更有利于进行图像分析及识别等后续处理。图像增强技术主要包括：直方图增强、图像平滑、图像边缘锐化、局部增强及伪彩增强等。

**（四）图像的分割**

对图像进行增强处理后，往往要将注意力集中在整幅图像的某个感兴趣的区域，即通常称为目标或物体（object）的部分，对这一部分图像其他部分则称为背景（background）。将目标和背景相分离并从整个图像中提取出目标的处理过程称为图像的分割（segmentation）。图像的分割是作进一步分析和定量描绘。相对于目标的图像分割是按照某种原则将图像分成若干个有意义的部分，使得每一部分都符合某种一致性要求。图像分割属于较为复杂的图像处理技术，常用于医学图像的深入处理与分析。如：通过软件自动提取ROI，需要使用图像分割技术；计算机辅助诊断（computer aided diagnosis，CAD）中进行病灶的自动识别与检测，也需要软件准确的分割出病灶区域；此外，对多幅断层图像进行感兴趣组织的三维重建时，每层断面图像必须先进行二维的ROI分割。图像分割的方法很多，常用的有灰度阈值分割法、基于边界的图像分割、基于区域增长或分裂的分割等。

**（五）图像的变换**

图像变换是指将图像转换到频率域或其他非空间域的变换域中进行处理。在这些变换域中往往能体现出图像在空间域中表现不出来的信息，对这些信息进行处理可以获得更好的图像效果。在医学应用中，图像变换常用于医学图像重建、图像信息压缩或图像编码。目前图像变换的方法主要有：傅里叶变换、小波变换等。

**（六）图像的识别**

图像处理和分析的最终目的是：在图像分析的基础上理解图像内容所包含和信息以及解释图像所反映的原始对象。图像识别（image recognition）就是属于图像理解范畴内的工作。图像识别可以是确定被识别对象的某些特征判明其属于已知类别中的哪一类，也就是分类（classification）。充分理解、掌握成像原理和方法是医学图像识别的基础。在图像识别中，从成像原理和方法上理解图像中的不同灰度区域形成的原因，理解区域的形态、位置和大小构成的原因，理解图像中区域间相对灰度的变化原因等，对正确识别医学图像非常重要。识别能力要求达到：①可以根据图像所表现出来的灰度等级、对比度差异、组织形状、位置、大小等特点，可以使医生阐述图像的某些区域与实际解剖特征间的关系，从而确定是否存在异常。②除能识别解剖学的形态之外，能够通过区域灰度、区域间的相对灰度辨别器官的生理、生化功能和代谢状况。

在应用中，常用图像后处理技术对已获得的图像根据诊断需要，用多种方法对图像再作进一步处理，如加以提取和定量估算及组成三维图像等，其主要目的是加以改善图像质量，使图像的某些特征更明显。常采用的图像后处理技术有：①用不同的灰度等级或颜色来显示图像的量值；②窗功能调节；③兴趣区（ROI）的显示和测量；④部分图像区域的扩大和旋转；⑤图像的平滑和对比度增强；⑥多幅图像显示、比较和图像相减；⑦三维图像重建；⑧特征提取和分类、病变部位的识别和定量分析等。

## 四、数字成像常用的概念

**（一）概念**

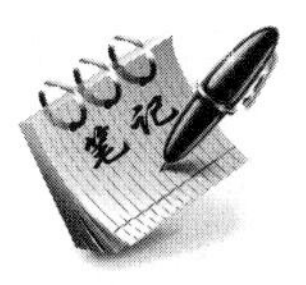

1. 矩阵（matrix） 是一个数学概念，它表示在图像上一个横行和纵行的数字方阵，即由

纵横排列的直线相交而成栅格状叫矩阵。目前数字成像的矩阵有 512×512，1024×1024，2048×2048 等。

2. 采集矩阵（acquisition matrix）　是数字曝光摄影时所选择的矩阵，是每幅画面观察视野所包含的像素数目。

3. 显示矩阵（display matrix）　是监视器上显示的图像素数目，显示矩阵一般大于或等于采集矩阵。

4. 原始数据（raw data）　是由探测器直接接受的信号，这些信号经放大后，再通过模/数转换为所得到的数据。

5. 显示数据（display data）　是指组成图像的数据。

6. 像素（pixel）与体素（voxel）　像素是指组成数字图像矩阵的基本单位，或指矩阵中被分割的最小单元。即是构成图像的最小元素，其大小决定于图像的空间分辨力（spatial resolution），像素有不同的亮度用 Nbit 表示 2 的 N 次方级，高可达 12bit，其具有一定的数值，是一个二维的概念。像素实际上是体素在成像时的表现，像素的大小用像素尺寸表征，如 129μm×129μm。体素是一个三维概念，它是某一层面的最小单元。

7. 重建（reconstruction）　用原始数据经计算而得到显示数据的过程，称为重建。重建是一个经过计算机数字处理的复杂过程。重建的能力是计算机功能中的一项重要指标，一般采用专用计算机——阵列处理器来完成。

8. 采集时间（acquisition time）　指获取一幅图像所需要的时间。

9. 重建时间（reconstruction time）　指阵列处理器用原始数据重建成显示数据矩阵所需要的时间。

10. 重建算法（reconstruction algorithm）　是指图像重建时采用的一种数字计算程序。运算方法有多种，如反投影法、傅里叶变换法、滤波反投影法以及二维傅里叶变换法等。

11. 噪声（noise）　是指不同频率和不同程度的声音无规律地组合在一起。在电路中，由电子持续性的杂乱运动或冲击性杂乱运动而形成的频率范畴相当宽的杂波称为“噪声”。在数字 X 线成像中规定“噪声”定义为：影像上观察到的亮度水平的随机波动。

12. 信噪比（signal to noise ratio，SNR）　是指信号与噪声的比值。信噪比是评价电子设备灵敏度的一项技术指标。

13. 比特（bit）　是指二进制信息量的单位。

14. 灰阶或灰度级（gray level 或 gray scale）　是指在图像上或显示器上所显示的各点不同的灰度层次。把白色与黑色之间分成若干级，称为“灰阶等级”，表现不同的亮度（灰度）信号的等级差别称为灰阶。

15. 亮度响应（brightness response）　转换器把光能转换为电流，这种亮度 - 电流转换称为该转换器亮度响应。

16. 动态范围（dynamic range）　对光电转换器而言，亮度的最大与最小值之比即为动态范围。

17. 观察视野（field of view，FOV）　观察视野是指数字成像的区域。

18. 窗宽（window width）　表示所显示信号强度值的范围，窗宽越大，图像层次越丰富；窗宽越小，图像层次越少，对比度越大。

19. 窗位（window level）　又称窗水平，是指图像显示过程中代表图像灰阶的中心位置。

20. 窗口技术（window technology）　是指调节数字图像灰阶亮度的一种技术，即通过选择不同的窗宽和窗位来显示成像区域，使之清晰地显示病变部位。

21. 分辨力

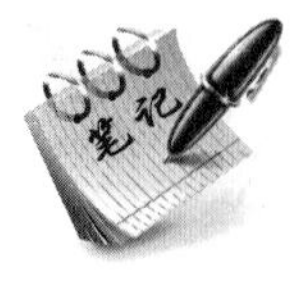


（1）时间分辨力：又称动态分辨力，是指成像系统对运动部位成像的瞬间显示能力。时间分辨力越高对动态组织器官的成像显示能力越强，影像越清晰。

（2）密度分辨力：又称低对比分辨力，是从影像中所能辨认密度差别的最小极限，是对影像细微密度差别的辨别能力。密度分辨力常以百分数表示（%）。

（3）空间分辨力：又称高对比分辨力，是从影像中所能辨认的组织几何尺寸的最小极限，是对影像空间细微结构的辨别能力。它是一幅图像质量的量化指标，常用（mm）、单位距离内的线对数（LP/mm）或单位距离内的像素数（pixels/mm）表示。

22. 量子检出效率（DQE） 是将X线输入信号转换成有用的输出信号的效率。其定义为：

$$DQE=\text{输出信噪比}^2/\text{输入信噪比}^2$$

23. 调制传递函数（modulation transfer function，MTF） 表示光学系统的输出像与输入像的对比度之比。这个对比度的变化量与空间频率特性有密切的关系。因为输出图像的对比度总小于输入图像的对比度，所有MTF值介于0~1之间，MTF越大，表示系统的成像质量越好。其定义为：

$$MTF=\text{输出图像的对比度}/\text{输入图像的对比度}$$

**（二）矩阵、像素、灰阶与数字图像的关系**

如果将一幅图像空间位置分成有限个被称为像素的小区域，每个像素中的灰度平均值用一个整数来表示，这种图像信息便是数字信号，图像信息为数字信号的图像就是数字图像。数字图像所有像素的阵列称为图像矩阵，因此，数字图像的图像矩阵是一个整数数值的二维数组。

1. 图像矩阵的大小与图像的关系

（1）图像矩阵的大小（像素数）一般根据具体的应用和成像系统的容量决定。

（2）如果构成图像的像素数量少，像素的尺寸大，可观察到的原始图像细节较少，图像的空间分辨力低。

（3）描述一幅图像需要的像素量是由每个像素的大小和整个图像的尺寸决定的。在空间分辨力一定的条件下，图像大比图像小需要的像素多，像素的大小决定图像空间分辨力。

（4）像素数量与像素大小的乘积决定视野。若图像矩阵大小固定，视野增加时，图像空间分辨力降低。

2. 灰度级数与数字图像之间的关系

（1）计算机处理和存贮数字图像采用的是二进制数而不是十进制数。其区别在于二进制的数总是可以用基数2的倍数来表示，而十进制的数则要用基数10的倍数表示。

（2）A/D转换器将连续变化的灰度值转化为一系列离散的整数灰度值，量化后的整数灰度值又称为灰阶（gray scale）。把对应于各个灰度值的黑白程度称为灰标（mark of gray scale）。

（3）量化后灰度级的数量由$2^N$决定，N是二进制数的位数，常称为位（bit），用来表示每个像素的灰度精度。每个像素的灰度精度范围从1位到12位（4096个灰度级），图像灰度精度的范围为图像的灰度分辨力，也称为图像的对比度分辨力（或密度分辨力）。

## 小 结

本章重点阐述了医学影像成像原理的概念、研究内容，以及医学影像成像过程中，X线成像、磁共振成像方法的三要素：即信息载体、信息源、信息接收器。叙述了医学影像成像中模拟图像与数字图像的异同，数字图像的优势及处理，数字图像常用的基本术语。通过对医学影像技术发展的回顾，阐明了现阶段医学影像技术岗位特点，明确了医学影像技术的岗位要求，为进一步学好本课程的其他内容做了铺垫。

（张晓康 张卫萍）

## 思考题

1. 各种医学影像成像技术的成像方法必须具备哪三个要素？

2. X 线、CT、MR 成像的信息接收器一样吗？为什么？

3. 模拟图像与数字图像的区别在哪里？

4. 数字图像处理包括哪些内容？

5. 解释概念：模拟、数字、矩阵、像素、体素、灰阶、窗宽、窗位、空间分辨力、密度分辨力、时间分辨力、重建、重建算法、噪声、信噪比、量子检出效率、模 / 数转换、数 / 模转换、调制传递函数。

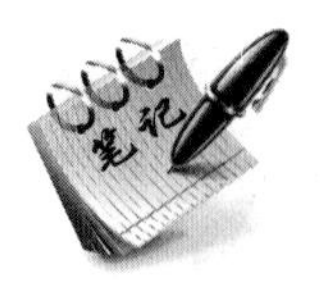

# 第二章 模拟X线成像

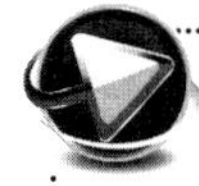

学习目标

1. 掌握X线管焦点的概念和特性;医用X线胶片、增感屏的基本结构及特性;X线照片密度、X线照片对比度的概念;消除散射线的方法;照片的模糊的概念及其分类。

2. 熟悉X线摄影及X线透视的特点;X线成像性能的主要参量;X线束的特点;影响照片密度及影响照片对比度的因素;散射线对照片的影响;滤线栅的主要性能参量;X线照片的层次及其影响因素;锐利度及其影响因素;影响照片模糊的因素。

3. 了解扁平颗粒技术;X线照片影像的失真度。

## 第一节 模拟X线成像的基本条件

模拟X线成像的基本条件有三要素:模拟X线成像的信息载体、信息源(受检体)与信息接收器。

### 一、模拟X线成像的信息载体

模拟X线成像中的X线是影像信息载体,在成像中起着至关重要的作用。掌握X线管焦点及其发出的摄影用X线束的性质和特点,诸如X线束的形状、X线能量及其分布特点,X线管焦点的概念、X线管焦点的特性及成像性能等,对于正确使用X线进行摄影检查是非常重要的。

**(一)X线束**

1. X线束的形状 X线管阳极靶面上产生的X线,原本是按一定规律向各个方向发射,由于阳极结构的自身吸收以及X线管套和窗口的限制,所以实际上X线管发出的X线是以阳极靶面的实际焦点为锥尖的锥形射线束(图2-1)。

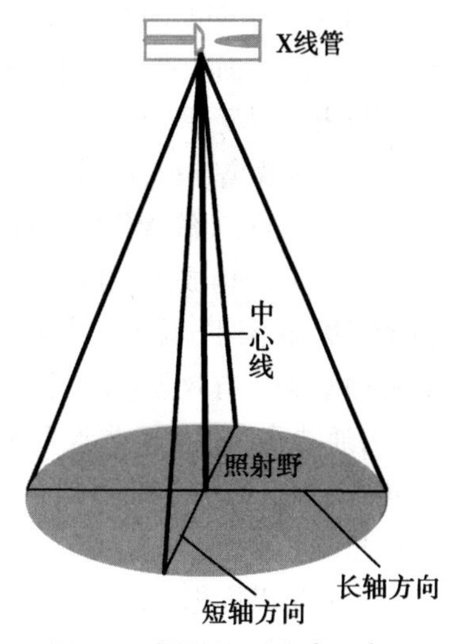

图2-1 摄影用X线束示意图

X线束中心部分的射线称为中心线。中心线垂直于窗口平面,是摄影方向的代表。一般情况下,中心线应通过被检部位的中心并与胶片垂直,有时也需要倾斜一定角度经被检体射入胶片。X线束中除中心线外的射线称为斜射线,在某些特殊体位摄影时偶尔利用斜射线作为中心线摄影,以减少肢体影像的重叠。

由于X线是具有直进性的锥形射线束,所以X线摄影的影像放大是必然的。影像放大率的大小对于影像的质量和观察效果都有很大的影响。

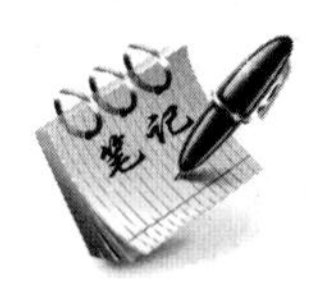

2. X 线束的量与质　X 线束的能量是对感光系统产生感光效应的根本因素。它取决于 X 线光子的数量以及单个光子的能量大小。

(1) X 线的量:决定 X 线的量多少的是管电流量。即曝光所用的管电流值与曝光时间的乘积,记做 mAs。X 线的量越大,X 线束的总能量就越大。所给予感光系统的感光效应就越大。

(2) X 线的质:X 线的质是用来描述单个 X 线光子能量大小的。X 线质是由管电压 kV 所决定的。管电压值越大,单个 X 线光子的能量就越大,X 线束的总能量也就越大。临床上常用"X 线的硬度"来描述 X 线的质。

X 线束中的光子能量大小不一、波长不等,是一束混合能量的射线束。射线束中单个光子的最大能量从理论上应等于所用管电压值的电子伏特数。例如:使用 80kV 管电压所得到的最大光子能量是 80keV。

X 线光子的最短波长计算公式为:

$$\lambda_{min}=\frac{1.24}{kV} \tag{2-1}$$

式中:$\lambda_{min}$ 表示 X 线管发射的 X 线束中 X 线的最短波长,单位是 nm;kV 表示所用的管电压值。

在 X 线管发射的 X 线束中最强波长($\lambda_{max}$)是最短波长的 1.5 倍,平均波长($\lambda_{mean}$)是最短波长的 2.5 倍。记作:

$$\lambda_{max}=1.5\lambda_{min} \tag{2-2}$$

$$\lambda_{mean}=1.5\lambda_{min} \tag{2-3}$$

3. X 线束的能量分布　X 线束在照射野内的线量分布是不均匀的。照射野是指通过 X 线管窗口的 X 线束入射于成像介质的曝光面大小。若用一块厚为 1.0mm 的铅板,在上面加工几排平行的针孔,并将此铅板置于焦点和胶片正中。用适当的条件进行曝光,便可得到一张多个焦点针孔像的照片。

**(二) X 线管焦点**

1. X 线管焦点的概念　X 线管焦点是 X 线的发生区域。焦点的大小、形状及线量是 X 线管焦点成像性能的主要参量之一,与成像系统的成像性能有密切关系。焦点的大小除与 X 线机本身的设计有关外,也与焦点的投影方位及使用的曝光条件等因素有关。

(1) 实际焦点:实际焦点是指灯丝发射的电子经聚焦后在 X 线管阳极靶面上的撞击面积。X 线管阴极灯丝发射的电子,在高压电场作用下高速撞击阳极靶面时,因电子间库仑斥力的存在而相互排斥产生扩散,表现为一个发生 X 线的焦点面积。设计阴极灯丝于聚焦槽内,就是使撞击阳极靶面的电子束聚集而缩小撞击面积。由于 X 线管的灯丝呈螺管状,所以阳极靶面上形成的电子撞击面从理论上讲约呈矩形。实际焦点的大小取决于聚焦槽的形状、宽度以及灯丝在聚焦槽内的深度(图 2-2)。

(2) 有效焦点和有效焦点标称值

有效焦点:X 线管阳极靶面具有一定的倾斜角度即为阳极倾角,它是阳极靶面与 X 线管长轴的垂直面所构成的夹角,用 α 表示。一般阳极倾角为 17°~20°。由于靶面的倾斜,实际焦点的投影在不同方位上的大小是不一致的,这些在像面上不同方位上实际焦点的投影称为 X 线管有效焦点。有效焦点的大小,对 X 线成像质量影响很大。作为 X 线管焦点成像性能的参量之一,通常我们把实际焦点在 X 线管长轴垂直方向上的投影称为 X 线管标称的有效焦点。有效焦点约为一矩形,其大小可用 $a \times b\sin\alpha$ 来表示。其中:$a$ 为焦点的宽、$b$ 为焦点的长、α 为阳极倾角。

有效焦点标称值:1982 年国际电工委员会(IEC)336 号出版物上阐述了用无量纲的数字(如 1.0、0.3、0.1 等)来表示有效焦点的大小,此数字称为有效焦点标称值,其值是指有效焦点或实际

焦点宽度上的尺寸。另外，由于焦点面上的线量分布是不均匀的，故在描写焦点成像性能时又用“等效焦点”来描述。

（3）主焦点与副焦点：阴极灯丝在聚焦槽内的位置，对阴极电子流的流动以及焦点的形成产生重要作用。从灯丝正面发射出的电子先发散后会聚撞击阳极靶面形成主焦点；从灯丝侧方发射的电子先发散后会聚再发散撞击阳极靶面形成副焦点（图 2-3）；主焦点与副焦点共同形成实际焦点。在聚焦槽中灯丝的深度与焦点大小有关，当灯丝在聚焦槽内的深度越深、聚焦槽的宽度越狭时聚焦作用越大，即灯丝深度大，主焦点变小，副焦点变大。理想的副焦点是处于主焦点内侧，此时热量容易被分散，焦点大小变化不大。

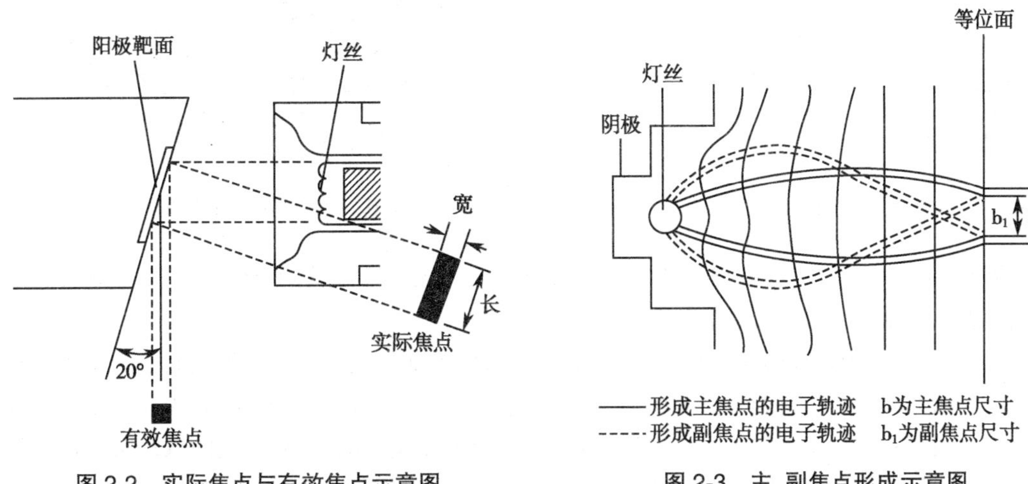


图 2-2　实际焦点与有效焦点示意图

图 2-3　主、副焦点形成示意图

2. X 线管焦点的特性　X 线管焦点的特性包括焦点的方位特性、焦点的阳极效应以及焦点面上的线量分布。

（1）焦点的方位特性：在平行于 X 线管的长轴方向的照射野内，近阳极侧有效焦点小，近阴极侧有效焦点大，这一现象被称为焦点的方位特性。在短轴方向上观察，有效焦点的大小对称相等（图 2-4）。

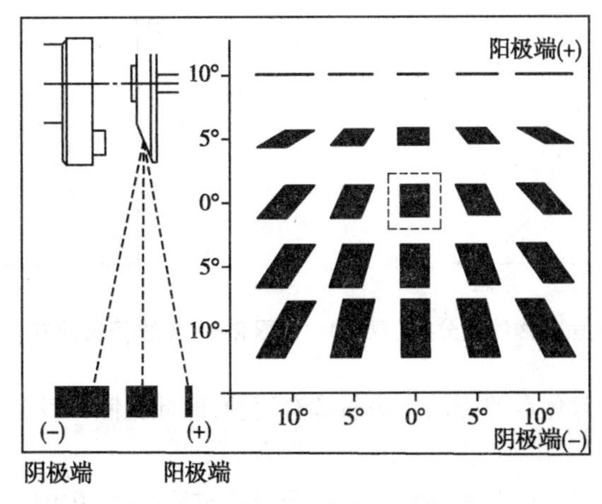


图 2-4　焦点的方位特性示意图

（2）焦点的阳极效应：当阳极倾角约为 20° 时，进行 X 线量的测定，其结果是在平行于 X 线管的长轴方向上，近阳极侧 X 线量少，近阴极侧的 X 线量多，最大值在 110° 处（图 2-5），分布是非对称性的。这一现象被称为 X 线管的阳极效应。在 X 线管的短轴方向上，X 线量的分布基本上是对称相等（图 2-6）。

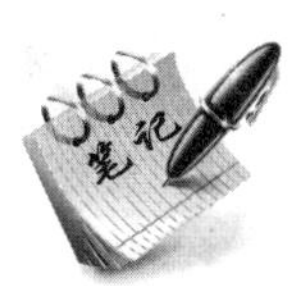

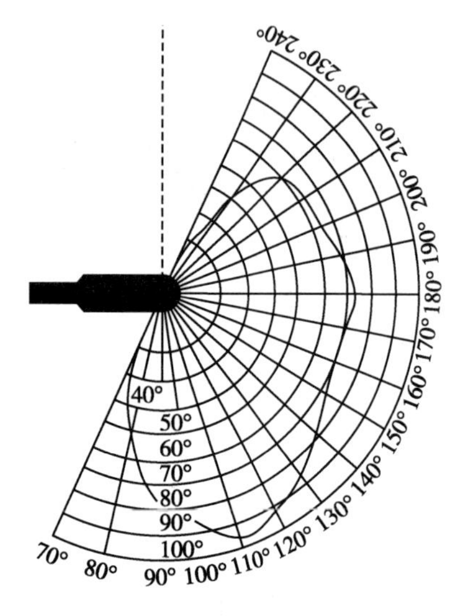


图 2-5　X 线量的空间分布（长轴）

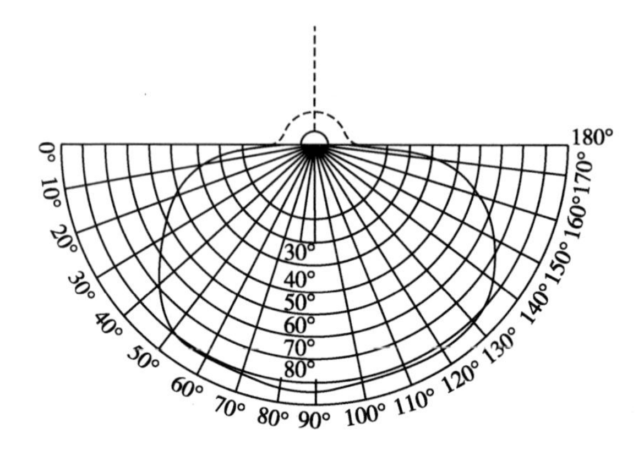


图 2-6　X 线量的空间分布（短轴）

因此，在摄影时应注意将肢体厚度大、密度高的组织放在 X 线管阴极侧，而需重点观察的细微结构组织及厚度小的部位应置于阳极侧。

（3）焦点面上的线量分布：利用小孔成像原理，从焦点像上可以看出焦点面上的密度分布是不均匀的：沿焦点宽方向（X 线管短轴方向）用密度计扫描得出两端密度高、中间密度低的双峰分布曲线（图 2-7）。这证明了焦点宽方向上的线量分布是中间少、两边高的双峰形。也有呈多峰分布，是由于灯丝受聚焦槽深度的影响而出现了主副焦点之原因。沿焦点长方向（X 线管长轴方向）用密度计扫描得出两端密度低、中间密度高的单峰分布曲线图（图 2-8）。由上述可知，焦点面上的线量分布是不均匀的，线量呈单峰分布的焦点成像质量比较好。

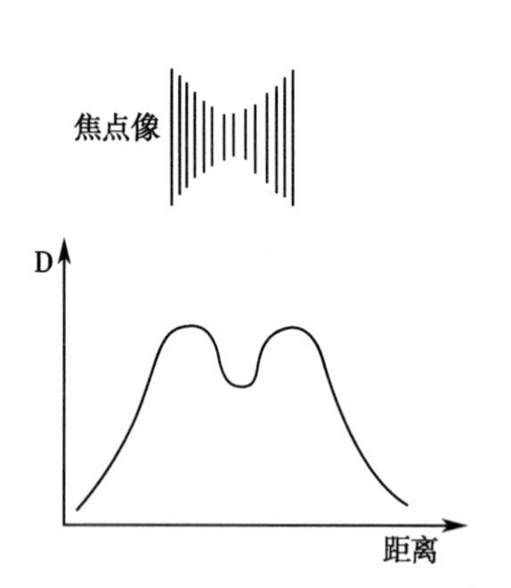


图 2-7　X 线管短轴方向上焦点像线量分布（双峰）

图 2-8　X 线管长轴方向上焦点像线量分布（单峰）

3. 焦点的测试　通常焦点的测试方法通常有两种，即针孔照相设备成像法和狭缝照相设备成像法。

（1）针孔照相设备成像法：是国际放射委员会及测定委员会（ICRU）于 1962 年规定的方法，适用于尺寸在 0.3 以上的焦点测试。

（2）狭缝照相设备成像法：是根据国际电工委员会（IEC）336 号出版物要求，所规定的测试焦点大小的方法。其测试方法如下：

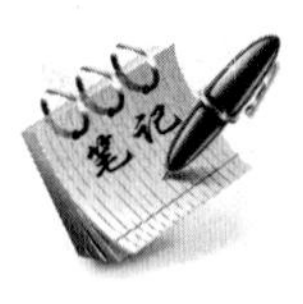


狭缝照相装置：狭缝照相装置的材料可用钨、铼钨合金、铂铱合金或金铂合金等材料制成。狭缝尺寸的基本要求如图 2-9 所示。

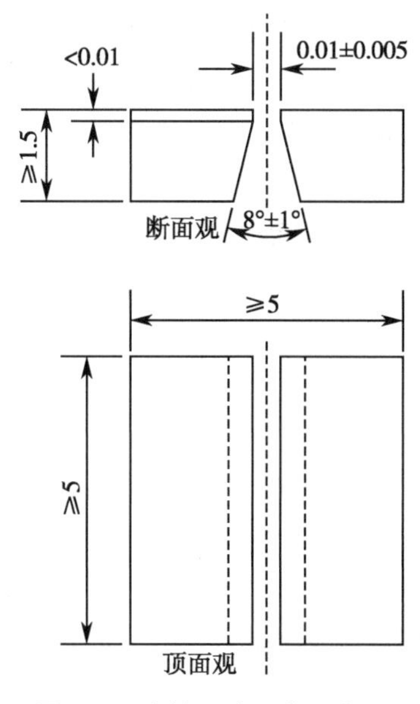


图 2-9　狭缝尺寸要求示意图

测试方法：①使 X 线中心线垂直通过狭缝入射面的中心（中心线与狭缝基准线的夹角小于或等于 $10^{-3}$ 弧度）；②狭缝照相装置的狭缝入射面与焦点的距离（焦 - 缝距）≥100mm，按表 2-1 所示放大率摄影；③测焦点的长度时，狭缝的方向须与 X 线管的长轴垂直；测量焦点的宽度时，狭缝的方向须与 X 线管的长轴平行；④胶片与狭缝的平面平行，与 X 线的中心线相垂直；⑤按照表 2-2 中的规定选取曝光条件，分别摄取焦点照片影像，所得照片的最大密度值在 1.0~1.4 之间；⑥用带刻度的放大镜测量焦点像的长和宽。按下式计算出焦点的长和宽：

表 2-1　焦点狭缝照片的放大倍率

| 焦点的标称值 | 放大倍数（M） |
|---|---|
| F≤0.4 | M≥3 |
| 0.4<F≤1.0 | M≥2 |
| F≥1.1 | M≥1 |

表 2-2　曝光条件

| X 线管标称电压（kV） | 曝光条件 | |
|---|---|---|
| | 管电压 | 管电流量 |
| 75~150 | 75kV | 标称电流的 50%，曝光时间为 0.1 秒 |
| ≥150 | 50% 标称电压 | |

$$焦点的宽 = \frac{像的宽}{放大率} \tag{2-4}$$

$$焦点的长 = \frac{像的长}{放大率} \times 0.7 \tag{2-5}$$

因为在焦点长方向上线量呈单峰分布的原因，焦点的长需乘以 0.7 作为修正。

4. 焦点主要成像性能参量　描述 X 线管焦点成像性能的主要参量有：焦点大小、焦点的极限分辨力、焦点的散焦值和焦点的调制传递函数。

（1）焦点的大小：焦点大小是影响像质优劣的主要原因之一。焦点是一个有一定面积的发光源。由于X线影像是由物体吸收X线后产生的本影和几何原因形成的半影共同组成的。因此，焦点尺寸越大则半影越大，影像表现越模糊。

（2）焦点的极限分辨力

定义：焦点的极限分辨力（R）是在规定测量条件下不能成像的最小空间频率值，以每毫米中能够分辨出的线对数（LP/mm）来表示。即用星形测试卡测试时，在星形测试卡像面上出现第一个模糊带所对应的空间频率值：

$$R=\frac{1}{2d} \tag{2-6}$$

用上式可以计算出焦点的极限分辨力，$d$ 值为不能成像时星形测试卡的线径宽度，$2d$ 是测得的模糊区的一对楔条对应的弧长。在X线管焦点小、焦点面上的线量分布为单峰时，$R$ 值大；反之，在X线管焦点大、焦点面上的线量分布为多峰时，$R$ 值就小；$R$ 值大时成像性能好。

测试方法：测试设备主要采用矩形波测试卡（图2-10）或星形测试卡（图2-11）。

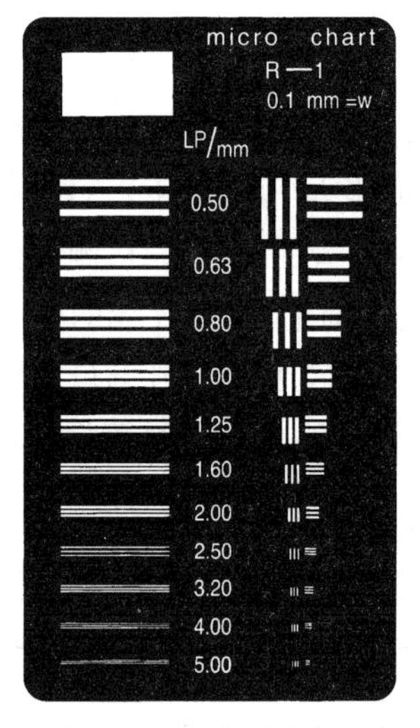


图2-10　矩形波测试卡示意图

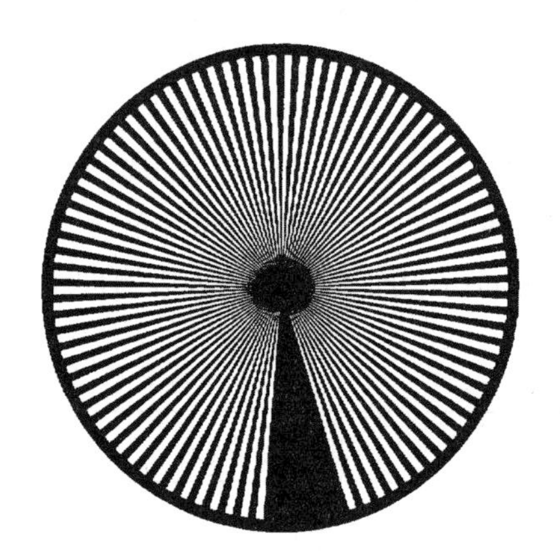

图2-11　星形测试卡示意图

摄取星形测试卡（简称星卡）照片时，先做好准直，要求X线中心线与测试卡中心的垂直基准线所成角度必须≤$10^{-3}$rad。调节焦点至星卡和星卡至胶片的距离，使星卡照片的两个方向上测得的最外模糊区尺寸 $Z_W$ 和 $Z_L$（图2-12），应大于和接近星卡影像直径的1/3，但不得小于25mm。曝光条件应使照片的最大密度值在1.0~1.4之间。

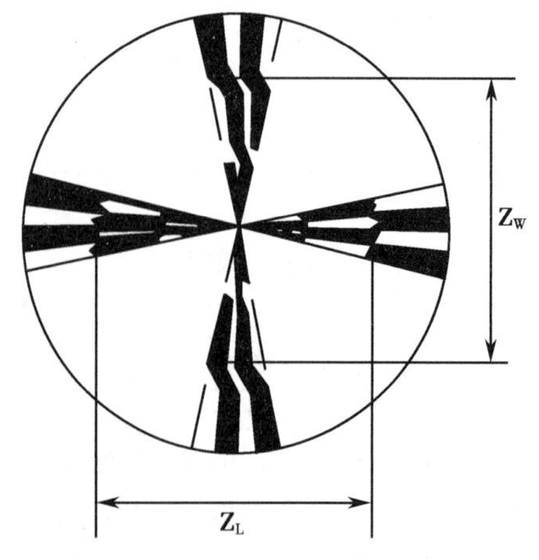


图2-12　星形测试卡照片的模糊带示意图

计算方法：

$$R_F=R_P(M-1)=\frac{M-1}{Z\cdot\theta} \tag{2-7}$$

当 $\theta$=2°（0.035rad）时，则

$$R_F=\frac{28.65}{Z}(M-1) \tag{2-8}$$

$$R_{FL}=\frac{(M-1)}{Z_L\cdot\theta}=\frac{28.65}{Z_L}(M-1) \tag{2-9}$$

$$R_{FW}=\frac{(M-1)}{Z_W\cdot\theta}=\frac{28.65}{Z_W}(M-1) \tag{2-10}$$

式中：$\theta$ 为星形测试卡的楔条顶角；$M$ 为星形测试卡照片放大率；$R_P$、$R_F$ 分别为焦点像面及焦点面上的极限分辨力；$R_{FL}$、$R_{FW}$ 分别为焦点面上的宽方向上与长方向上的极限分辨力；$Z$ 为星形测试卡照片上的模糊区直径；$Z_W$、$Z_L$ 分别为星形测试卡照片上垂直于 X 射线管长轴方向和平行 X 射线管长轴方向上的模糊区直径。

（3）焦点的散焦值

定义：X 线管焦点的散焦值（B）是描述 X 线管焦点的极限分辨力 $R$ 随着负荷条件的改变而相对变化的量，又称晕值。

有效焦点的尺寸随负荷条件的变化而变化，在 X 线管管电压较低时，其大小随着选用的管电流大小不同而有较大的变化。当管电压一定，随管电流增大，焦点的尺寸变大。当管电流不变时，焦点增涨随管电压的上升而减小，在高毫安时尤为明显。焦点的这种特性对成像质量有很大的影响。

焦点增涨的原因是由于在管电流（mA）增高时灯丝附近的电子密度较大，由电子间的库仑斥力的作用，造成有效焦点增大的倾向。当管电流减低时此倾向变小。管电压升高时，电子束向阳极靶面撞击的速度加快，该方向矢量增大，因此扩散程度也较小；反之，则引起较大的焦点增涨。

如果将管电压、管电流分别作为参量，可以观察到焦点尺寸的变化如表 2-3、表 2-5。

**表 2-3　某 X 线管 1.0 焦点的尺寸变化**

| 管电压（千伏） | 管电流（毫安） | 焦点尺寸（长） | 焦点尺寸（宽） |
|---|---|---|---|
| 40 | 200 | 1.95 | 2.93 |
| 80 | 200 | 1.89 | 2.61 |
| 120 | 200 | 1.91 | 2.58 |
| 40 | 600 | 2.15 | 4.04 |
| 80 | 600 | 1.95 | 2.63 |
| 120 | 600 | 1.98 | 2.61 |
| 40 | 1200 | 2.25 | 4.95 |
| 80 | 1200 | 2.25 | 3.39 |
| 120 | 1200 | 2.15 | 2.97 |

表 2-4　某 X 线管 1.0 焦点随管电流的变化情况

| 管电流 200~1200mA | |
|---|---|
| 管电压(kV) | 焦点增涨 |
| 40 | 70% |
| 80 | 30% |
| 120 | 15% |

表 2-5　某 X 线管 1.0 焦点随管电压的变化情况

| 管电压 40~120kV | |
|---|---|
| 管电流(mA) | 焦点增涨减少 |
| 200 | 13% |
| 600 | 55% |
| 1200 | 67% |

从表 2-4、表 2-5 中可以得出:有效焦点的尺寸是随着负荷条件的变化而变化的,特别是在 X 线管管电压较低时,其大小随着选用的管电流大小不同而有较大的变化。在 kV 相同的情况下,管电流增大,焦点的尺寸变大,焦点的极限分辨力下降。在 X 线管管电流不变的情况下,随着管电压的上升焦点增涨减小,尤以高毫安时更为明显。焦点的这种特性对成像质量有较大的影响。

计算:为了确切地描述这一参量,国际电工委员会(IEC)用下列公式计算:

$$B=\frac{R_{50}}{R_{100}} \tag{2-11}$$

式中:$R_{50}$ 为用表 2-6 规定的负载因素所测得的焦点的极限分辨力;$R_{100}$ 为用表 2-7 规定的负载因素所测得的焦点的极限分辨力。

表 2-6　$R_{50}$ 的负载因素

| X 线管的标称电压(kV) | 管电压(kV) | 管电流(mA) |
|---|---|---|
| ≤75 | 标称电压 | 50% 的额定管电流(0.1 秒) |
| 75~150 | 75 | |
| 150~200 | 50% 标称电压 | |

表 2-7　$R_{100}$ 的负载因素

| X 线管的标称电压(kV) | 管电压(kV) | 管电流(mA) |
|---|---|---|
| kV≤75 | 标称电压 | 在规定的管电压下,曝光时间为 0.1 秒的最大管电流 |
| 75<kV≤150 | 75 | |
| 150<kV≤200 | 50% 标称电压 | |

一般 X 线焦点的散焦值 B≥1,焦点的散焦值越接近 1,成像性能受负荷条件的影响就越小。

(4) 焦点的调制传递函数

定义:焦点的调制传递函数(MTF)是描述 X 线管焦点这个面光源使肢体成像时,肢体组织影像再现率的函数关系。

MTF 域值范围：MTF 的最大值为 1，最小值为 0，即 $0 \le MTF \le 1$。当 MTF=1 时，表示成像系统的输入对比度与输出对比度相等；当 MTF=0 时，表示成像系统的输出对比度为 0，即影像消失（图 2-13）。一般说，在同一个空间频率值时，MTF 值大的焦点，成像性能好；MTF 值小的焦点，成像性能差。因此，焦点尺寸越小，MTF 值越大，成像性能就越好。

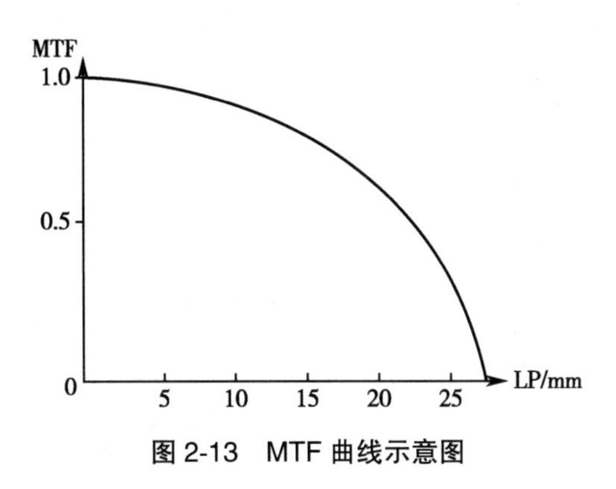


图 2-13　MTF 曲线示意图

## 二、模拟 X 线成像的信息源

X 线成像的信息源为受检的人体。人体中有骨骼、肌肉、脂肪、空气等各种组织结构。其原子序数（$Z$）、组织密度（$\rho$）不同，形成对 X 线的衰减系数（$\mu$）也不同表（2–8）。这里需要指出的是人体组织不是一种单质，而是一种复合物，所以其原子序数应为有效原子序数 $\overline{Z}$。$\overline{Z}$ 是指在相同的照射条件下，1kg 复合物质与 1kg 单质所吸收的辐射能相同时，此单质的原子序数 Z 就称为复杂物质的 $\overline{Z}$。医用诊断 X 线能量范围内，有效原子序数为：

$$\overline{Z}=\left(\sum a_i Z_i^{2.94}\right)^{\frac{1}{2.94}} \tag{2-12}$$

式中：$a_i$ 为第 i 种元素在单位体积中电子数的占有比率，$Z_i$ 为第 i 种元素的原子序数。

或

$$\overline{Z}=\left(\frac{a_1Z_1^4+a_2Z_2^4+\cdots+a_nZ_n^4}{a_1Z_1+a_2Z_2+\cdots+a_nZ_n}\right)^{\frac{1}{3}} \tag{2-13}$$

式中：$a_i$ 为第 i 种元素在原子在分子中的原子个数，$Z_i$ 为第 i 种元素的原子序数。

表 2-8　人体不同组织的线性衰减系数 $\mu$（$m^{-1}$）

| 管电压（kV） | 脂肪 | 肌肉 | 骨骼 |
|---|---|---|---|
| 40 | $0.3393 \times 10^2$ | $0.4012 \times 10^2$ | $2.4434 \times 10^2$ |
| 50 | $0.2653 \times 10^2$ | $0.2933 \times 10^2$ | $1.4179 \times 10^2$ |
| 60 | $0.2196 \times 10^2$ | $0.2455 \times 10^2$ | $0.9677 \times 10^2$ |
| 70 | $0.2009 \times 10^2$ | $0.2213 \times 10^2$ | $0.7342 \times 10^2$ |
| 80 | $0.1905 \times 10^2$ | $0.2076 \times 10^2$ | $0.6047 \times 10^2$ |
| 90 | $0.1832 \times 10^2$ | $0.1994 \times 10^2$ | $0.5408 \times 10^2$ |
| 100 | $0.1801 \times 10^2$ | $0.1942 \times 10^2$ | $0.4865 \times 10^2$ |
| 110 | $0.1774 \times 10^2$ | $0.1906 \times 10^2$ | $0.4530 \times 10^2$ |
| 120 | $0.1775 \times 10^2$ | $0.1882 \times 10^2$ | $0.4298 \times 10^2$ |
| 130 | $0.1742 \times 10^2$ | $0.1864 \times 10^2$ | $0.4132 \times 10^2$ |
| 140 | $0.1732 \times 10^2$ | $0.1852 \times 10^2$ | $0.4010 \times 10^2$ |

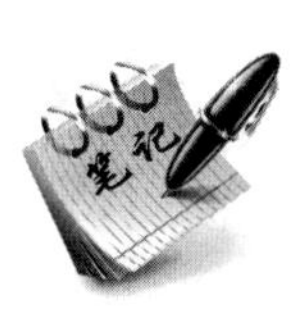

X 线在透过人体时，主要发生光电效应和康普顿效应两种作用形式的衰减。图 2-14 是以肌肉和骨骼为例，显示不同能量的 X 线在两种组织中发生效应的比率。把对 X 线的总衰减量作为 100，将光电衰减和康普顿衰减作为总衰减的一部分作出曲线，肌肉在 42kV 时，两种作用所占比例相等，在 90kV 时，散射已占 90%。骨的 $Z$ 较高，光电作用所占的面积近似等于肌肉中光电作用的 2 倍。在 73kV 时，骨中发生光电作用与康普顿散射作用几率相等。

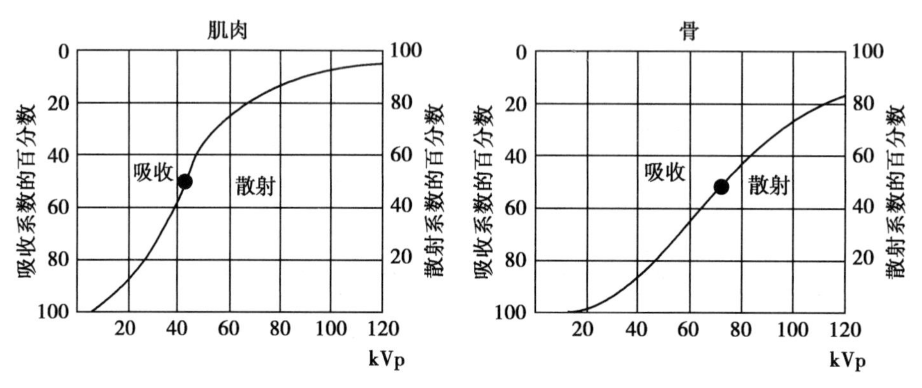


图 2-14　X 线在人体组织中吸收、散射比例

## 三、模拟 X 线成像的信息接收器

透视的信息接收器是荧光屏或影像增强系统。荧光颗粒在 X 线的激发下产生不同的荧光强度形成透视影像。

模拟 X 线成像的信息接收器是屏 - 片系统。屏 - 片系统由增感屏与 X 线胶片系统组合而成。屏 - 片系统使胶片感光形成潜影，通过冲洗处理形成照片影像。

### （一）医用 X 线胶片

医用 X 线胶片的种类繁多，它们的种类和结构分述如下。

1. 医用 X 线胶片的种类　包括直接摄影用 X 线胶片、激光打印及热敏成像胶片、多幅相机胶片以及影像增强器记录胶片。

（1）直接摄影用 X 线胶片

1）感绿胶片：是一种配合发绿色荧光的增感屏使用的正色胶片，其吸收光谱的峰值为 550nm。感绿胶片的最大特点是，在与发绿色荧光的稀土增感屏组合下感度可高达 1200，能使被照体 X 线的接受剂量大幅度减少。

感绿胶片包括：①T 颗粒胶片：20 世纪 80 年代初期由 Kodak 公司首推的一种新型乳剂颗粒的 X 线胶片。它是将卤化银颗粒切割成扁平状，以预期的方式系统地排列，并在乳剂中加入防止交叠效应的染料，从而增加了影像的清晰度。②普通正色胶片：是一种配合发绿色荧光增感屏使用的正色胶片，与 T 颗粒胶片的不同之处在于卤化银乳剂仍是传统颗粒。此类胶片已被相对应的 T 颗粒胶片取代。③乳腺摄影用正色胶片：是一种作为乳腺摄影用最佳选择的系列胶片。以高对比度为主要特点，其产品类型主要有高分辨力、高感度、单层或双层乳剂等。④高清晰度摄影用正色胶片：是一种高分辨力、高对比度胶片，特别适于要求提供高清晰的图像，显示组织微细结构信息的四肢摄影。

2）感蓝胶片：是配合发蓝色荧光的增感屏使用的胶片，因感光乳剂的固有感色是以蓝色为主，所以不添加感色剂，故此类胶片也称色盲片。其吸收光谱的峰值为 420nm。

感蓝胶片包括：①标准感度胶片：是标准感度的通用型胶片。适用于大部分的一般摄影，性能适中，低灰雾、高对比，可使骨骼、空气和对比剂之间对比度增强。可以和各种发蓝紫色荧光的增感屏匹配，可同时适用于手工冲洗和自动冲洗。②大宽容度胶片：是一种专为一般摄影中

要求具有宽容范围的部位而设计的胶片。其特点是感蓝、中速、对比度相对较低，但可呈现出一个大宽容的密度范围，摄影条件可因此有较大的通融性，适用于胸部及腹部摄影。

(2) 激光打印及热敏成像胶片

1) 激光胶片：属于银盐材料，其对可见光敏感；用于记录激光扫描图像。按激光种类分为红外线激光胶片和氦氖激光胶片两种。

2) 热敏胶片：属于非银盐材料，其对可见光不敏感。常使用碳黑材料，用于干式打印方式。可在明室下操作。

(3) 多幅相机胶片：多幅相机胶片亦称 CRT 记录图像，适用于 CT、MRI、DSA、ECT、超声等图像技术的记录。其特点是能摄取显示器屏幕影像，单面涂布感光乳剂，背面涂有防光晕层以减小荧光物质造成的模糊，成像清晰、细腻。

(4) 影像增强器记录胶片

1) 荧光电影胶片：用于摄取动态荧光电影图像。由于心脏血管放射学的发展，对荧光电影成像技术的要求越加广泛和严格，因此相应的胶片既需要有很高的感光度，又要有颗粒细腻的特点。

2) 荧光屏图像及荧光缩影胶片：这类胶片用于荧光屏下的(点片)摄影或体检荧光缩影。

除上述各种胶片外，还有直接复制用反转片、直接反转型幻灯片、手术摄影专用胶片以及自动冲洗机辊轮清洁片等。

2. 医用 X 线胶片的结构

(1) 医用银盐感光胶片：银盐感光材料多用于直接摄影用。其结构主要由保护层、感光乳剂层、片基及附加层构成(图 2-15)。

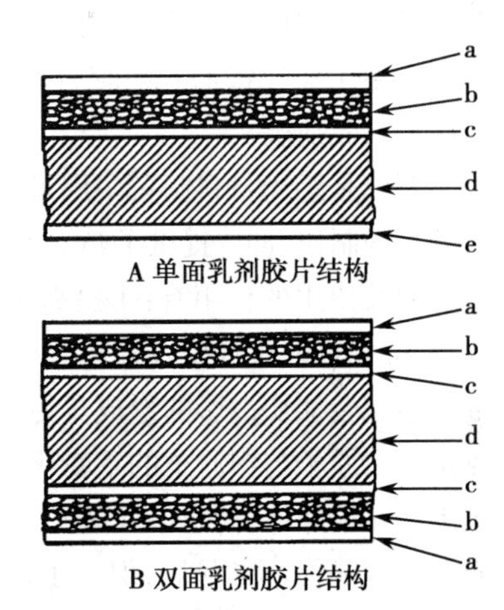


图 2-15　银盐感光胶片结构示意图

1) 保护层：在乳剂层的表面涂有一层韧性很强的明胶，防止质地柔软的乳剂层受到机械损伤，予以保护。

2) 感光乳剂层：主要由卤化银和明胶组成。

卤化银是卤族元素氟、氯、溴、碘与银的化合物，是一种具有感光性能的物质，起着记录影像的作用。其中氯化银(AgCl)、溴化银(AgBr)、碘化银(AgI)分别为白色、乳白色和淡黄色的固体，都应用于感光材料。只有氟化银因极易溶于水，故实际上不能应用。传统 X 线胶片的感光物质是溴化银加上微量的碘化银，T 颗粒胶片的感光物质仅为溴化银。

卤化银是胶片产生影像的核心，从胶片制作到曝光、冲洗都是围绕着它进行的。它是以微晶体状态存在，其感光作用是以每个晶体为单位进行的，胶片记录下来的影像效果，是千千万万个微小卤化银晶体感光效应的总和。

以溴化银为例，它是由溴离子和银离子以对称的晶体结构形式排列而成。每个溴离子周围有六个银离子包围；同样，每个银离子周围又被六个溴离子包围(图 2-16)。

实际使用的溴化银晶体颗粒形态多样，大小不一，多呈马铃薯状(普通乳剂)，这是由于乳剂制备时，晶体在成熟过程中因种种原因发展不平衡的结果。典型的溴化银晶体结构没有光敏度，晶体的缺损才有感光意义。缺损有几种类型，一种是点缺损，即银离子在晶体内离开它的正常位置，自由移动；另一种是错位，它是溴化银中的碘离子的存在造成的。晶体排列的这种不平衡，为感光中心的形成提供了条件。

溴化银的感光与显影是以晶体为单位进行的。在其他条件相同时，晶体颗粒的大小、分布会给影像效果带来影响。晶体颗粒大，感光度高；晶体颗粒小，分辨力高；晶体颗粒分布均匀，对

比度高，颗粒性好；晶体颗粒大小不一，宽容度大。X线胶片卤化银平均颗粒约为1.71μm，在感光材料中是最大的。

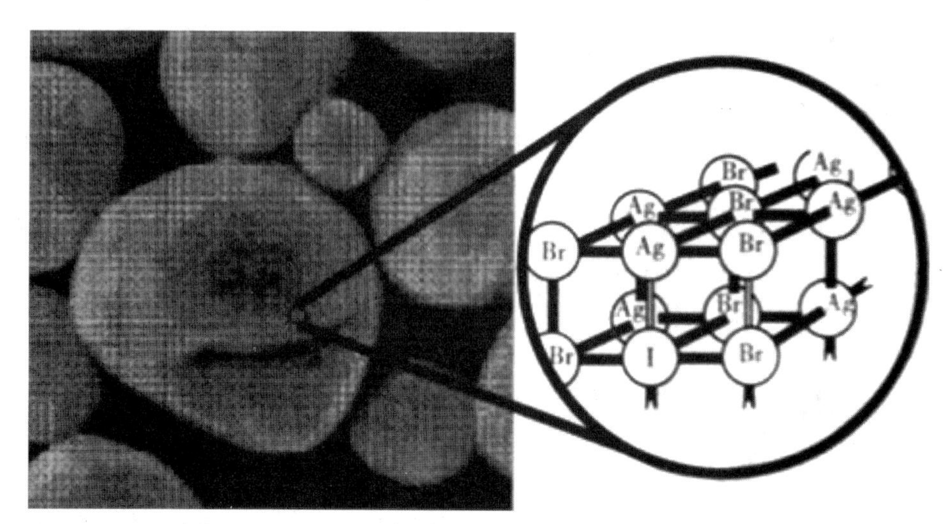


图2-16　溴化银晶体结构

明胶是由动物骨皮精选提炼而成。用于感光材料的各种卤化银均不溶于水，不能直接涂布于片基上。因此，需要明胶使卤化银晶体处于永久性的悬浮状态，互不接触，并能均匀涂布在片基上。由于卤化银加入明胶后呈淡黄色的乳状物，所以称之为“乳剂”。将其涂于片基上，干燥后即形成乳剂层。

明胶是感光材料制备中用量最大、性能最复杂的一种原料。它具有独特的物理、化学性能，为胶片的制作、冲洗提供了必不可少的有利条件，同时对胶片感光特性有着重要影响。

明胶使用的作用有：①提高感光乳剂的感光度：明胶与银离子相互作用生成的银胶络合物在加热时分解，生成银及硫化银构成感光中心。感光中心为潜影形成的“催化剂”。感光中心越多自然就会加快潜影的形成。另外，明胶是一种吸卤剂，能吸收卤化银在感光时产生的卤原子，以防止卤原子与银原子的重新化合，因而相对地提高了感光度；②起保护性胶体作用：明胶可以包围卤化银晶体，使它们彼此不直接接触，并能均匀涂布在片基上，不沉淀、不结块，保护了未感光卤化银晶体不被显影，保证了影像的层次；③吸水膨胀后具有多孔性：在显影加工时，易使显影液渗透、有利于显影。还可使胶片在水洗工序中，将多余的盐类冲洗掉；④具有热熔冷凝性：这在胶片制作及使用中非常有用。因为在配液及涂布工序时希望明胶是流体，使用时又希望它是固体；⑤具有很强的黏性：使乳剂牢固地黏着在片基上；⑥明胶参与坚膜作用：明胶的氨基酸分子的尾端和侧链上，同时含有氨基和羟基，它们易于与铬盐、铝盐和醛、酮等化合物相互作用产生稳定的分子间键，从而提高明胶的熔点，增强乳剂层的机械强度。加入坚膜剂后明胶熔点可从30℃提高到70℃。

明胶的性能不稳定，随动物生长条件的不同而变化，这常常给胶片的感光特性带来不稳定的因素。

色素为一种有机染料，用以调节胶片的吸收光谱范围（感色性）。不含有色素的胶片，其吸收光谱范围（感色性）大都限制在500nm以下的蓝、紫色光区域，此称为卤化银“固有感色波长域”。X线胶片中的感蓝胶片无需含有色素，称为色盲片。而间接摄影用的胶片，如荧光缩影片、多幅相机和激光相机所用胶片（即CT、MR、DSA等使用的胶片）以及与发绿色荧光稀土屏组合用于直接摄影的感绿胶片，由于它们对荧光体发出的绿色光最敏感，所以需要在胶片乳剂中加入某种色素（如碳菁），以使乳剂的吸收峰值移向绿色波长（550nm）范围来提高感光度（图2-17）。

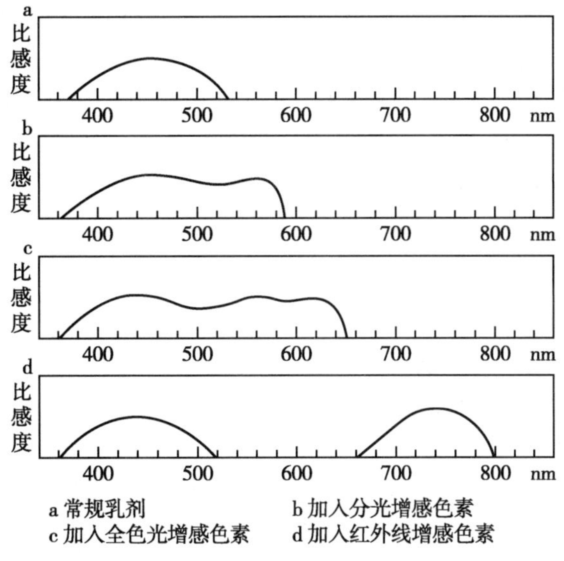


图 2-17　色素对胶片吸收光谱的调节

3）片基：是一种具有透明、柔软特性和一定机械强度的塑料薄膜，是乳剂层的支持体。

片基对感光材料的成像性能有很大影响，选择片基材料要考虑其相关性能：①光学性能：片基本身无色透明。X 线胶片片基多呈浅蓝色（加染料）时，观片视觉效果较好。片基的平面性、均一性良好，无晕残影。醋酸片基透光率 90%，聚酯片基为 87%~90%；②物理性能：坚韧而不脆，具有一定机械强度和几何尺寸稳定性，导电性好。有耐热性，热变形尺寸很小，软化温度高，不易燃烧；③化学性能：化学性能稳定，同乳剂及冲洗药液不起任何化学反应，同乳剂有良好附着力，有耐湿性，长期存放不变质；④制造适宜性。

片基根据所采用的材料不同，可分为硝酸纤维素片基、醋酸纤维素片基和聚酯片基三类。其中聚酯片基（又称涤纶片基）是目前最常用的。其特点是熔点高，热稳定性好，弹性高，吸收性小，收缩性低，平整度好，化学稳定性好。

4）附加层：包括底层和防光晕层。

底层又称结合层，片基表面有憎水性，不易与亲水的乳剂层粘连。为使乳剂层牢固地黏附在片基上，在片基表面涂有一层黏性很强的胶体，以防止乳剂层在加工时脱落。

防光晕层又称防反射层。单药膜 X 线胶片如间接摄影用的荧光缩影片和影像增强器记录片涂有防光晕层，其作用是防止强烈光线从片基反射回去，再次使乳剂层感光，造成影像的灰雾模糊。双药膜 X 线胶片不涂有防光晕层。

此外，在 X 线胶片中还涂有防静电层，防腐层或在保护层、乳剂层中加入防静电剂、防腐剂、坚膜剂、防灰剂等成分。

（2）医用激光胶片：是一种单面乳剂层胶片。主要由保护层、乳剂层、底层（结合层）、片基及防光晕层组成，如图 2-18 所示。

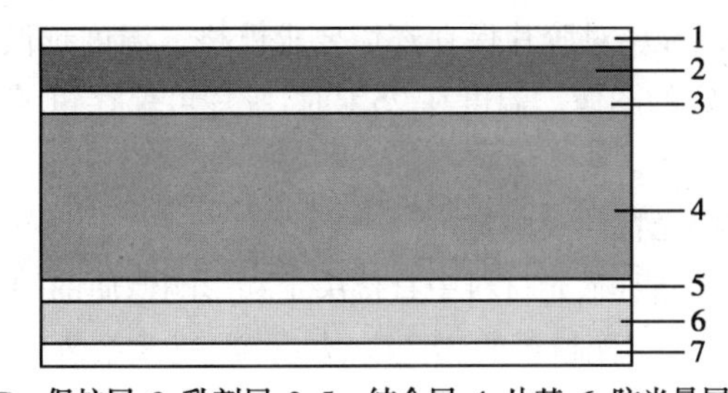


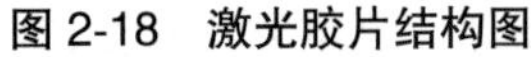


图 2-18　激光胶片结构图

保护层：在胶片表面涂布一层透明的特殊胶质材料，以保护胶片乳剂，防止操作时划伤和污染，同时还避免在输片过程中卡片、粘片和静电的产生。

乳剂层：是激光胶片的主要组成部分，由感光物质溴化银、碘化银和明胶组成；厚约6.25μm，乳剂密度在0.1~0.2之间。为提高感光性能和适应自动冲洗机的要求，采用了单分散卤化银浓缩乳剂和低胶银比的薄层挤压涂布技术，并增加了坚膜剂、抗静电剂、防腐蚀剂以及防灰雾剂等成分。

底层又称结合层：为使乳剂层牢固地黏附在片基上，在片基表面涂有一层黏附性很强的胶体，以防乳剂层在冲洗加工时脱落。

片基：激光胶片的片基采用聚酯纤维材料，是乳剂层、防光晕层、保护层的载体，它可使胶片在激光打印机内可靠地传递，其厚度约175μm，密度在0.12~0.16之间。根据临床应用要求其基色有无色和蓝色之分。

防光晕层又称防反射层：在片基的底面涂有一层深色的吸光物质，以吸收产生光渗现象的光线，防止反射光对乳剂再感光。对提高影像清晰度起到良好作用。

（3）热敏胶片：属于非银盐胶片，不含卤化银，用于干式打印机。其记录层由碳黑替代。故而此胶片不需要暗室处理，可在明室下进行操作。

热敏胶片的结构由保护层、热敏记录层、基层和背层组成。背层又由UV吸收层和无光层组成。如图2-19所示。

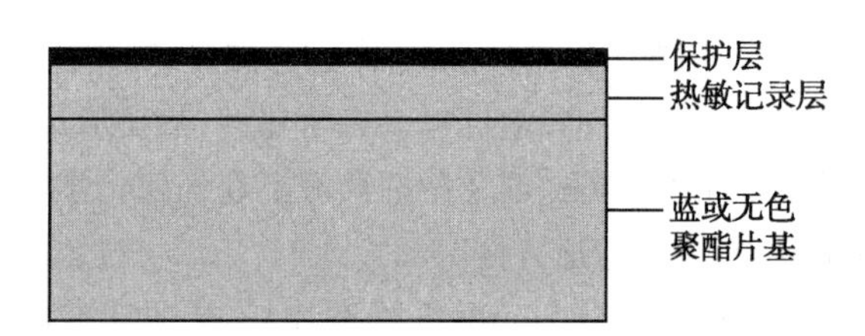


图2-19　热敏胶片结构示意图

1）保护层：由微细的无机原料及润滑剂组成。提高加热时热力头的润滑性，减少加热时转矩变动引起的图像不均及热力头的物理性磨损。

2）热敏记录层：亦称感热层（成像层），为图像记录层。由显色剂微型胶囊和显色剂乳化物组成。微型胶囊直径在μm级，囊内有受体（显色剂），囊外有显影微粒（发色剂），其靠黏合剂散布在胶片支持体上。由于需要获得靠热力来减少或消除不均匀现象和获得灰阶稳定的再现性，因此使用两种发色起始温度不一样的微型胶囊和优化调合比率。以得到较理想的灰阶特性。同时使用了六种发色剂混用，使色光的连续性得到了调整。

3）背层：由无光层和UV吸收层组成。无光层内加入有3~6μm的无光剂，把UV吸收剂微型胶囊的光散乱效果和表面光泽进行调整。UV层内设置有UV吸收剂微型胶囊。利用UV吸收剂胶囊的内部散射来优化无光泽材料的颗粒大小和使用量，提高耐光性。

4）基层：亦称片基，为175μm厚的聚酯材料构成，是胶片的支持体。在实际运用中，因热敏干式胶片对温度敏感，所以，对胶片保存环境要求严格。温度越低，保存性越好；对照片亦如此，温度越低越能保住稳定的图像。温度在25℃时，胶片可保存30年，30℃时可保存3年，35℃可保存半年，45℃仅保存一周。

3. 医用X线胶片的感光特性及测定

（1）感光材料的照相性能：感光材料中直接决定和影响像质的因素，统称为照相性能。它包括以下三类：①感光性能：含感光材料的感光度、灰雾度、反差系数、平均斜率、最大密度、宽容度等参数，反映着胶片的感光性能，将通过感光测定获得；②物理性能：含感光材料的熔点、厚度、保存性、感色性、色温性等，可通过物理性测定方法获得；③成像性能：含感光材料的清晰度、分

辨力、颗粒度、调制传递函数等参数，可通过成像质量测定方法获得。

（2）胶片特性曲线

1）胶片特性曲线：光学密度与曝光量：胶片特性曲线是认识 X 线胶片感光性能的前提。要认识胶片特性曲线，首先应理解掌握光学密度与曝光量的概念。

光学密度是指胶片乳剂层在感光及显影作用下黑化程度的物理量。已感光胶片在显影过程中，卤化银被还原成金属银沉积在感光层上，这种银颗粒对光线起着吸收和阻止作用。银颗粒越多，阻挡的光线越多，照片影像越黑，这种黑化度即称之为光学密度。数值上等于阻光率的常用对数值，记作

$$D=\lg\frac{I_0}{I} \tag{2-14}$$

式中：D 为光学密度；$I_0$ 为入射光强度；I 为透过光强度。透光率定义为$\frac{I}{I_0}$；阻光率定义为$\frac{I_0}{I}$。如图 2-20 所示。

曝光量表示光强度与曝光时间的乘积。记作

$$E=I\cdot t \tag{2-15}$$

式中：E 为曝光量，I 为光强度，t 为曝光时间。但临床上常用管电流（mA）与曝光时间（s）的乘积来表示。因此上式亦记作

$$E=I\cdot t=mA\cdot s \tag{2-16}$$

曝光量可通过两种方式改变，即改变强度或改变时间。需要指出的是，在 X 线胶片感光测定时，屏 - 片系统无法得到绝对曝光量的大小，而以相对曝光量的常用对数值（lgRE）来表示。

胶片特性曲线的定义：所谓胶片特性曲线是指描绘曝光量与所产生的密度之间关系的一条曲线，由于这条曲线可以表示出感光材料的感光特性，所以称之为“特性曲线”（图 2-21）。

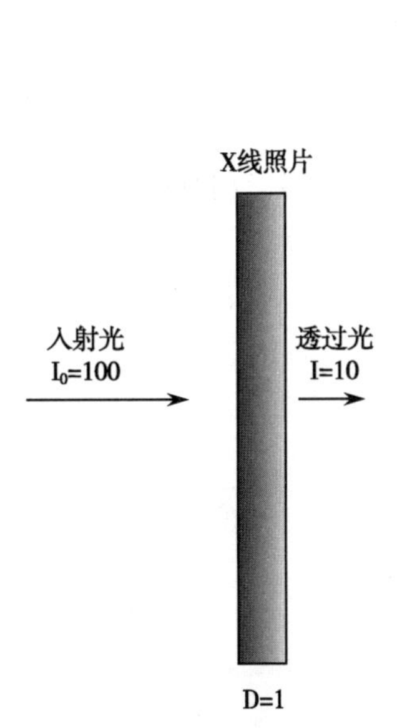

图 2-20　光学密度示意图

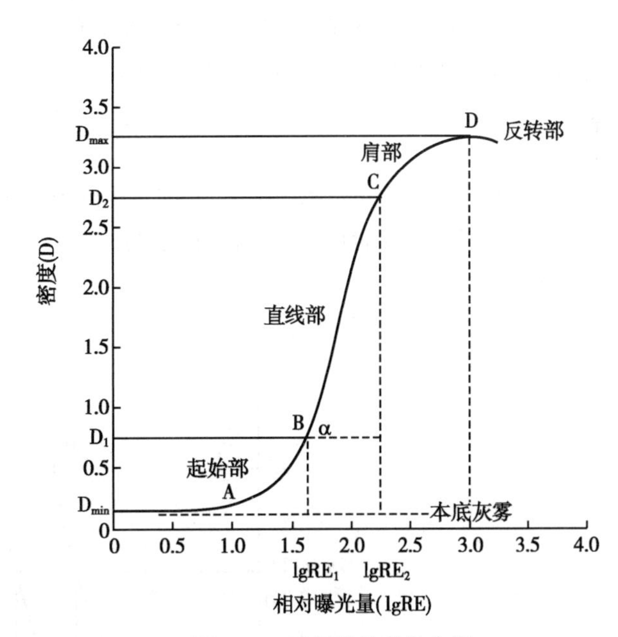

图 2-21　X 线胶片特性曲线

X 线胶片特性曲线的横坐标以相对曝光量的常用对数值 lgRE 表示；纵坐标以光学密度 D（density，D）表示。曝光量所以取对数值，就能在紧缩的图纸内表示出很大范围的曝光量，便于分析特性曲线所反映的特性值。如相对曝光量对数值每增加 0.3，则曝光量相应增加一倍。光学密度实际上也是以对数表示的。

胶片特性曲线由足部、直线部、肩部和反转部组成。①足部：即特性曲线开始的部分，其走

行近似与横坐标平行，达到一定曝光量后曲线开始沿弧形缓慢上升，足部密度的上升与曝光量不成正比，曝光量增加较多，光学密度只有较小的增加。照片影像呈现感光不足，分辨困难。感光材料对曝光量开始产生反应的这一点，称为初感点。胶片感光速度越快，曲线越靠近纵坐标，初感点越低。特性曲线的起始光学密度并不是零，虽然它没有感光，但经显影加工后也会呈现出一定的光学密度值，此即胶片的本底灰雾，也称最小密度（$D_{min}$）。②直线部：该部光学密度与曝光量的增加成正比，光学密度差保持一定，此时曲线沿一定的斜率直线上升。它在整个特性曲线中是曝光正确的部分，也是 X 线摄影力求利用的部分。③肩部：肩部的光学密度随曝光量的增加而增加，但不成正比，曝光量增加较多而光学密度上升较少，此部在照片影像上显示为曝光过度。④反转部：随曝光量的增加，光学密度反而下降，影像密度呈现逆转。产生反转现象的原因是潜影溴化的结果。当曝光量超过一定数值之后，卤化银在光化反应中产生的大量溴不能全部被明胶吸收，却与潜影的组成物质银重新化合为卤化银。这些卤化银包围了潜影，使之不能与显影液接触，于是就产生了反转现象。

2）感光特性值：特性曲线可提供感光材料的本底灰雾（$D_{min}$）、感光度（S）、反差系数（$\gamma$ 值或 G 值）、最大密度（$D_{max}$）、宽容度（L）等感光材料的感光性能。

本底灰雾（最小密度 $D_{min}$）：感光材料未经曝光，而在显影加工后部分被还原的银所产生的密度，称为本底灰雾或最小密度。它由片基灰雾和乳剂灰雾组合而成。

片基灰雾是指感光材料不经显影，直接在定影中处理，将卤化银全部溶解之后的密度。

乳剂灰雾是指乳剂制作中，为谋求一定的感度而产生的感光中心。带有这种感光中心的卤化银结晶，即使不经曝光在显影加工时也会还原成银。这种较大的感光中心称为灰雾中心，灰雾度的大小取决于乳剂中灰雾中心的量。乳剂灰雾可由本底灰雾减去片基灰雾得到。

我们对照片质量进行评价时，经常提及“灰雾”一词。此时的“灰雾”概念与胶片本底灰雾一词不能等同。照片灰雾包括本底灰雾和由散射线等各种原因所致灰雾的总和。

感光度（S）：是指感光材料对光作用的响应程度，也即感光材料达到一定密度值所需曝光量的倒数。医用 X 线胶片感光度定义为，产生密度 1.0 所需曝光量的倒数。

$$S=\frac{1}{E_{(Dmin+1.0)}} \qquad (2\text{-}17)$$

X 线胶片通常取相对感度来表示，即与感度为 100 的特定胶片相对比较。相对感度的概念更有利于 X 线摄影条件的正确选择（图 2-22）。

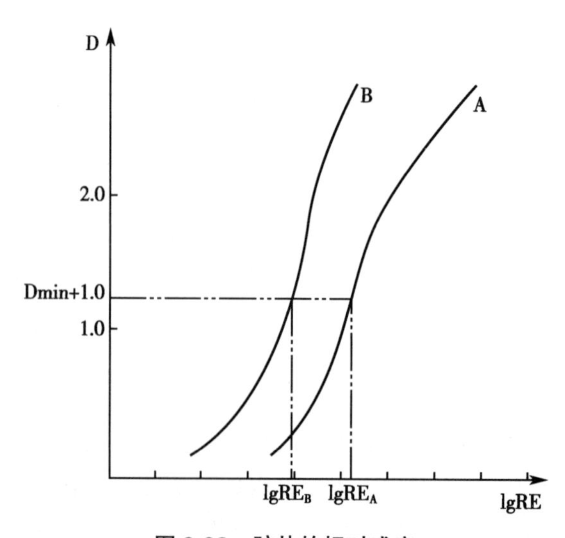


图 2-22　胶片的相对感度

X 线胶片相对感度的计算方法，是以产生密度 1.0（$D_{min}$+1.0）的胶片 A 的曝光量对数值

($\lg RE_A$)与胶片B的曝光量对数值($\lg RE_B$)之差的反对数值乘以100。如A、B、C三种胶片产生密度1.0所需曝光量对数值分别为0.7、0.55、0.4,设胶片A的相对感度为100,则胶片B、C对胶片A的相对感度分别是:

$$S_{BA}=10^{a-b}\times 100=10^{0.7-0.55}\times 100=10^{0.15}\times 100=1.4\times 100=140$$

$$S_{CA}=10^{a-c}\times 100=10^{0.7-0.4}\times 100=10^{0.3}\times 100=2\times 100=200$$

反差系数($\gamma$值)亦称对比度(contrast)系数:反差系数是指特性曲线直线部分的斜率。其值为

$$\gamma=\frac{D_2-D_1}{\lg RE_2-\lg RE_1} \tag{2-18}$$

为了获得较大的影像对比效果,需要X线胶片具有较大的反差性能。当组织间的X线吸收差异一定时,$\gamma$值越大,X线胶片对射线对比度的放大能力越大。反差系数反映的是直线部分的斜率,或称曲线的最大斜率。但是,在X线摄影中,即使在同一照片上受检体的组织密度和厚度差别也很大,其中对于组织密度高,厚度大的部分,它所呈现出来的光学密度就落在曲线足部。为此引出了平均斜率(用$\overline{G}$表示)的概念,即连接特性曲线上指定两点密度($D_{min}+0.25$和$D_{min}+2.00$)的连线与横坐标夹角的正切值。记作

$$\overline{G}=\frac{(D_{min}+2.00)-(D_{min}+0.25)}{\lg RE_2-\lg RE_1} \tag{2-19}$$

式中:$\lg RE_2$和$\lg RE_1$分别表示$D_{min}+2.00$和$D_{min}+0.25$两点密度值所对应的相对曝光量的对数值。

最大密度($D_{max}$):对某种感光材料来说,密度上升到一定程度时,不再因曝光量的增加而上升,此时的光学密度值称为最大密度,以($D_{max}$)表示。

宽容度(L):宽容度是指特性曲线上直线部分在横坐标上的投影,表示的是正确曝光量的范围。图2-23表示A、B两种胶片宽容度的大小比较,其中b>a。从X线摄影角度讲,有效宽容度是指产生诊断密度(0.25~2.0)所对应的曝光量范围。反差系数$\gamma$越大,宽容度L越小,而不同组织间的影像锐利度越高;$\gamma$越小,L越大,信息增多,影像层次丰富,摄影条件的通融性也增大。

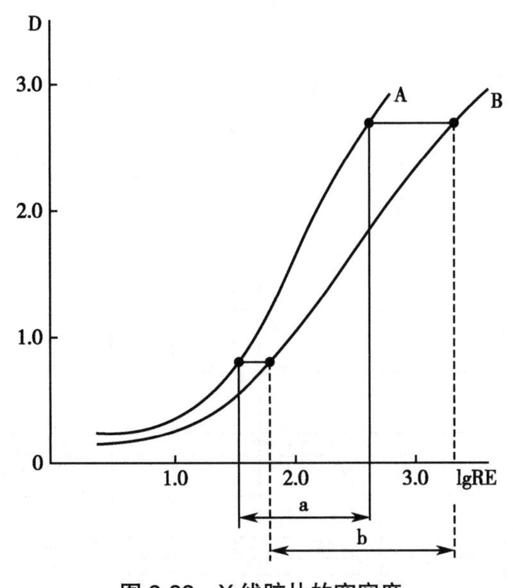


图2-23　X线胶片的宽容度

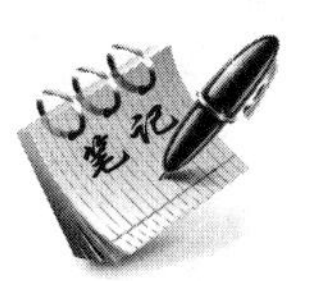


(3)感光测定简介

1)感光测定的定义:感光测定是表示感光材料所接受的曝光量,同由此而产生的密度之间

关系的定量测定方法。早期此术语仅指感度的测定，现在包括感光材料的相关性能的测定。

2）感光测定的应用：感光测定除对感光材料的相关胶片特性进行测定外，还可以利用其进行显影液性能的测定、冲洗机因素的测定、增感屏感度的测定、X 线物理特性对影像影响的测定以及其他一些有关测定。

感光测定是一项科学性很强的工作，其总体设计应遵循两个原则：一是必须使测试条件具有充分代表性，确实符合摄影的实际情况；二是必须遵循测试条件固定不变的原则。

3）感光测定的方法：X 线胶片与普通摄影用的感光材料不同，它感受的是高能量 X 线光子，以及由 X 线光子激发的荧光。因此，在这个范围内的感光测定对象有两个，一是 X 线胶片的感光测定；一是增感屏 - 胶片体系的感光测定。其方法因曝光源不同而分为可见光感光测定和 X 线感光测定两类。

可见光感光测定是将测试胶片置于感光仪上，对其以一定比率进行已知量的曝光，再经显影加工处理、密度测量、绘制特性曲线，求取特性值。此方法因其感光参数难以与 X 线摄影的实际情况相吻合，而很少用于临床实践中。现仅将以 X 线为曝光源的 X 线阶段曝光测定法做一介绍。

X 线感光测定有三种方法：

时间阶段曝光法：是一种其他条件固定，通过限时定量对胶片进行 X 线曝光的方法，经显影加工、密度测量，便可绘制出特性曲线。但是，这种方法因受限时器、互易率失效等影响而易出现误差。

铝梯定量测定法（也称自举法 Bootstrap）：这是在使用铝梯厚度改变 X 线强度的基础上，根据 Log2=0.3 的数学关系加以定量测定的方法。为了解决铝梯厚度是 X 线衰减的非线性关系，可在铝梯上加一层 0.5mm 厚的铜片，以取得近似的线性关系。其步骤是：①曝光，铝梯为光楔模板，对胶片上的两个铝梯分别进行 X 线曝光，其中一个铝梯接受的曝光量是另一个的二倍。如果测定屏 - 片体系的感光性能，则应将胶片放在装有增感屏的暗盒内，单纯 X 线胶片则放在纸夹暗盒内进行，铝梯级数一般为 21 级。②显影加工，将这两张胶片进行标准显影加工。③密度测量，用光学密度计测量铝梯像的各级密度值。④绘制特性曲线，按图 2-24 所示，绘制出 1 倍曝光和 2 倍曝光的铝梯级数与密度的相关曲线Ⅰ、Ⅱ。在此坐标图的右方画出纵轴为照片密度（D），横轴为相对曝光量对数（lgRE）的坐标。把（A）图中的 a 点密度作为（B）图 lgRE 轴上“0”点相对应的密度 a′，而（A）图的 b 点由于接受的是 a 点的二倍曝光量，所以把 b 点密度作为（B）图相对曝光量轴上“0.3”点相对应的密度 b′（lg2=0.3）。然后，把（A）图 b 点水平移动（即通过 b 点做一条与横坐标平行线）与曲线Ⅱ相交于 c 点，过 c 点做横轴垂线与曲线Ⅰ相交于 d 点。由于 d 点是 c 点的二倍曝光，所以把 d 点密度作为（B）图曝光轴上的 0.6 点相对应的密度 d′。依此类推，即可得到一条该胶片的特性曲线。

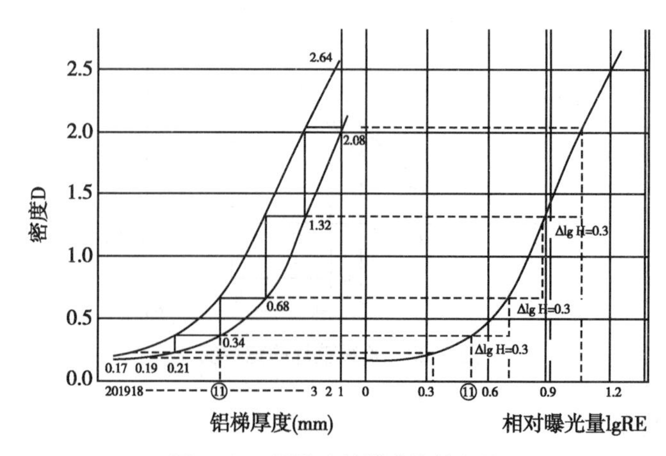

图 2-24　铝梯法特性曲线的制作

铝梯定量测定法简便易行,也可测定屏-片系统的感光性能。缺点是铝梯厚度的改变与X线衰减不成线性关系,铝梯自身散射线的影响无法避免,受两次曝光时高压输出重复性能的影响,另外也存在间歇效应的影响和作图的误差因素。

距离法:是根据X线强度与焦-片距离平方成反比的规律,在胶片上取得不同密度的阶段曝光法(图2-25)。其方法及注意点如下:

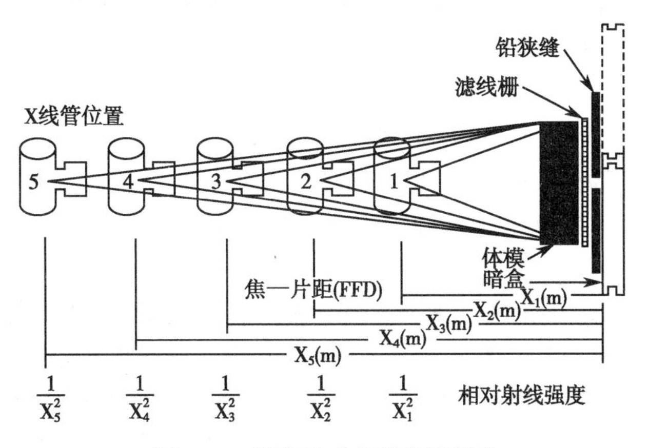


图2-25 距离法感光测定示意图

测试平台的制作与配置:X线管中心线呈水平方向投射,在可移动的诊查床上,放置载有暗盒(屏-片体系)的金属托架。金属托架在床两侧凹槽内固定,以确保暗盒与X线中心线垂直。在测试X线照射野与准直器输出窗口侧放置一块3mm厚铅板,覆盖其输出窗口,在与中心线相对应的中心做一个3cm×3cm方孔,另在暗盒前放一块50cm×30cm、3mm厚的铅板,中心挖有3cm×2cm小孔,以此控制测试中的照射野。

阶段曝光中焦-片距离的确定:本法是利用焦-片距离的改变来取得阶段曝光。因此,首先要设定曝光级数以及两个阶段曝光距离的曝光量对数比,求取实际的焦-片距离。一般在40~400cm之间取7级(lgRE 0.3)或11级(lgRE 0.15)或21级(lgRE 0.1),例如,取7级曝光时,其焦-片距离(FFD)、相对曝光量(RE)、相对曝光量对数值(lgRE)的关系如表2-9所示。

表2-9 7级曝光时焦-片距、相对曝光量对数值及相对曝光量关系

| 焦点-胶片距离(FFD) | 相对曝光量对数值(lgRE) | 相对曝光量(RE) |
|---|---|---|
| 320.0cm | 0.0 | 1.00 |
| 226.1cm | 0.3 | 2.00 |
| 160.4cm | 0.6 | 3.98 |
| 113.5cm | 0.9 | 7.95 |
| 80.3cm | 1.2 | 15.88 |
| 56.9cm | 1.5 | 31.63 |
| 40.1cm | 1.8 | 63.68 |

距离反平方定律的可用性:感光测定的距离法成立的核心是“距离反平方定律是否成立”,如果测试中不成立的话,则理论计算值的误差就会成为测试中相对曝光量的误差原因。在测试中应用剂量仪进行监测,随距离的改变测量出各点的曝光量,在双对数坐标纸上作图,当两者间的关系直线倾斜值为1.95~2.04时,则可认为测试中的距离反平方定律成立。

距离测定法的优缺点：距离测定法的最大优点是接近实际X线摄影，其测量参数也就更具指导意义。其次，与其他阶段曝光方法相比重复性好，也可以根据特性曲线的使用目的选择曝光点，自由度较大。缺点是需要足够的测试空间和大容量X线管，操作时间长。

**（二）增感屏**

增感屏是屏-片摄影系统的重要器材之一。在X线摄影中利用X线激发增感屏的荧光体获得的荧光，对胶片产生增加感光的作用，从而大大减少X线曝光条件。进行X线摄影时，对胶片的感光作用主要来自于增感屏发出的荧光，可占到95%以上，而直接依靠X线形成的感光作用不到5%。

1. 增感屏的种类　可分为钨酸钙屏、稀土增感屏及特殊增感屏。

（1）钨酸钙屏：其荧光体为钨酸钙（$CaWO_4$），发射光谱主要在350~560nm之间，峰值在420nm左右，与感蓝胶片组合使用。根据钨酸钙晶体颗粒的大小，这种屏可分为高速、中速和低速三种。

（2）稀土增感屏：其荧光体是一种由稀土元素组成的"赋活型"荧光体。稀土增感屏又分两类，一类是发光光谱在蓝紫色光区（峰值420nm）的增感屏，如氟氯化钡/铕屏，需匹配感蓝胶片组合使用；另一类是发光光谱在黄绿色光区（峰值550nm）的增感屏，如硫氧化钆/铽屏，需匹配感绿胶片组合使用。目前最常用的稀土增感屏为氟氯化钡/铕（蓝光）屏和硫氧化钆/铽（绿光）屏。

（3）特殊增感屏

1）超清晰型增感屏：适用于远端四肢关节摄影，观察微细的骨纹理影像。

2）高感度增感屏：是一种比常规增感屏尺寸长得多，由不同感度的荧光体组合而成的增感屏。它用于全身脊柱摄影、上下肢全长摄影、血管造影等。

3）乳腺摄影专用增感屏：为减少照射剂量，同时保证影像质量，现以单层乳剂胶片与单张软X线增感屏组合使用，可将照射剂量减少到1/15~1/30。最近又将单层微粒可塑型稀土屏，专用于乳腺摄影。

此外，还有高电压摄影用增感屏、同时多层增感屏和连续摄影用增感屏等。

2. 增感屏的结构　增感屏的结构主要由保护层、荧光体层、基层及反射层或吸收层组成（图2-26）。

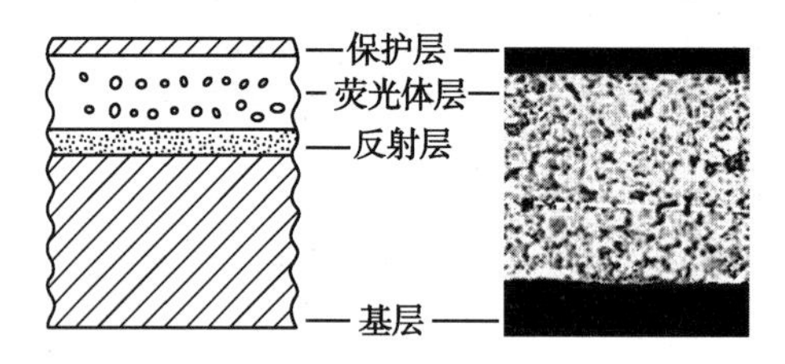


**图2-26　增感屏的结构及荧光体显微照片**

（1）保护层：保护层主要由高分子聚合材料制成。其作用是对质脆的荧光体进行物理保护、防止污染便于清洁、减少静电产生等。

（2）荧光体层：主要组成物是荧光体，它悬浮于一种胶结剂（如硝化纤维树脂）中。此外，还含有一种能保证塑胶弯曲时不致断裂的物质。荧光体分为两大类，单纯型（如钨酸钙）和赋活型（如稀土类）。其中赋活型由荧光母体、赋活剂和融剂三种成分组成。母体是构成荧光体的基本成分（如CaS、BaS等），它是荧光体具有种种特性的基础。赋活剂包含在荧光体中形成发光中心并增强其活性的物质（如Tb、Eu等）。融剂（如KCl、NaCl、$BaCl_2$等）促进母体的结晶化，同时有增加发光效率的作用。

（3）基层：基层是荧光体的支持体，相当于胶片的片基。它是由经树脂加工处理的硬纸板

或聚酯塑料板制成。

(4) 反射层或吸收层:反射层用于高感度增感屏,是在基层上涂有一层光泽明亮的无机物(如二氧化钛、硫酸钡、氯化镁等),起反射荧光、提高发光效率的作用。而对于高清晰型增感屏则设有吸收层,是在基层上加涂一层吸收物质(如碳黑、颜料等),以吸收由荧光体向基层照射的荧光,防止荧光反射,提高影像清晰度。

3. 增感屏的性能

(1) 荧光现象:是指某些物质在紫外线、X线、电子射线等激发下,将其吸收的能量以可见光形式释放出来的现象。其是在物质内部进行的能量转换过程,结果不伴有物质的变化。

(2) 增感率:亦称增感倍数或增感因数。增感屏的增感作用常以增感率表示。在照片上产生同等密度为1.0时,无屏与有屏所需照射量之比,称为增感率,记作

$$f=\frac{t_0}{t} \tag{2-20}$$

式中f表示增感率;$t_0$为无屏照射量;t为有屏照射量。

增感速度是以增感率为40的中速钨酸钙屏为100,其余各种增感屏均以产生相同密度1.0的感度与其比较。如氟氯化钡稀土屏的感度为400~500,增感倍数为钨酸钨屏的4~5倍。在实际应用中,使用稀土增感屏应减少适当的曝光量。

增感率的大小主要受荧光体发光效率和屏结构的影响。

1) 荧光体的发光效率(η)

$$\eta=\eta_a\cdot\eta_c\cdot\eta_t\cdot\eta_f \tag{2-21}$$

式中:$\eta_a$表示X线吸收效率;$\eta_c$表示荧光转换效率;$\eta_t$表示荧光传递效率;$\eta_f$表示屏-片匹配效率。

X线吸收效率($\eta_a$):荧光体不同,对X线吸收效率不同。在X线摄影的能量范围内,钨酸钙的X线吸收率最低,稀土增感屏荧光体的X线吸收效率普遍高,其中硫氧化钆稀土增感屏的X线吸收率最高,氟氯化钡稀土增感屏次之。X线的吸收率高,则发光效率也高。

荧光体不同,受管电压的影响也不同。钨酸钙增感屏的感度受管电压的影响不大,而稀土增感屏的感度受管电压的影响明显。当管电压超过70kV时,感度明显增强。

增感屏的荧光转换效率($\eta_c$):荧光的产生是荧光体在X线激发下,将高能量X线光子转换成低能量可见光的过程,荧光转换效率高,屏的增感率也高。

荧光体的传递效率($\eta_t$):增感屏发出的荧光,在到达胶片之前存在一个传递过程。屏-片之间的密着程度会影响荧光体的传递效率。此外,荧光在屏中的散射越小,荧光传递效率就越高。

增感屏发光光谱与胶片吸收光谱的匹配效率($\eta_f$):增感屏在X线激发下均产生荧光,但不同的荧光体发出的光谱范围不同。只有增感屏的发射光谱与胶片吸收光谱相匹配得当,胶片才能获得最大的感光度。因此,在实际应用中,发光光谱在蓝紫色光区的增感屏,应匹配感蓝胶片组合使用;而发光光谱在黄绿色光区的增感屏,应匹配感绿胶片组合使用。(图2-27)。

2) 结构及工艺因素:增感屏的结构及制作工艺对增感率的影响:①增感屏荧光体的颗粒大,增感率高;②增感屏支持体的荧光反射率高,增感率高;③增感屏荧光体涂布厚度的增加,在一定范围内可提高增感率。

4. 增感屏对影像效果的影响

(1) 影像对比度增加:使用增感屏由于其增感作用可减少X线曝光量,相应减少散射线,减少灰雾,增加对比度。

(2) 影像清晰度降低:照片影像的清晰度由于增感屏的使用而大为降低,其原因主要是荧光体的光扩散(图2-28)、增感屏与胶片的密着状态及X线斜射效应等造成。

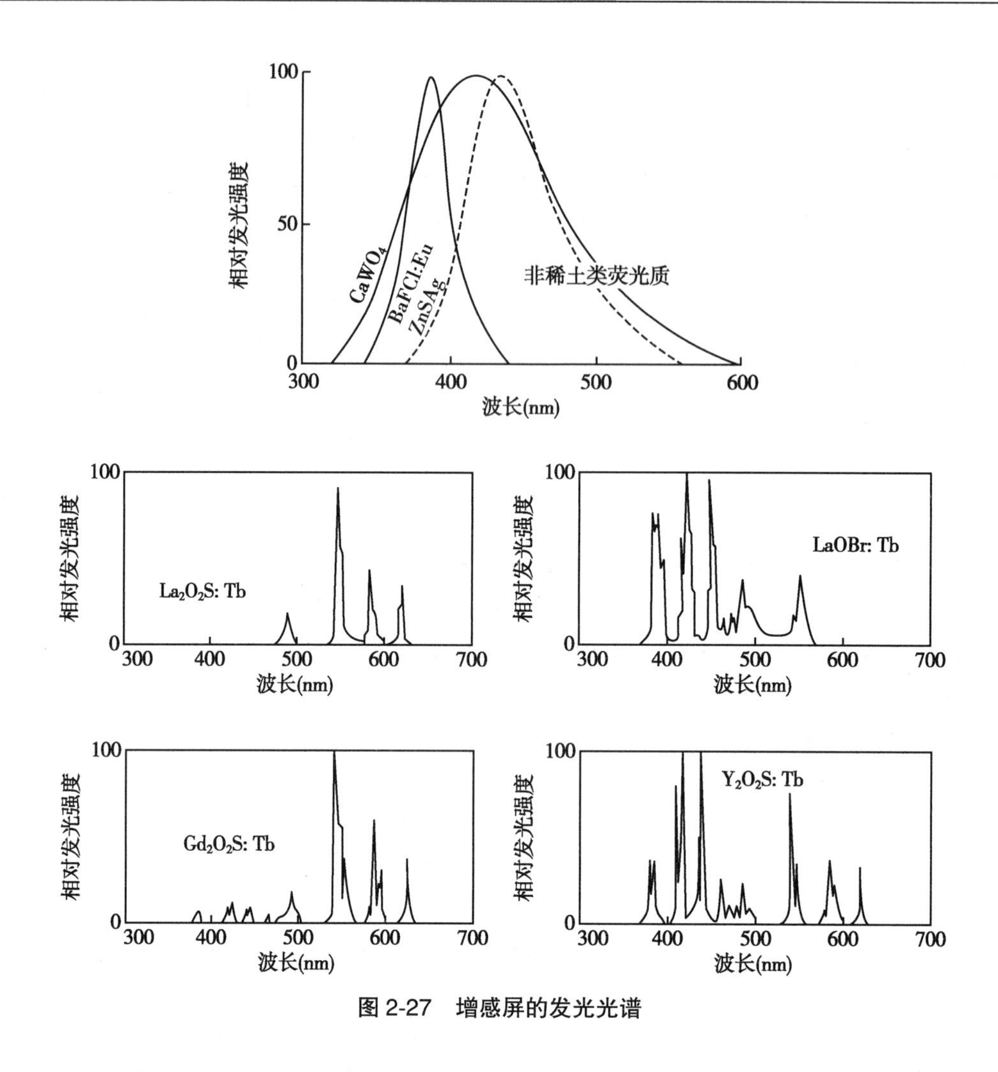


图 2-27　增感屏的发光光谱

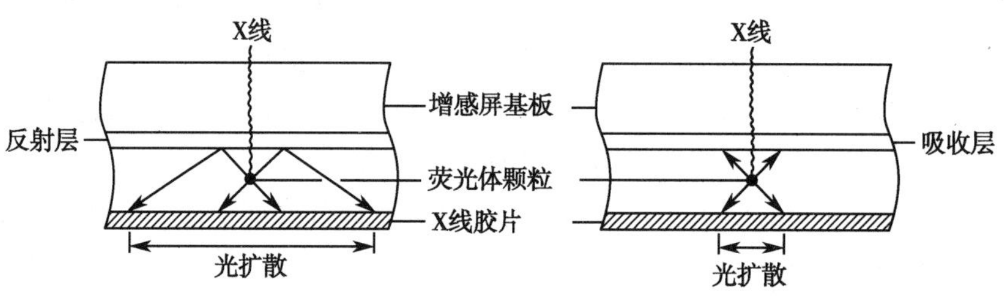


图 2-28　荧光体的光扩散示意图

（3）影像颗粒性变差：当人眼观察 X 线照片时，会看到一定量的颗粒，它们不是由乳剂中单个银颗粒或增感屏荧光体颗粒组成，而是一些在一定区域内大量集中的不规则的颗粒。这些有颗粒聚集的区域称做斑点（噪声）。

**（三）屏 - 片系统**

20 世纪 80 年代初，Kodak 公司率先将扁平颗粒乳剂（T 颗粒乳剂）技术应用于医用 X 线胶片上，配合使用 X 线吸收效率、荧光转换效率都很高的硫氧化钆稀土增感屏，形成了称之为“T 颗粒技术”的一种新型屏 - 片体系。

1. 扁平颗粒胶片　扁平颗粒胶片（T 颗粒胶片）的结构特点是将卤化银晶体颗粒切割成二维的扁平状并与片基平行排列（图 2-29）。

扁平颗粒与传统三维颗粒相比，有更大的表面积，光的采集容量高，可获得最大光吸收，其提供的投射面积是传统三维颗粒的四倍。扁平颗粒胶片中还加入了一层品红染料，包绕晶体颗

粒，以吸收可能产生交叠效应的荧光，这样可减低约 50% 的荧光交叠效应，从而增加影像清晰度（图 2-30）。

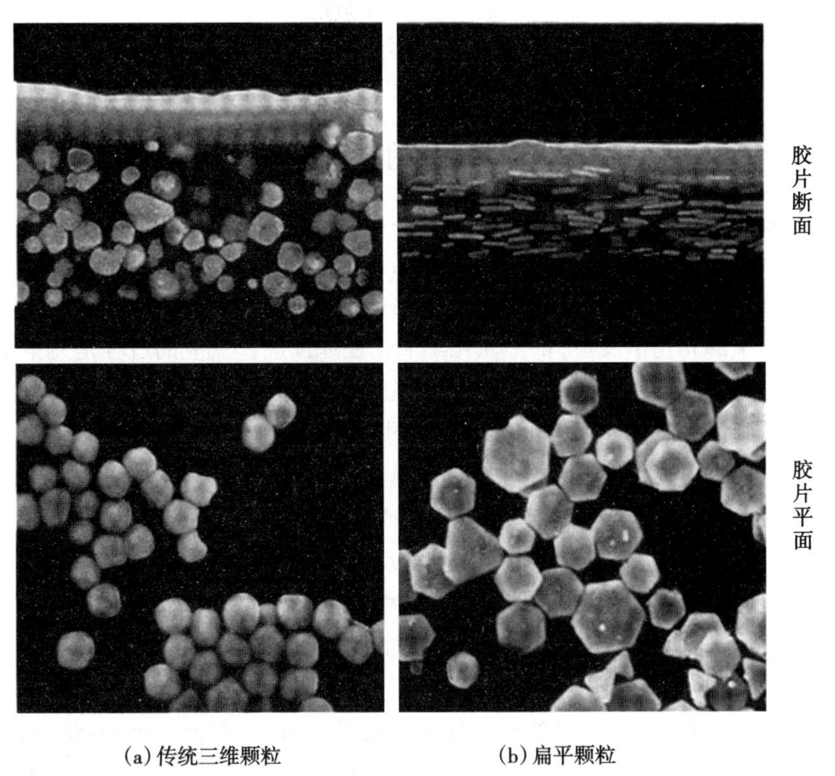


（a）传统三维颗粒　　（b）扁平颗粒

图 2-29　扁平颗粒和传统三维颗粒显微照片

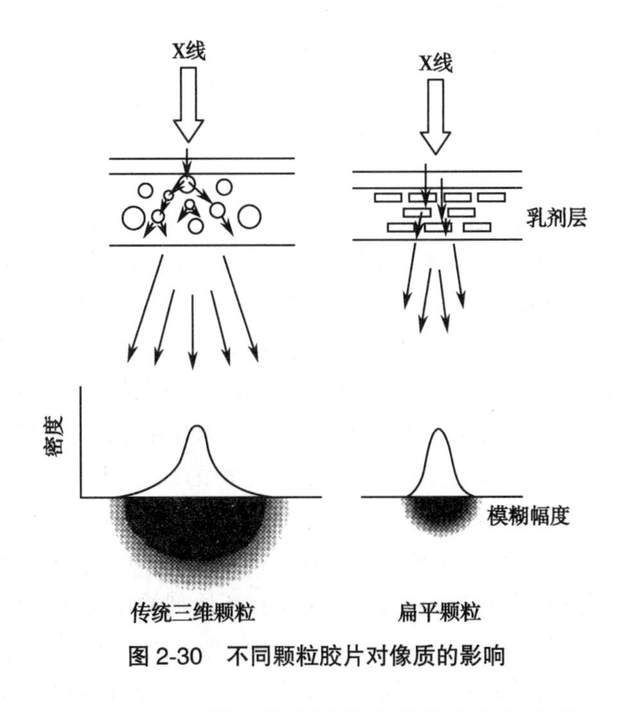


图 2-30　不同颗粒胶片对像质的影响

2. LANEX 稀土增感屏　LANEX 稀土增感屏的荧光体为发绿色荧光的硫氧化钆。硫氧化钆增感屏与普通钨酸钙增感屏的最大区别是具有很高的 X 线吸收效率及荧光转换效率，可以把极少的 X 线光子转换成大量荧光，使照射到胶片单位面积上的荧光光子数并未减少，但更加均匀，从而减少了量子斑点的产生。

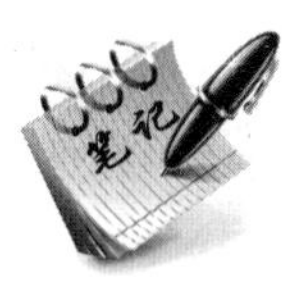

扁平颗粒胶片应与相对应的硫氧化钆（稀土）增感屏匹配，才能真正发挥出独特的扁平颗粒技术所具有的高质量影像效果，两者必须相辅相成。

# 第二节　X 线胶片的感光与冲洗原理

## 一、X 线胶片的感光原理

X 线胶片经曝光后，出现光化学反应，形成潜影，并出现感光现象和感光效应。

1. 光化学反应　银盐感光材料接受光的照射后会在感光乳剂层发生感光作用，这种感光作用是基于光化学反应所致。所谓光化学反应是指许多的物质见光后，能引起化学变化的现象。一般在摄影中的光化学反应，都是光化学氧化还原反应。反应的过程是光量子进入反应物（AgX）后，光子所具有的能量（E=hυ），恰好能使反应质点（活化分子、原子、离子）的某些电子从低能级达到使质点活化所需的高能级。对物质来说，质点被光量子活化，对光线来说，光能被吸收了。只有物质吸收了光能才有可能引起化学反应。物质对光的吸收要由物质本身的结构和光能所决定，不适合吸收的光能被透过或反射。（图 2-31）

但是，被吸收的光能也不一定能引起光化学反应，在有的情况下是起了光化学变化，组成另外的质点而稳定下来，但在有的情况下，它却把活化能变为非活化质点的动能或其他形式的能（电能、热能）辐射出来。如涂在纸板上的荧光物质就是经过 X 线照射后，吸收了部分 X 线光能而激发出能量较低的荧光使自己恢复成未活化的质点稳定下来，并未引起化学变化。当物质中存在某些杂质时，如果这类杂质也能吸收某种光引起反应，则白白的消耗了一些光量子能量用于不需要的反应上，造成活化能量转移，能被活化的质点减少，减低了光能的利用率。此外，有时被吸收的光能已引起光化反应，但由于生成物未被除去，在一定条件下易产生逆反应，因而光化学反应也受到影响。

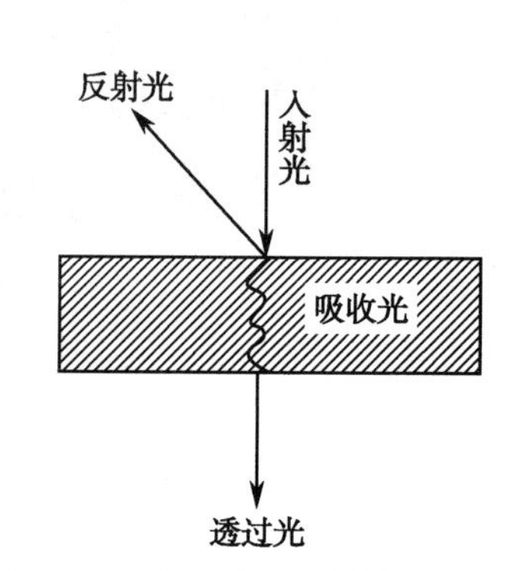

图 2-31　物质被光照射情况示意图

2. 潜影的形成　潜影是感光胶片被曝光后，在胶片内部产生的微量的新生银原子集团。因其量太少肉眼不可见，所以称之为潜影。潜影的生成一般是以感光中心的存在为基础的。

所谓感光中心，就是在乳剂的制备过程中形成的微量银质点。形成感光中心的原因有三：一是晶体结构中的物理不完整性；二是乳剂中的杂质质点；三是自发还原。理想的 AgX 晶体对光是不敏感的，AgX 晶体的不完整性破坏了理想晶体结构的固有平衡，造成晶体结构中的薄弱环节。正是这些薄弱环节才使 AgX 具有感光性能，这是因为在理想的晶体中，所有的离子都被带有相反电荷的离子群围绕着，在晶体内部，电荷是平衡的，而对不完整的晶体来说，在晶体点阵缺陷和位错部位若失掉一个离子，便意味着其周围的六个离子带有负电荷，能够吸引带正电荷的质点。例如 Ag 离子被吸引便生成金属银粒。在化学成熟中，乳剂中若加入微量杂质，例如醛、氯化亚锡、亚硫酸盐等其他有机还原剂，AgX 在还原剂的作用下颗粒表面上还原出银原子，形成感光中心。很明显，感光中心的形成，不是由于曝光所致，而是因为乳剂在化学成熟中自发还原形成的银质点。这样的质点也叫灰雾中心，感光中心增多，胶片感光度增大，但照片灰雾加重。

当 AgX 接受光的照射（曝光）后，AgX 吸收光量子能量，光量子激发了溴离子，使溴离子的电子能量加大，而脱离了溴离子，即：$Br^- + (h\upsilon) \rightarrow Br + e$

此电子又去还原 AgX 中的银离子而成为银原子。

$$Ag^{+}+e \rightarrow Ag$$

这种反应的结果，使得胶片上以感光中心为基点的周围产生了更多的银原子，当银原子的数量增加到一定程度，就会催化显影剂对感光银盐的化学反应。这种数量增加的银原子团称为显影中心。

显影中心的形成是分三步完成的：①溴化银晶体颗粒的溴离子，受到光量子的冲击，释放出若干电子；②这些电子在溴化银晶体格内自由移动时，遇到了感光中心被吸陷，从而使感光中心带上了负电荷。这个感光中心就成了陷阱。与此同时，晶体格内游离的银离子，因为带有正电荷，于是在静电吸引下被移向感光中心；③银离子与感光中心的电子中和，形成了中性的银原子，沉积在感光中心上。随着光化学反应的不断进行，感光中心的银原子聚集到一定大小时（至少3~6个银原子），它就成了显影中心。

无数的显影中心在胶片上的分布就形成了潜影，其能够催化显影剂对感光银盐的化学反应。

潜影还有亚潜影和潜影之分。当组成潜影的显影中心的银粒子由大于4个的银原子组成时，其显影几率接近于1。若组成显影中心的银原子，少于3个，其显影几率小于0.5，几乎等于零。潜影是由曝光产生的，潜影的唯一标准就是它能被显影。

3. 感光现象　银盐感光材料的感光，在一定条件下还可能出现以下几种感光现象。

（1）互易律失效：一般情况下光化学反应生成银原子的量与投入的光能成正比，即在摄影过程中密度与曝光量成正比。当曝光量一定时，无论光强度与曝光时间变化，密度应该是一定的，此即互易律。但是，在摄影过程中当光强度过大，曝光时间过短或光强度过小，曝光时间过长时，往往密度并不一致。此为互易律失效。

（2）间歇曝光效应：用同一光强度的连续曝光与间歇曝光，虽然曝光量相同但会产生不相同的密度。此为间歇曝光效应。

（3）反转现象：胶片在特殊条件下（如大曝光量、重复曝光等），所获得的密度反而下降，此即反转现象。

（4）静电效应：由于感光材料在制作、包装、摄影过程中的静电摩擦带电产生潜影，显影后呈现树枝状或斑点状、条纹状伪影，此为静电效应。

（5）压力效应：感光材料在曝光前（曝光后）局部受到压力产生压力效应，显影后局部呈现密度增加（或降低），形成伪影的现象。

4. 感光效应　光对胶片产生的感光作用通常用感光效应（E）表示。使感光系统（屏-片系统）产生的感光效果称为感光效应。感光效应受诸多摄影因素的影响，可近似的用下式表示：

$$E=K\cdot\frac{V^{n}\cdot I\cdot t\cdot S\cdot f\cdot z}{r^{2}\cdot B\cdot D_{a}} \qquad (2\text{-}22)$$

式中：V代表管电压（kV）；I代表管电流（mA）；t表示摄影时间（S）；f代表增感率；S表示胶片的感光度；Z表示焦点物质的原子序数；r表示焦-片距（cm）；B代表滤线栅曝光倍数；Da代表照射野面积（$cm^2$）；K表示除上述因素以外所有能影响感光效应的因素，如电源质量、整流方式、X线机性能、显影液性能等。

影响感光效应的因素复杂，根据这些因素的特点，基本上可分为两类：即相对固定的因素与经常变动的因素。如管电压、管电流、曝光时间、焦-片距等是经常变动的因素。其余的因素就是相对固定的因素。据此，

感光效应与摄影条件之间的关系可简化为下式：

$$E=K\cdot\frac{V^{n}\cdot I\cdot t}{r^{2}} \qquad (2\text{-}23)$$

胶片接受的感光效应越大，所产生的显影中心就越多，催化胶片显影的作用就越大。

## 二、X 线胶片的冲洗原理

X 线胶片的冲洗原理主要是指银盐感光胶片显影的原理。

从化学反应的性质来讲，显影是氧化还原反应。是将已感光的卤化银用还原剂（显影剂）还原成金属银，进而形成影像。在显影时显影剂电离成阴离子，然后与银离子结合，银离子从显影剂中得到一个电子而还原成银原子。显影剂（常用对苯二酚、米吐尔、菲尼酮）在显影时自身被氧化，已感光的卤化银的化学反应过程表示式如下（以对苯二酚为例）：

$$AgX \rightleftharpoons Ag^{+}+X^{-}$$

$$HO-C_6H_4-OH \rightleftharpoons {}^{-}O-C_6H_4-O^{-} + 2H^{+}$$

对苯二酚　对苯二酚阴离子　氢离子

$${}^{-}O-C_6H_4-O^{-} + 2Ag^{+} = O=C_6H_4=O + 2Ag$$

对苯二酚阴离子　银离子　对苯醌　金属银

$$H^{+} + X^{-} \rightleftharpoons HX$$

氢离子　卤素离子　卤化氢

显影剂显影反应的总反应为：

显影剂＋卤化银→显影剂氧化物＋金属银＋卤化氢

以下为常用显影剂的化学反应式：

1. 对苯二酚显影的化学反应式

$$HO-C_6H_4-OH + 2AgX = O=C_6H_4=O + 2Ag + 2HX$$

对苯二酚　卤化银　对苯醌　银　氢卤酸

2. 米吐尔显影的化学反应式

$$HO-C_6H_4-NHCH_3 + 2AgX = O=C_6H_4=NCH_3 + 2Ag + 2HX$$

米吐尔　卤化银　对氨基醌　银　氢卤酸

3. 菲尼酮显影的化学反应式

$$\underset{\text{菲尼酮}}{\begin{array}{l}H_2C—CH_2\\|\qquad\quad\ \backslash\\|\qquad\qquad NC_6H_5\\|\qquad\quad\ /\\O{=}C—NH\end{array}} + \underset{\text{卤化银}}{2AgX} = \underset{\text{吡唑啉酮}}{\begin{array}{l}HC{=}CH\\|\qquad\ \ \backslash\\|\qquad\quad NC_6H_5\\|\qquad\ \ /\\O{=}C—NH\end{array}} + \underset{\text{银}}{2Ag} + \underset{\text{氢卤酸}}{2HX}$$

随着金属银还原数量不断、快速、大量的增加，照片的光学密度值（黑化度）越来越大，直至达到诊断所需密度值为止。

# 第三节　模拟X线影像的形成与传递

X线通过肢体被检部位时，一部分射线被吸收和散射，另一部分则通过肢体成为具有诊断信息的X线。在这一过程中，由于肢体被检部位的结构和成分不同，而形成了X线的强度差异，或者说X线已备被检肢体的信息。通过各种传递系统及变换系统，将人眼观察不到的X线信息记录在胶片上，通过转换成为人眼可见的光学密度影像。因此，X线影像的形成是一种影像信息传递与转换的过程。

## 一、模拟X线影像的形成

X线管产生的X线，穿过被检体（三维空间分布）时，由于组织的吸收和散射而衰减，使透过后的X线强度分布出现差异。到达荧光屏、影像增强器等，直接转换成可见光强度的分布；通过屏-片系统使胶片感光，经过化学处理后转换成可见光密度分布的照片影像。

### （一）X线透视

X线透视是利用X线的穿透性和荧光效应，在荧光屏上形成人体组织结构影像的检查方法，是一种经济、简便的检查方法。透视的优点在于可多角度、实时动态观察组织器官的形态和功能。但动态的影像不能永久保留，影像的细节不及摄影，且患者接受的辐射剂量较大。

X线透视过程：X线→被照体（信息源）→透射线（信息载体）→接收器（荧光屏）→影像形成。这种荧光图像称为正像（图2-32）。按照荧光屏不同，可分为荧光透视和影像增强透视。

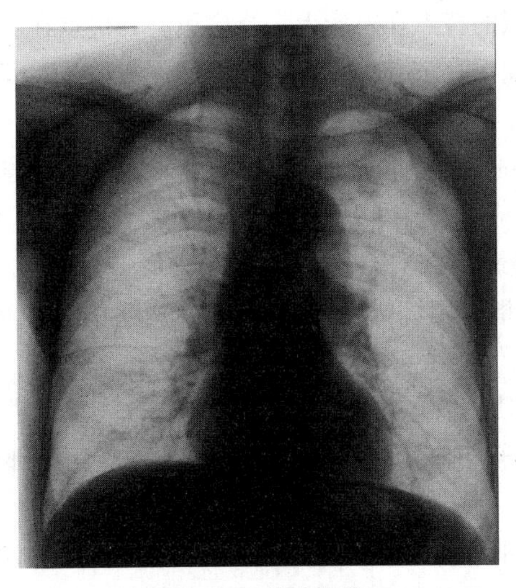

**图2-32　荧光图像**

1. 荧光屏透视　荧光屏透视的接收器是荧光屏。荧光屏由荧光纸、铅玻璃和背板组成。穿过被照体的透射线不同，人体中X线吸收系数小的组织或厚度薄的组织透过的X线量大，激发荧光屏发出的荧光亮度强，反之，发出的荧光亮度弱，由此在荧光屏上产生亮暗不同的荧光

影像。

荧光屏透视由于荧光亮度太弱，必须在暗室进行，操作不便而且影像效果不佳，目前临床上已经淘汰。

2. 影像增强透视　影像增强透视接收器是 X 线电视系统。X 线电视系统是由影像增强器、光分配器和闭路电视组成。影像增强器包括增强管、管套和电源三部分，其中，增强管（图 2-33）是影像增强器的核心，它可把接受的 X 线影像转换成可见光影像，并由输入屏的光电阴极转换为电子影像；在阳极电位和聚焦电极电位共同形成的电子透镜作用下加速聚焦，冲击在输出屏上形成缩小并增强了的电子影像；电子影像再由输出屏转换成可见光影像。可见光影像与电视摄像机、监视器配接，显示透视影像。阳极电位越高，光电子运动速度越快，撞击到输出屏时动能越大，输出屏亮度越高。

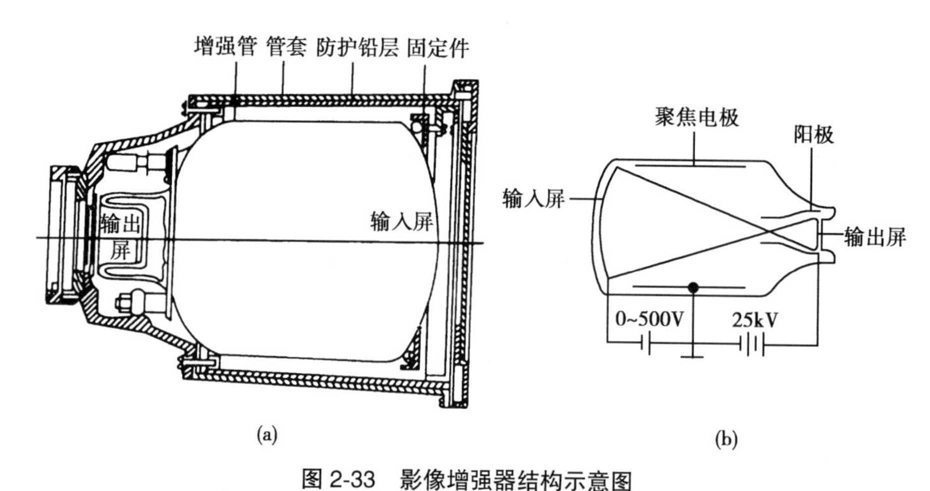


图 2-33　影像增强器结构示意图

影像增强透视使影像亮度明显提高，透视可由暗室转为明室，方便操作，完全可取代荧光屏透视。

### （二）X 线摄影

X 线摄影是应用光或其他能量来表现被照体信息状态，并以可见光学影像加以记录的一种技术。以其简单、经济、常用的特点在临床上广泛应用。其优点在于影像的空间分辨力高、患者受照剂量小及影像便于长期保存记录等。不足在于照片影像是瞬间固定的，难于动态了解脏器的变化。

X 线摄影过程：不同能量 X 线→被照体（信息源）→透射线（信息载体）→接收器（屏片系统）→冲洗加工→照片（影像形成）。这种照片影像称为负像（图 2-34）。按照 X 线能量的不同，可分为普通 X 线摄影、软 X 线摄影和高千伏摄影。

1. 普通 X 线摄影　是指使用管电压在 40~100kV 产生的 X 线进行的摄影技术。是临床上主要应用的摄影方法。

2. 软 X 线摄影　是指使用管电压在 25~40kV 产生的软 X 线进行的摄影技术，也称软组织摄影。用于乳腺摄影、喉部软组织摄影、鼻咽部软组织摄影、四肢部软组织摄影等，目前临床上多用于乳腺摄影。

软 X 线摄影的基本原理是利用钼靶 X 线机产生的单色性强、波长恒定、强度较大的 X 线，增加光电效应，扩大软组织的 X 线吸收差异，以此获取具有一定对比的软组织影像。

软组织的有效原子序数 Z 差别不大，缺乏天然对比，但在光电效应中，光电效应系数（$\mu_\tau$）与作用物质原子序数（$Z$）的四次方成正比，与 X 线波长（$\lambda$）的三次方成正比，即：

$$\mu = K\lambda^3 \cdot Z^4 \cdot \rho \tag{2-24}$$

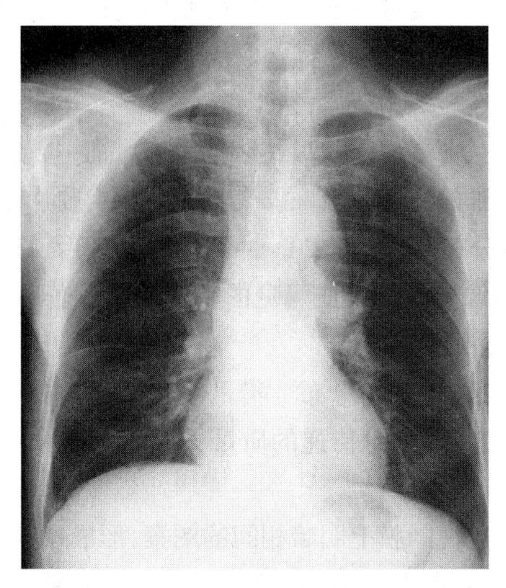

图 2-34　摄影的影像

因此，可在软 X 线照射时，因波长较长，软组织间仍可产生较大的衰减系数差，得到较大的 X 线对比度，因此，可获得照片对比度好、层次清晰的软组织照片。

3. 高千伏摄影　是指 120~150kV 的高电压产生 X 线进行的摄影技术，又称概观摄影。临床上主要用于胸部摄影。

高千伏摄影的基本原理是管电压在 100~150kV 甚至更高时，X 线作用于人体主要是康普顿散射，这时 X 线的衰减主要受组织器官的原子序数的影响。肢体各组织对比度系数之差（$\mu_1-\mu_2$）随着管电压的上升而降低，但管电压升至 120kV 以上时，肢体各组织对比度系数之差（$\mu_1-\mu_2$）降至最低值。此时，只有各组织密度的差异产生的衰减系数之差（$\mu_1-\mu_2$）是形成影像对比度因素，因此，X 线照片也相应呈现低对比度。

胸部使用高千伏摄影，虽然照片上肺组织与肋骨都呈现的低对比，但影像的层次丰富，肺野也可清晰可见，这样照片呈现肺纹理连续追踪的效果，增加了病灶的可见度。

## 二、模拟 X 线影像的传递

X 线影像信息的传递如图 2-35 所示可分为 5 个阶段。

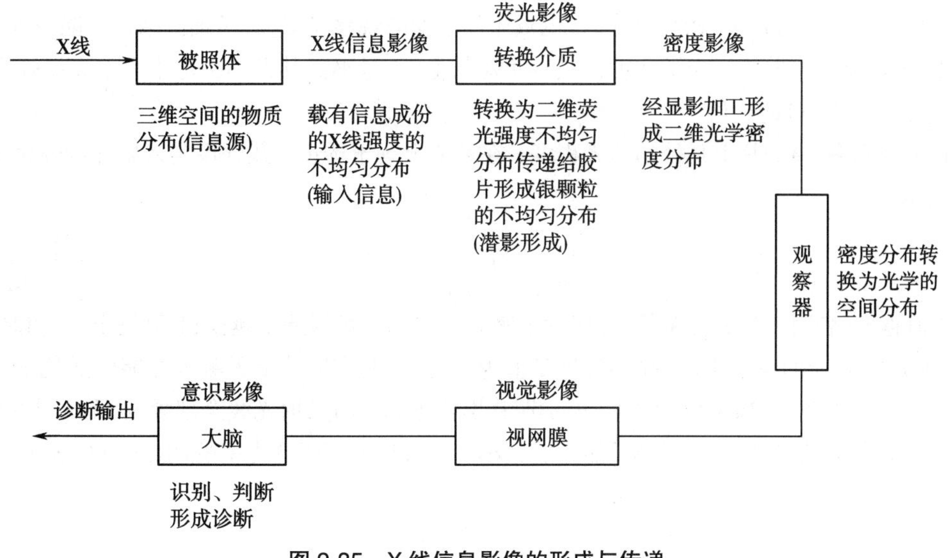


图 2-35　X 线信息影像的形成与传递

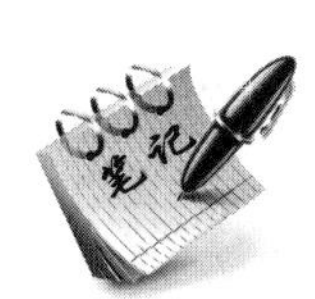

1. X线信息影像的产生　X线对三维空间的被照体进行照射，获得载有被照体信息成分的强度不均匀的X线。这种信息形成的质与量，取决于被照体因素（原子序数、密度、厚度）和射线因素（线质、线量、散射线）等。

2. X线信息影像的转换　将不均匀的X线强度分布，通过接受器（增感屏-胶片系统、荧光屏、影像增强器等）转换为二维的光强度分布。若以增感屏-胶片体系作为接受器，则荧光强度分布传递给胶片形成银颗粒分布（潜影形成）。冲洗加工处理后，将潜影转换为二维光学密度的分布。即把不可见的X线影像信息转换成可见的密度影像。若以荧光屏或影像增强器作为接受器，则把X线转可见光的透视影像。

3. 密度分布转换成可见光的空间分布　借助观片灯可将密度分布转换成可见光的空间分布，然后投影到视网膜。此阶段信息传递的质量，取决于观片灯的亮度、色光、观察环境以及视力。

4. 视觉影像的形成　通过视网膜上明暗相间的图案，形成视觉影像。

5. 意识影像的形成　通过对视觉影像的识别、判断，做出评价或诊断。此阶段信息传递取决于医师的学历、知识、经验、记忆和鉴别能力。

# 第四节　X线照片影像形成及其影响因素

X线照片影像是通过X线摄影过程所获取，优质X线照片影像必须具备的基本条件是：①适当的照片影像密度适中；②良好的照片影像对比度良好；③照片影像层次丰富；④照片影像锐利度好；⑤照片影像失真度小；⑥照片影像颗粒度好；⑦照片标记正确、清晰、整齐；⑧照片无任何伪影、刮痕、污染；⑨照片影像显示部位符合诊断要求。

## 一、照片影像密度

### （一）概念

1. 照片密度　又称光学密度或黑化度，是指X线胶片经过感光后，通过显影等处理在照片上形成的黑化程度。用D（density）表示。将X线照片置于观片灯上，可以看到照片密度相间的影像，组织密度高的部位（如骨骼），X线胶片感光少，经冲洗后银原子堆积少，照片显示白；组织密度低的部位（如气体），X线胶片感光多，经冲洗后银原子堆积多，照片显示黑。照片密度是观察X线照片影像的先决条件，构成照片影像的密度必须适当，才能符合影像诊断的要求。否则，即使有密度，若密度过小或密度过大时，也致照片影像的观察受限，影像细微结构不能识别。

2. 光学密度的求值　光学密度值是一个对数值，无量纲。其大小决定于入射光线强度（$I_0$）与透过光线强度（I）的比值。

（1）透光率：指照片上某处的透光程度。在数值上等于透过光线强度与入射光线强度之比，用T表示：

$$T=\frac{I}{I_0} \tag{2-25}$$

T值越大，表明照片密度越低，在照片上吸收光能的黑色银原子越少；T值越小，表明照片密度高，照片吸收光的黑色银原子越多；当T值为1时，表明在照片上无吸收光能的黑色银原子，入射光全部通过照片；当T值为零时，表示照片黑色银原子将入射光线全部吸收，无透过光线。

（2）阻光率：指照片上阻挡光线能力的大小。在数值上等于透光率的倒数，用O表示：

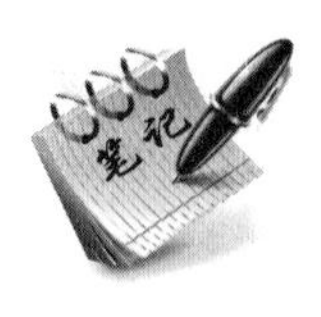

$$O=\frac{1}{T}=\frac{I_0}{I} \tag{2-26}$$

O值越大，表示照片密度越高，在照片上吸收光能的黑色银原子越多；O值越小，表示照片密度越低，在照片上吸收光能的黑色银原子越少，照片透过的光线越多；当O值为1时，表示入射到照片上的光线全部通过，即表示照片无吸收光线的黑色银原子。

（3）光学密度值：照片阻光率的对数值。表示为：

$$D=\lg O=\lg \frac{I_0}{I} \tag{2-27}$$

如 $I_0=1000Lx$，$I=100Lx$，则 $D=1.0$。光学密度仪即根据此原理制作，借助光学密度仪可以直接读出照片影像的光学密度值。

在阅读照片时，D值大小由照片吸收光能的黑色银粒子多少决定，与观片灯的强弱无关；但人眼对密度值大小感觉，却随观片灯光线的强弱而有差异。根据有关的实验资料表明，人眼在正常的观片灯下能分辨的光学密度值的范围在0.25~2.0之间，对于低于0.25的光学密度值或高于2.0的光学密度值的X线照片影像，人眼则难以辨认，需要通过调节入射光线强度，将其X线照片置于弱光源或强光源下，才能使人眼增加分辨能力。良好的X线诊断照片的密度范围在0.3~1.5之间，在这一范围内对于人眼有最佳反差的感觉。

**（二）影响照片密度的因素**

1. 照射量（mAs）　当管电压一定时，决定X线照片影像密度的因素是照射量，即管电流和曝光时间。不同的照射量，在照片上得到不同的照片密度。两者的关系符合胶片特性曲线（又称H-D曲线）关系。在正确曝光量时，照射量与照片密度成正比。但在曝光不足或过度时，照片密度的变化小于照射量的变化。

2. 管电压（kV）　管电压决定X线的硬度，管电压增加，使X线穿透物体到达胶片的量增多，即照片密度增加。由于作用于X线胶片的感光效应与管电压的n次方成正比，所以当胶片对其响应处于线性关系时，照片密度的变化则与管电压的n次方成正比例。管电压的n值，可因管电压数值、被照体厚度及增感屏与胶片组合等因素发生改变。

管电压的变化为40~150kV时，n的变化从4降到2。所以使用低电压摄影技术时，管电压对照片密度的影响要大于高电压摄影技术。高电压摄影时，摄影条件选择的通融性要大；低电压摄影时，管电压选择要严格。

由于照片密度与管电压的n次方成正比，所以管电压数值变化比照射量（mAs）变化对照片密度的影响要大。但是，由于管电压的升高可增加散射光子，降低照片对比度。因此，在摄影中，应当利用照射量调节照片密度，利用管电压控制照片对比度。

3. 摄影距离（FFD）　X线强度在空间中的衰减遵循平方反比定律，即：X线强度的衰减与摄影距离的平方成反比。在摄影中，摄影距离越短，X线强度越大，照片密度越高，若为了获得一定照片密度可以减少曝光条件，但由于缩短摄影距离，将增加影像的模糊及放大变形，所以确定摄影距离的原则：一要考虑X线机容量允许的条件下，尽量增长摄影距离，确保影像的清晰；二要根据诊断的要求，选择合适的摄影距离。

4. 增感屏　增感屏在X线作用下，可转换成低能量可见光，使胶片感光，从而提高照片密度。增感屏对照片密度的提高能力，取决于增感屏的增感率。增感率越高，所获得的照片密度越大。

5. 胶片的感光度　在曝光量一定时，胶片的感光度越大，形成的照片密度越大。在胶片与增感屏组合应用时，可以提高相对感度，降低照射量，有利于减少病人的辐射量。

6. 被照体厚度及密度　照片密度随着被照体的厚度和密度的增加而降低。人体除肺之外，各组织的密度大体接近于1。肺，不能单以厚度决定对X线的吸收程度。肺对X线的吸收，在吸气位与呼气位时不同，要获得相同照片密度，照射量相差30%左右。

7. 照片冲洗因素　照片冲洗加工不是导致胶片产生照片密度的决定因素，但胶片感光后只有通过冲洗加工才能显示出照片密度来。因此，冲洗环境的安全性、显影液特性、显影温度及时

间等因素，对照片密度的大小有较大的影响。

**（三）照片密度与感光效应的关系**

感光效应是X线对胶片的感光作用，而密度是胶片对感光效应的记录。与感光效应有关的因素有：X射线的因素（如管电压、管电流、照射时间、焦-片距）、屏-片因素（如增感屏的增感率、胶片感光度）、被照体因素（如被照体厚度、密度）、冲洗因素（如显影温度、显影时间）等。照片密度与感光效应之间的关系，可归纳公式如下：

$$E=(Vp)n.A.t.S.V/(D)^2.(T)^a \tag{2-28}$$

在正确曝光下，密度随着感光效应的增加而增加，故此影响感光效应的因素，也可以看作是影响照片密度的因素。但是超过一定限度，感光效应与密度之间不成线性关系，这是由于胶片特性所决定的。

## 二、照片影像对比度

**（一）概念**

照片对比度是形成X线照片影像的基础因素之一。其中，涉及四个基本概念，即肢体对比度、射线对比度、胶片对比度和X线照片对比度。

1. 肢体对比度　肢体对比度（$\Delta\mu$）又称对比度指数，是肢体对X线吸收系数的差（$\mu_2-\mu_1$）。是受检体所固有的，是形成射线对比度的基础。

2. X线对比度　X线对比度（Kx）又称射线对比度，X线到达被照体之前X线是强度分布均匀的一束射线。当X线透过被照体时，由于被照体对X线的吸收，散射而减弱，透过被照体的透射线形成了强度分布不均，这种X线强度的差异称为射线对比度。此时即形成了X线信息影像。射线对比度Kx记作

$$K_X=\frac{I_2}{I_1} \tag{2-29}$$

式中，$I_1$、$I_2$代表透过线强度。

对于不同部位的透射线。其强度为：

$$I_1=I_0e^{-\mu_1 d_1} \tag{2-30}$$

$$I_2=I_0e^{-\mu_2 d_2} \tag{2-31}$$

$$K_X=\frac{I_2}{I_1}=\frac{I_0e^{-\mu_2 d_2}}{I_0e^{-\mu_1 d_1}}=e^{\mu_1 d_1-\mu_2 d_2} \tag{2-32}$$

式中，$\mu_1$、$\mu_2$、$d_1$、$d_2$分别表示被照体上两部分的X线吸收系数和厚度。

3. 胶片对比度　又称胶片对比度系数，是X线胶片对射线对比度的放大能力。通常采用胶片的最大斜率（$\gamma$值）或平均斜率（$\overline{G}$）来表示。由于射线对比度所表示的X线信息影像不能为肉眼所识别，只有通过某种介质的转换才能转换成肉眼可见的影像。胶片特性曲线上$\gamma$值为：

$$\gamma=tg\alpha=\frac{D_2-D_1}{\lg RE_2-\lg RE_1}=\frac{D_2-D_1}{\lg I_2\cdot t-\lg I_1\cdot t}=\frac{D_2-D_1}{\lg I_2-\lg I_1} \tag{2-33}$$

4. X线照片对比度　又称为光学对比度（$K$），是X线照片上相邻组织影像的密度差。照片对比度依存于被照体不同组织对X线衰减所产生的射线对比度，以及胶片对射线对比度的放大结果。照片的光学对比度（K）：

$$K=D_2-D_1 \tag{2-34}$$

由图2-21可知，照片对比度（K）为

$$K'=\gamma(D_2-D_1)=\gamma\lg\frac{I_2}{I_1}=\gamma\lg K_X=\gamma(\mu_2 d_2-\mu_1 d_1)\lg e \tag{2-35}$$

在X线对比度一定时，照片对比度的大小决定于胶片的$\gamma$值大小，$\gamma$值越大获得的照片对

比度越大，反之越小。

X 线照片对比度可用相加的方法计算（图 2-36）。

$$\Sigma K_1+K_2+K_3+\cdots\cdots+K_n \tag{2-36}$$

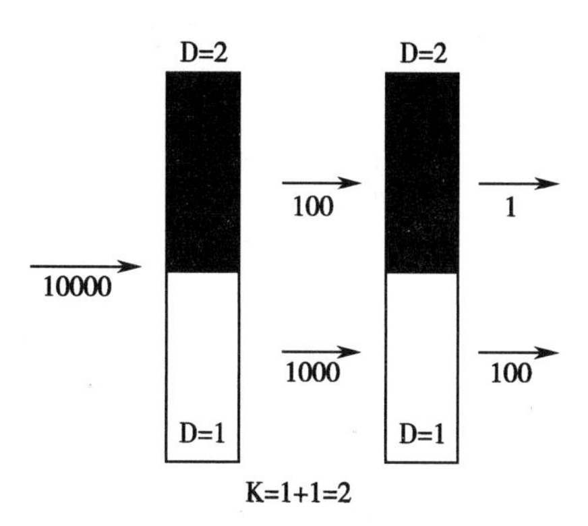


图 2-36　照片对比度合成示意图

因此，在两面药膜的医用 X 线胶片，其照片上的对比度，分别是两个药膜各自产生的照片对比度之和。

**（二）影响照片对比度的因素**

影响照片对比度的因素有许多，主要有以下几个方面：

1. 被照体因素　照片对比度是 X 线对比度被胶片对比度放大的结果，X 线对比度是被照体组织结构对 X 线不同吸收的结果。在强度相同的 X 线照射下，X 线对比度主要取决于被照物体本身的因素，如组织的原子序数、组织的密度及厚度等。

（1）组织的原子序数：X 线诊断领域内，射线作用于人体的形式主要有光电吸收和康普顿散射。其中，组织的原子序数（Z）增高，则光电效应增加。光电效应与物质的原子序数 Z 的三次方成正比，即原子序数越高，光电吸收越多，X 线减弱系数（μ）越大，X 线对比度越高。

人体除骨骼及气体外，大部分是由水、蛋白质、脂肪及碳水化合物组成的软组织，这些化合物的有效原子序数相差较少，对 X 线的吸收率较接近。因此，临床上通过借助高原子序数的对比剂，如碘、硫酸钡等；低密度的介质，如气体等，增加组织间对比，提高照片对比度。

（2）组织的密度与厚度：被照体组织的密度与 X 线的吸收成正比。组织的密度愈大，X 线吸收愈多。肺在活体时是个充气组织，气体比血液、肌肉的对 X 线的吸收小 1000 倍，因此，肺与其他组织可形成较高的对比度。

当被照体的密度、原子序数相同时，照片对比度则受被照体的厚度影响，肢体厚度大时，吸收 X 线多，照片密度越小。如果在软组织中出现空腔，因为空气对 X 线几乎没有吸收，相当于减小厚度。

2. 射线的因素

（1）X 线的质：通常 X 线质是由射线的波长决定的。而波长受管电压的影响，管电压越高，X 线波长越短，X 线的穿透能力越强，被检组织对 X 线的衰减越少，反之越大。因此，不同的管电压摄影，所获得的照片对比度也不同，使用高电压摄影，射线对比度减小，照片对比度也减小；反之增大。

图 2-37 说明，对于肌肉组织的 X 线吸收曲线，用高千伏或低千伏摄影基本相同。而骨组织和脂肪组织，在不同千伏时则出现差异。高千伏摄影时，X 线吸收系数彼此相互接近，说明骨、肌肉、脂肪组织对 X 线量的吸收差异不大，所获得的照片对比度低（黑色柱体间的对比）；而在低千伏摄影时，骨、肌肉、脂肪等组织的 X 线吸收系数差异大，故获得的 X 线照片对比度高（白色柱体间的对比）。

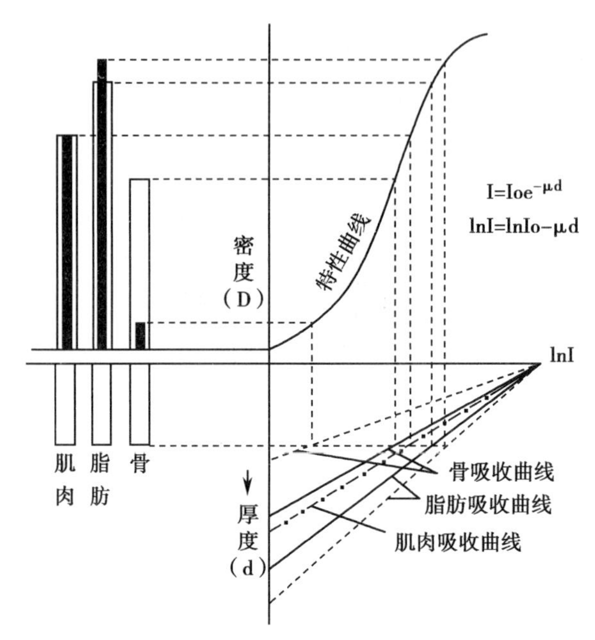


图 2-37　X 线质对照片对比度的影响

因此，使用高电压摄影，照片对比度减小，获得的层次丰富。因而，病灶与正常组织清晰可见，甚至在胸部可呈现出肺纹理连续追踪的效果。

从理论上讲，在高千伏摄影时用 γ 值大的胶片所获得的照片对比度与低千伏摄影用 γ 值小的胶片所获得的照片对比度可以相等。但实际上，前者显示出的组织密度一般在胶片特性曲线的直线部分，而后者易在胶片特性曲线的趾部或肩部显示，因而获得优质的照片是较困难的。

X 线吸收差与被检组织的性质、原子序数、厚度、密度及管电压的不同而发生改变，特别是原子序数不同的物质，如对比剂、钙化灶等，在照片上有明显的对比。而乳腺、腹腔内的组织器官等，因吸收差小，照片对比度较小。为获得良好的对比的照片，尽量将组织吸收差显示在胶片特性曲线的直线部分。为此，可通过改变 X 线的质，压缩吸收差，将被检组织的影像显示在胶片特性曲线的直线部分，不需要的其他组织显示在直线部分之外。

为了得到更好对比度的照片，可采用不同管电压进行摄影，管电压的使用范围分类如下：

软 X 线摄影　　25~40kV（由钼靶 X 线管产生）

普通 X 线摄影　　40~100kV

次高电压摄影　　100~120kV

高电压摄影　　120~150kV

临床上，大都使用管电压为 40kV~100kV 的普通 X 线摄影。而管电压 25kV~40kV 由于产生的波长较长，多用于软组织及较薄组织的摄影，特别是乳腺摄影。故又称软组织摄影。高电压摄影又称高千伏摄影，常用于胸部。

（2）X 线量：一般情况下，毫 X 线量对照片对比度无直接的影响。但是，随着增加 X 线量可增加照片密度，从而使照片低密度区的影像对比度明显好转。

以四肢为例（图 2-38），当摄影时曝光量为 E 时，骨骼由于组织密度高，对 X 线吸收大而形成的照片密度落在胶片特性曲线的足部，肌肉、脂肪组织由于组织密度小而落在胶片特性曲线的直线部，因而可形成良好的对比度，X 线影像清晰，而骨骼的影像由于在足部缺乏对比，无法观察。若把曝光量增加到 2 倍 E 时，其他条件不变，则由于曝光量的增加使各种组织均向特性曲线横坐标的右侧移动，致使原落在足部骨骼通过增加曝光量落在了直线部，加大了对比度；而肌

肉、脂肪组织则由直线部移到肩部,对比度减小甚至消失。因此,在使用X线量调节影像时,应注意X线量不可过分增加。

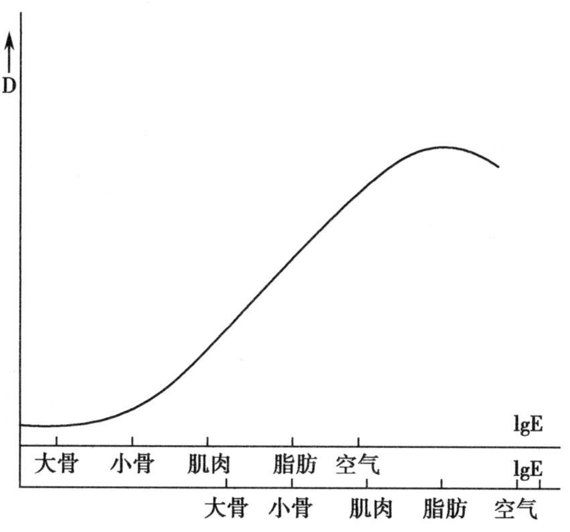


图 2-38　X 线量对照片对比度的影响

在影像密度过高时,可适当减少X线量增加对比度。但不改变X线的质,而仅加减X线量的摄影方法,在使用高千伏摄影后,已不常用。

(3) 散射线

1) 定义:散射线是X线管发射出的原发射线穿过人体及其他物体时,会产生光电效应和康普顿散射,而产生方向不定、能量较低的二次射线(图 2-39)。这些射线不能用于成像,只能使照片发生灰雾,照片对比度下降。同时对工作人员和患者都产生辐射。

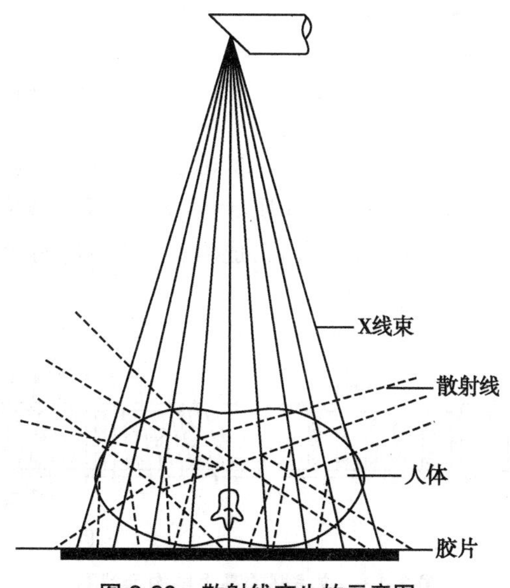


图 2-39　散射线产生的示意图

2) 评价散射线的指标

散射线含有率:是作用于胶片上的散射线与全部射线的比率。

散射线含有率与原发射线和受检体有关。①管电压:散射线含有率随着管电压的升高而加大。当管电压超过 80~90kV,散射线含有率趋于平稳。②受检体的厚度:当受检体的厚度在 15cm 以下,相同的管电压和照射野下,散射线含有率随着受检体的厚度增加而增加。当被检体厚度超过 15cm 时,因其上层组织中产生的散射线被下层组织所吸收不能达到胶片,因

此，散射线含有率不再增加。③照射野：照射野增加时，散射线含有率大幅上升。散射线含有率的增加在 30cm×30cm 的照射野时达到了饱和（图 2-40），照射野小于 2cm×2cm 时，散射线很少。

3）抑制和消除散射线的方法

抑制散射线的方法：①遮线器：主要是通过控制照射野的大小减少散射线。遮线器分透视和摄影用两种。通常以铅板的机械装置组成，使相互垂直的两对铅板并拢或张开，以控制照射野大小。实际应用时，应尽量缩小照射野，一般与胶片等大。②滤过板：通过使用适当厚度的金属薄板（如铝板、铜板等），置于 X 线管窗口处，吸收原发射线中波长较长的无用射线，减少软线对患者的辐射。

消除散射线的方法：①空气间隙法：又称为空气间隙效应，或 Groedel 效应。是利用空气可吸收能量较低的 X 线及 X 线衰减与距离的平方成反比的规律，在增加了肢 - 片距后，一部分与原发射线成角较大的散射线可射出胶片以外（图 2-41）。②滤线栅：直接吸收散射线最有效的设备。

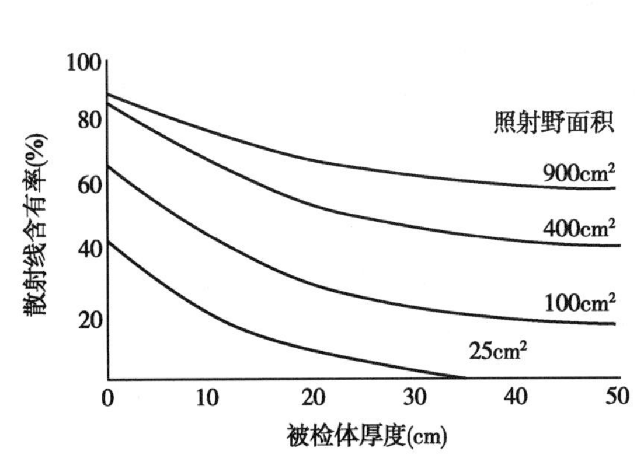


图 2-40　散射线含有率与照射野的关系示意图

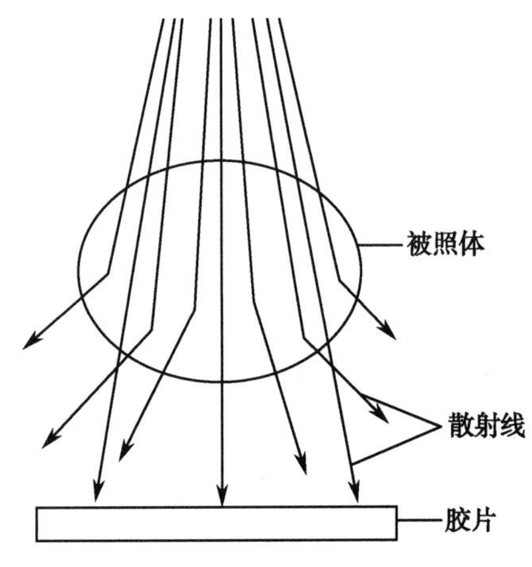


图 2-41　空气间隙法示意图

滤线栅的构造：是由许多薄的铅条（一般厚 0.05~0.1mm）和易透过 X 线的低密度物质（0.15~0.35mm 的铝或有机化合物等）作为填充质，使铅条相互平行或形成一定斜率固定排列，两面再附加铝板或合成树脂板起支撑和保护作用，成为有一定厚度的能吸收散射线的铅条板（图 2-42），即滤线栅。

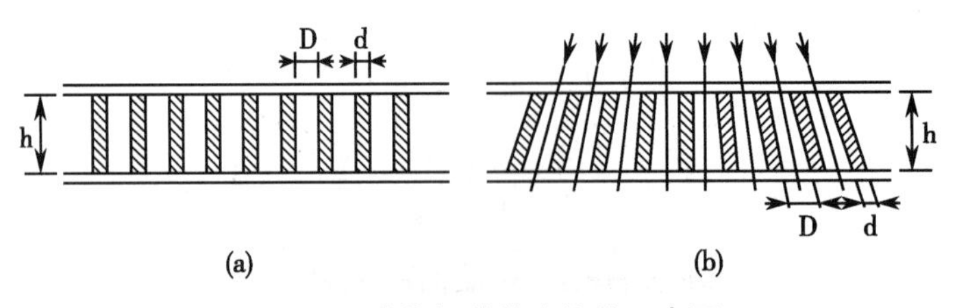


图 2-42　滤线栅的基本结构示意图

滤线栅根据构造特点分为平行式、聚焦式及交叉式等。聚焦式滤线栅（图 2-43）的铅条延长线聚焦于空中一条直线；平行式滤线栅的铅条互相平行排列；交叉式滤线栅中的铅条相互垂直或斜交叉组成，栅平面呈网格状。此外，滤线栅根据运动机能分为静止式（固定式）和活动式两种。静止式滤线栅在曝光过程中保持不动，会在照片上留下细小的铅条影；运动式滤线栅则滤线栅与机械振动结构连接在一起，曝光时铅条运动产生模糊，避免铅条影像对被照体影像的影响。

滤线栅的工作原理：在摄影时，将滤线栅置于肢体与胶片之间，焦点至滤线栅的距离应在滤线栅焦距允许的范围内，并使 X 线中心线对准滤线板中心。这样，从 X 线管发出的原发射线与滤线栅的铅条平行，大部分穿过铅条间隙到达胶片，小部分照射到铅条上被吸收。散射线因与铅条成角，大部分不能通过铅条间隙而被吸收，减少了胶片上接受的散射线量，有效地改善了照片对比度，提高了影像质量（图 2-44）。

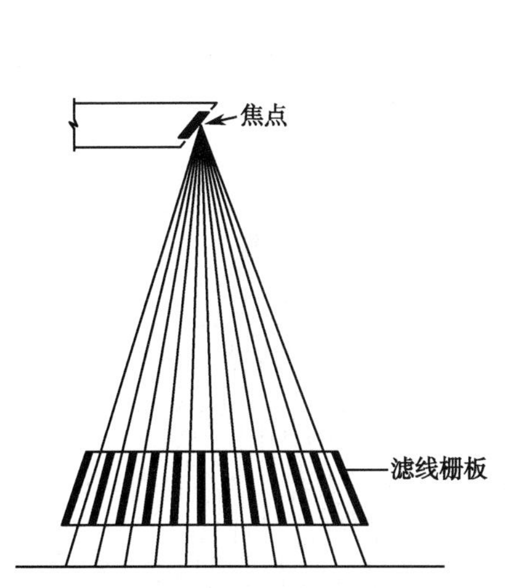


图 2-43　聚焦式滤线栅示意图

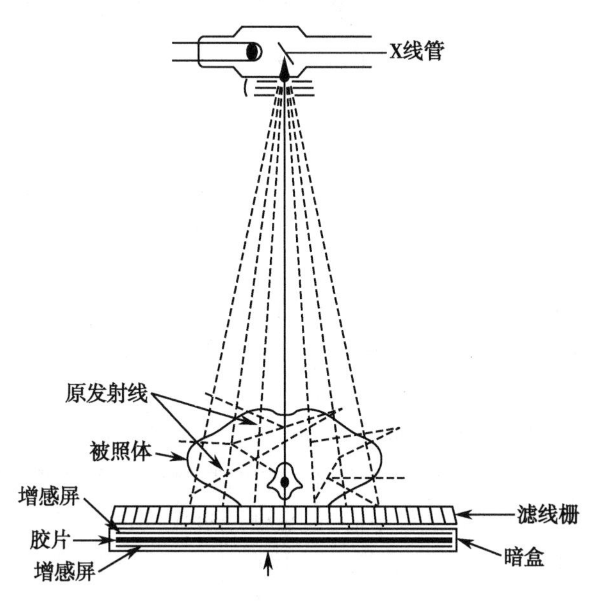


图 2-44　滤线栅应用原理示意图

滤线栅的特性：

a. 栅比（$R$）：指铅条高度 $h$ 与相邻两铅条间距 $D$ 的比值，即：

$$R=\frac{h}{D} \tag{2-37}$$

$R$ 表示一个滤线栅清除散射线的能力，栅比值越高其消除散射线作用越好。$R$ 值有 8∶1、12∶1、16∶1、34∶1 等多种。

b. 栅密度（$n$）：表示在滤线栅表面上单位距离（1cm）内，铅条与其间距形成的线对数，常用线 / 厘米表示。

$$n=\frac{1}{d+D} \tag{2-38}$$

$d$ 为铅板的宽度，栅比值相同，密度 $n$ 值大的滤线栅，吸收散射线能力强。

c. 铅容积（P）：表示在滤线栅表面上，平均 $1cm^2$ 中铅的体积（$cm^3$）。

$$P=n\cdot d\cdot h \tag{2-39}$$

d. 滤线栅的焦距（$f_0$）和焦栅距离界限（$f_1$~$f_2$）：$f_0$ 指聚焦滤线栅的倾斜铅条会聚于空中一直线到滤线栅板平面的垂直距离（如图）。$f_1$~$f_2$ 是指 X 线摄影时，在聚焦滤线栅有效面积边缘处，原射线透射值在聚焦距离上的透射值的 60%（满足临床需要的 X 线照片）时允许焦点距离聚焦入射面的最低 $f_1$ 和最高 $f_2$ 的范围。此范围随栅比的增加而缩小。

e. 一次 X 线透过率（$T_p$）：所谓一次 X 线是指从 X 线管焦点发出的原发 X 线，不包括散射线。$T_p$ 是指使用滤线栅时原发 X 线强度与不使用滤线栅时原发 X 线强度之比。

$$T_P=\frac{I_P^{''}}{I_P^{'}} \tag{2-40}$$

其中 $I_P^{''}$、$I_P^{'}$ 分别为用和不用滤线栅时的 X 线强度。

f. 对比度改善系数($K$):又称对比度因子,是使用和不使用滤线栅的对比度之比。

$$K=\frac{\text{使用滤线栅的对比度}}{\text{不使用滤线栅的对比度}} \tag{2-41}$$

$K$ 值越大消除散射线效果越好。

g. 曝光量倍数($B$):又称滤线栅因子。是指不使用滤线栅时测得的全 X 线(原发射线和散射线之和)强度 $I_t'$ 和使用滤线栅时测得的全 X 线强度 $I_t''$ 的比值。记作:

$$B=\frac{I_t'}{I_t''} \tag{2-42}$$

B 值越小所需曝光量越小。

其中,a、b、c、d 项为滤线栅的几何特性;e、f、g 项为滤线栅的物理特性。

滤线栅的切割效应:即滤线栅铅条对 X 线原射线的吸收作用(图 2-45)。有四种情况:①聚焦式滤线栅倒置:照片显示中部密度大,而两边密度小的不均匀现象;②侧向倾斜(或偏离)焦栅距:一种是摄影距离与焦栅距一致,但 X 线管焦点向一侧偏离了聚焦线;第二种是摄影距离与焦栅距一致,而栅平面不与 X 线束垂直,向一侧倾斜了一定角度,都会产生密度不均匀的影像;③偏离焦栅距:当 X 线管焦点对准栅中心,但焦栅距过大或过小,都会产生切割效应;④双重偏离:侧向偏离及上、下偏离焦栅距同时发生,双重偏离可造成胶片不均匀照射,照片影像密度一边高一边低。

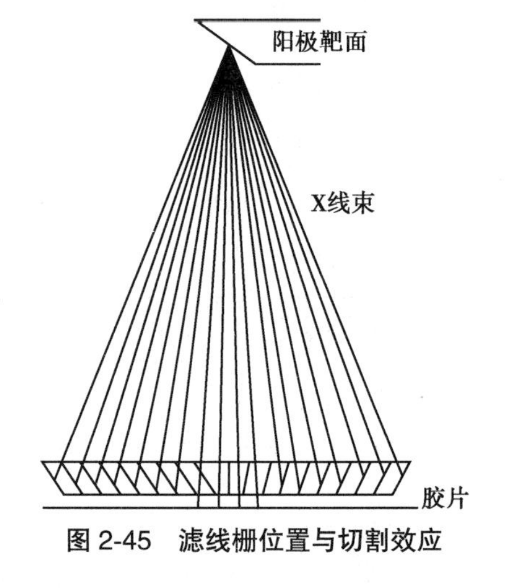

图 2-45　滤线栅位置与切割效应

使用滤线栅的注意事项:①使用聚焦式滤线栅时,不能将滤线栅倒置;② X 线中心线要对准滤线栅中线,左右偏差不超过 3cm;③倾斜 X 线管时,倾斜方向只能与铅条排列方向平行;④使用聚焦式滤线栅时,焦点至滤线栅的距离要在允许的焦栅距离界限 $f_1$~$f_2$ 范围内;⑤使用调速运动滤线栅时,要调好与曝光时间相适应的运动速度,一般运动时间应长于曝光时间的五分之一。

3. 接收器(屏片系统)的因素

(1) 胶片对比度系数:照片对比度是射线对比度通过胶片对比度放大而显示出来的。在 X 线摄影条件正确的前提下,胶片对比度( γ )越高,对 X 线对比度的放大能力越大。一般医用胶片对 X 线对比度的放大能力在 1.5~3.5 之间。

图 2-46 表示应用不同 γ 值的两种胶片摄影时,所得照片对比度不同,若摄取同一厚度的脂肪、肌肉和骨组织的影像,由于物质对 X 线的吸收关系是 $I=I_0e^{-\mu d}$,两侧取以 e 为底的对数,得 $\ln I=\ln I_0-\mu d$,若用横坐标表示 $\ln I$,纵坐标表示组织厚度 d ,则各组织的吸收曲线位于第二象限。若横坐标表示密度值,在第一象限描绘出胶片的特性曲线 A 和 B,曲线 A 比曲线 B 的 γ 值大。通过各种组织的 X 线吸收曲线做出各种组织在不同胶片上的影像密度差,就获得了不同照片的对比度(第四象限)。黑色柱体表示用 γ 值大的胶片获得的照片对比度。很明显,用 γ 值大的胶片比用 γ 值小的胶片获得照片对比度高,即使对 X 线吸收差异较小的脂肪和肌肉组织,用 γ 值大的胶片,在照片影像上也可以辨认,因此,X 线摄影中应尽量采用 γ 值大的胶片。

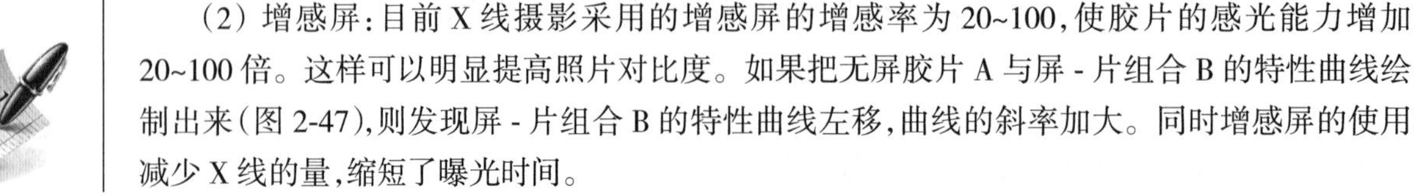

(2) 增感屏:目前 X 线摄影采用的增感屏的增感率为 20~100,使胶片的感光能力增加 20~100 倍。这样可以明显提高照片对比度。如果把无屏胶片 A 与屏 - 片组合 B 的特性曲线绘制出来(图 2-47),则发现屏 - 片组合 B 的特性曲线左移,曲线的斜率加大。同时增感屏的使用减少 X 线的量,缩短了曝光时间。

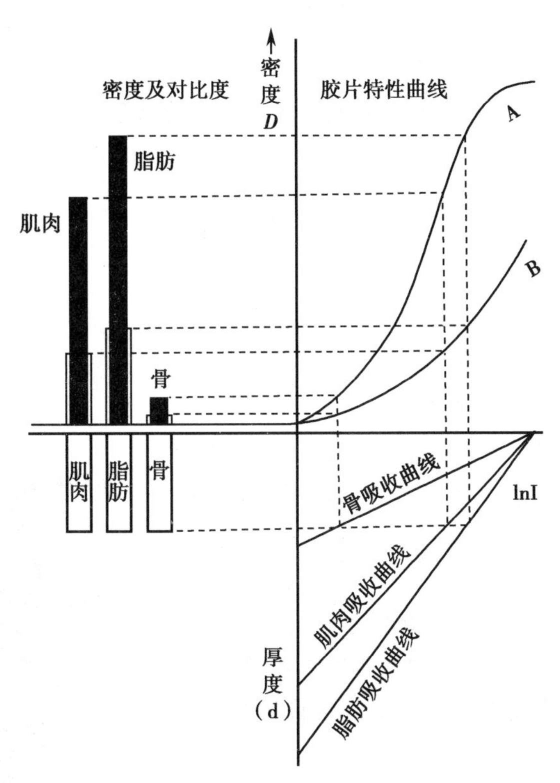


图 2-46　胶片γ值对照片对比度的影响

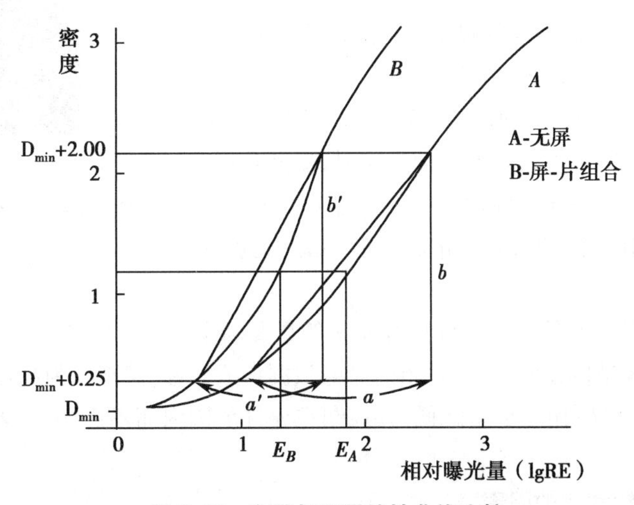


图 2-47　有屏与无屏特性曲线比较

4. 照片冲洗处理的因素　在冲洗胶片的显影液中如果增加了显影剂对苯二酚的比例，则可以增加照片对比度；适当提高显影液的 pH 值，温度，加入适量的抑制剂，采取动态显影可以提高照片对比度。

5. 照片观察的因素　X 线照片需在观片灯上观察，把银颗粒的不均匀分布转换为可见光的空间分布，以便投射到人眼的视网膜上。因此，观片灯的亮度、颜色及照片观察的环境照度都影响照片对比度的观察效果。同一张照片在不同亮度的观片灯观察时效果不同。一般来说，感光不足的照片用低亮度黄色观片灯可提高生理对比度，感光过度的照片可借助强光灯来提高生理对比度。

## 三、照片影像锐利度

### （一）概念

1. 锐利度（S）　是指在照片上所形成的影像边缘的清楚程度叫锐利度。若以 X 线照片影像的相邻两点的照片密度差 D1–D2 为照片对比度（$K$），从 $D_1$ 到 $D_2$ 移行距离为 $H$，则锐利度为：

$$S=\frac{D_2-D_1}{H}=\frac{K}{H} \tag{2-43}$$

2. 模糊度（$H$）　其是锐利度的反义词，在 X 线照片上组织器官、解剖结构、病灶等影像的轮廓边缘不锐利，均称为“模糊”。它表示从一个组织的影像密度，过渡到相邻的另一组织影像密度的幅度，此移行幅度大小，称为模糊度。当移行幅度超过 0.2mm 时，人眼即可识别出影像的模糊。图 2-48 中 H 值越大，表示两密度移行幅度越大，其边缘越模糊。

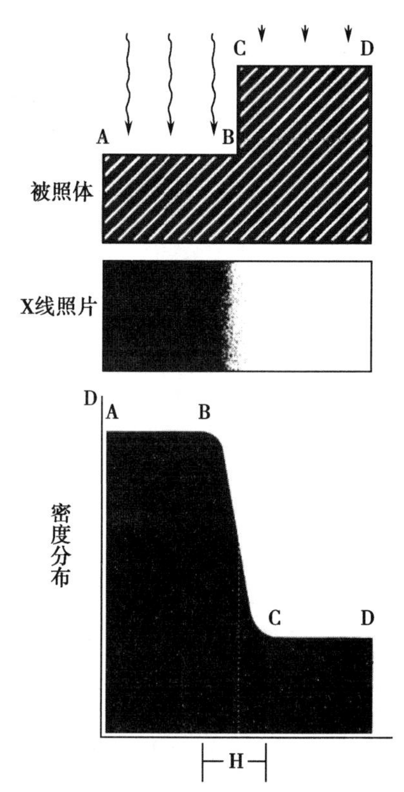

图 2-48　X 线影像模糊示意图

### （二）照片锐利度与对比度、模糊度之间的关系

模糊度的概念多用于对某些图像质量下降因素的评价，以及 X 线图像工程设计方面。在分析影像锐利度时，均以模糊度的概念分析影响锐利度的因素。

1. 照片对比度　照片锐利度与照片对比度（$D_2$–$D_1$）成正比，模糊值一定时，随着照片对比度的增加，锐利度越来越好。

2. 模糊值　照片锐利度与模糊值（$H$）成反比，照片对比度一定时，模糊值越大，锐利度越差。

然而在实际观察影像时，理论上计算的锐利度与人眼感受到的锐利度并不完全一致。当 $H$ 值一定时，$K$ 值增大，则锐利度增加；若 $K$ 值一定，$H$ 减少时，锐利度也增加；但当 $H$ 值和 $K$ 值都相应增大时，$S$ 值虽然不变，人眼却感到锐利度降低。

X 线影像的模糊程度是评价 X 线照片质量的重要标准之一。如果一张 X 线照片技术性模糊较大会妨碍影像细节的清晰显示，严重时会导致漏诊或误诊，甚至成为废片。因此，通过各种技术措施，将 X 线影像模糊度尽量降低，并控制在允许范围内而不影响 X 线诊断，是 X 线摄影技术的一个重要内容。

### （三）影响照片锐利度的因素

X 线照片影像的模糊是由多种原因引起的综合效果，其中对影像质量影响较大的是焦点的几何学模糊、运动性模糊和屏 - 片系统产生的模糊。针对这些原因，进行全面正确的分析，采取有效措施降低、限制影像模糊，才能提高照片影像的质量。

1. 几何学模糊

（1）定义：根据几何光学的原理可知，一个理想的点光源发出的光束呈放射状，在肢 - 片距不等于零时，对物体的几何投影只有放大变化而不产生模糊。然而，X 线管焦点不是理想的点光源，是一个具有一定面积的发光源。因此，在 X 线摄影成像时，由于几何学原因而形成半影（H），即几何学模糊（图 2-49）。分析影响半影大小的因素，有利于减少照片影像模糊。

半影的大小可按下式计算：

$$H=F\cdot\frac{b}{a} \tag{2-44}$$

式中 $F$ 代表焦点的尺寸；$b$ 代表肢 - 片距；$a$ 代表焦 - 肢距。

（2）影响半影大小的因素

1）焦点的大小：焦点越大，几何模糊度即半影越明显。在X线管负荷允许的情况下，为促使影像清晰，应尽量采用小焦点摄影。焦点的大小，在一定程度上主要受管电流的影响。

2）放大率：在X线摄影中，X线束是以焦点作为顶点的圆锥形放射线束，将被照体G置于焦点与胶片之间时，因为几何投影关系，一般被照体离开焦点一定的距离 $a$（焦 - 肢距），胶片离开肢体一定距离 $b$（肢 - 片距），所以肢体在X线胶片上的影像 $S$ 比肢体 $G$ 大，将 $S$ 与 $G$ 之比称为影像的放大率 $M$（图2-50）。影像的放大率为

$$M=\frac{S}{G}=\frac{a+b}{a}=1+\frac{b}{a} \tag{2-45}$$

当 $a$ 越小，$b$ 越大时，影像的放大率越大，反之相反。

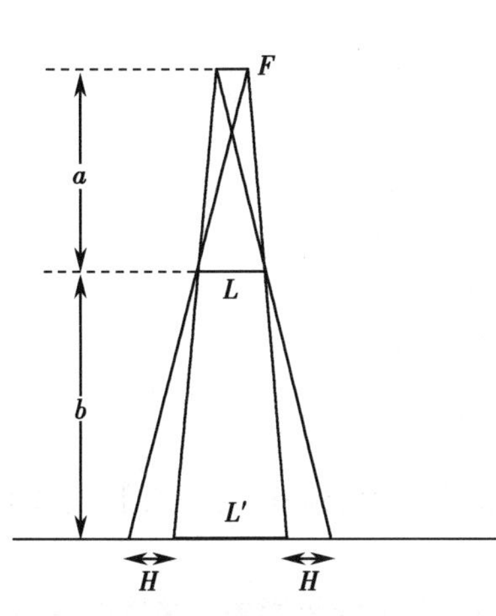

图2-49　半影形成示意图

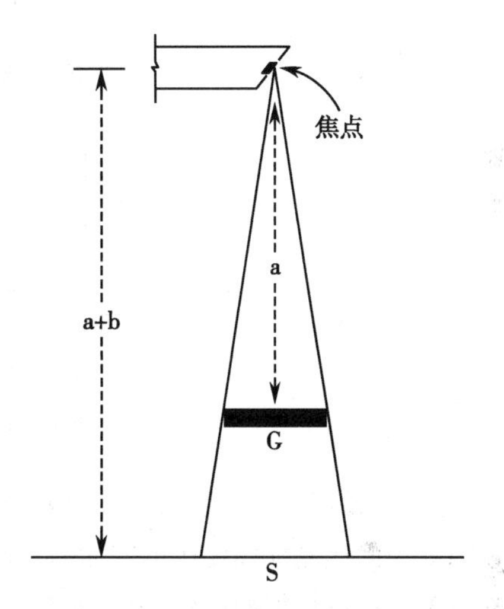

图2-50　X线影像的放大示意图

3）焦点的允许放大率：人眼的模糊阈值：国际放射学界公认：当半影模糊值<0.2mm时，人眼观察影像毫无模糊之感；当半影模糊值>0.2mm时，人眼观察影像开始有模糊之感。故0.2mm的半影模糊值就是人眼的模糊阈值。

焦点允许放大率：根据半影计算公式

$$H=F\cdot\frac{b}{a}=F\cdot\left(\frac{a+b}{a}-1\right)=F(M-1) \tag{2-46}$$

将模糊阈值 $H=0.2$mm 代入上述公式，则

$$0.2=F(M-1)$$

$$M=1+\frac{0.2}{F} \tag{2-47}$$

式中 $M$ 为焦点的允许放大率；0.2为人眼的模糊阈值；$F$ 为焦点的尺寸。如果已知焦点（F）的尺寸，即可求出该焦点所允许的最大放大率（M）。

2. 运动模糊

（1）定义：X线摄影过程中，X线管、被照体及胶片三者均应保持静止或相对静止，即三者之间的相互几何投影关系保持不变。如果其中一个因素在X线摄影过程中发生移动，所摄影像必然出现模糊，称为运动模糊。

（2）产生运动模糊的因素：产生运动模糊有X线管、胶片的运动及被检体的运动。在X线摄影时，主要是由于组织脏器的生理性运动（如心脏大血管的搏动，胃肠道的蠕动等），以及病理性运动（如哮喘、肢体震颤、胃肠道痉挛等）是不可避免的，同时，有时被检者不合作（如婴幼儿哭闹、精神不健全者以及人为的体位移动等），会导致在照片上产生运动模糊。其运动模糊的程度取决于物体运动的幅度（$m$）与照片影像的放大率（图2-51），即：

$$H_m=m\left(1+\frac{b}{a}\right) \tag{2-48}$$

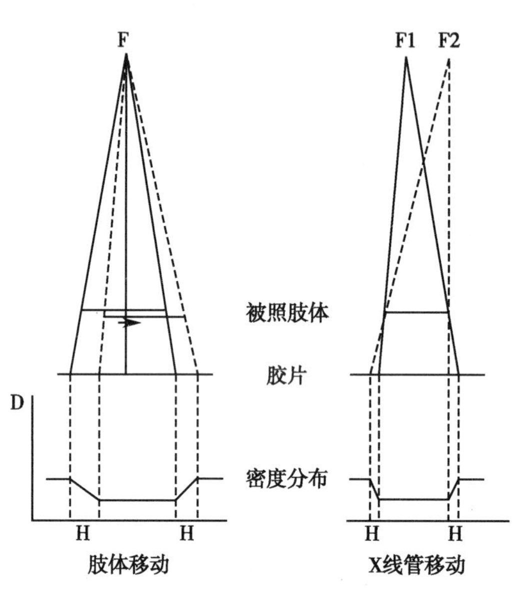


图2-51　运动产生的模糊示意图

在一般情况下，运动模糊是影像模糊最主要的因素。由于运动模糊量为运动幅度与放大率的乘积，因此运动模糊要比单纯性的几何模糊严重得多。

（3）减少运动模糊的方法：为了控制和降低运动性模糊，在X线摄影中应采取的措施有：①保证X线管、诊断床以及活动滤线器托盘的机械稳定性，发现故障应及时维修。②在摄影时，通过固定患者肢体、屏气与缩短曝光时间等方法，减少运动模糊。如对于活动脏器和不合作者，采用短时间曝光法，在动中求静。对于合作的被检者，在某些部位摄影前向其说明并训练屏气动作，使其很好地配合摄影。对于四肢部位可用沙袋等作必要的压迫及固定，以避免摄影中移动。③尽量缩小肢-片距，使肢体与胶片紧贴。肢-片距在不等于零的情况下，存在不同程度的放大现象，而放大现象又增加了运动性模糊，因此缩小肢-片距也是降低运动模糊的一种措施。④为了减少曝光时间，可配用高感光度的胶片，高增感率的增感屏，强力显影液等，保证X线胶片有合适的感光效应。

3. 屏-片系统产生的模糊

（1）定义：屏-片组合系统对照片影像会产生一定程度的模糊，其原因除增感屏及胶片本身具有微小的模糊作用外，增感屏与胶片的接触不佳，也会扩大屏-片组合系统的模糊程度。因此对屏-片系统产生的模糊也应引起足够的重视（图2-52）。

（2）产生屏-片系统模糊的因素：主要有增感屏性模糊、屏-片接触模糊及中心线斜射导致的模糊。

1）增感屏性模糊：增感屏产生的模糊，是因光的扩散现象造成的。增感屏荧光颗粒越大，荧光发光效率越高，荧光扩散现象越严重，产生的模糊度则越大。另外，荧光颗粒发出的荧光在传递到胶片之前可有各种程度的反射，若反射层越大，荧光层越厚，模糊度越大。

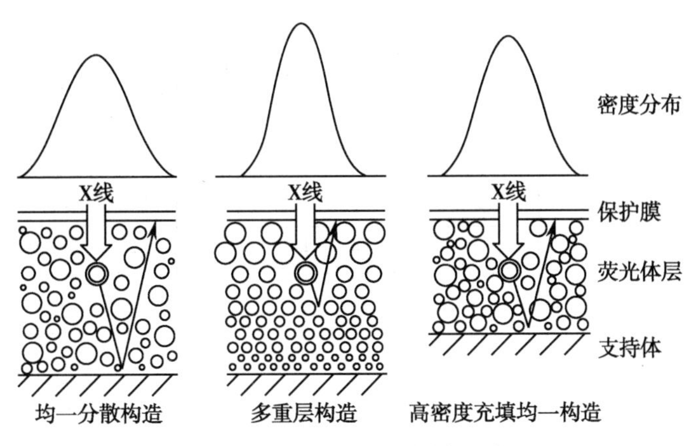


图 2-52　增感屏产生的模糊示意图

2）屏 - 片接触模糊：X 线摄影一般均为屏 - 片组合使用，若组合使用时两者接触不良，则继发产生的屏 - 片接触性模糊对影像质量的影响更为明显。因此，屏 - 片组合必须紧密，要求在粘贴增感屏后，进行屏 - 片接触性测试合格者，方可在摄影技术中应用。

3）中心线斜射导致的模糊：在 X 线摄影技术中，经常需要中心线倾斜一定角度来摄取某一解剖部位。为此，X 线对双增感屏 - 双乳剂胶片（暗盒）形成了倾斜照射。此时，胶片前后乳剂层形成的影像将因错开一个距离，造成模糊。中心线倾斜角度越大，影像也就越模糊。这种现象即为 X 线对屏 - 片体系的斜射效应。

## 四、照片影像颗粒度

### （一）概念

均匀的 X 线束照射胶片或屏 - 片系统之后，在照片上观察光学密度值大约是 1.0 处，有时可见其光学密度不均匀，即出现不规则的斑点，这种由小密度差造成的不均匀结构呈现粗糙或砂砾状效果称为照片斑点或称为照片颗粒性。颗粒性差，可造成一定程度的影像模糊，从而影响影像质量。

### （二）影响照片颗粒度的因素

在影响颗粒度的因素中，最为重要的因素是增感屏斑点和胶片斑点。引起增感屏斑点的原因有：①增感屏结构斑点；② X 线量子斑点。引起胶片斑点的原因有：①胶片卤化银颗粒的尺寸和分布；②胶片对比度。

（1）增感屏斑点：由屏结构斑点和量子斑点组成。

1）增感屏结构斑点：有增感屏结构方面引起的斑点，统称为屏的结构斑点。引起屏结构斑点的因素包括荧光物质性能方面的因素和工艺方面的因素。如增感屏荧光体颗粒大小不等，分布不均匀，涂布厚度不同等现象，均为导致斑点增多或减少（图 2-53）。

2）量子斑点：就是 X 线量子统计涨落的照片记录。通过被照体后的 X 线量子可形成 X 线影像。如果这些 X 线量子很少，则很难记录有吸收差的两种组织。这种现象是由于 X 线量子的统计涨落而产生的。X 线发生和吸收遵循几率法则，即按几率法则产生的 X 线通过肢体时，被减弱的情况也是遵循几率法则的。在 X 线量子数比较少时，X 线量子在肢体内是否被吸收尚不能确定，但量子数比较多时就能按统计法则确定下来。X 线影像就是通过肢体对 X 线的不同吸收而形成的。所以，X 线影像的形成也遵循统计学的法则。若量子数相当多时，到达像面单位面积上的量子数（光子密度）可认为比较均匀。但当 X 线量子数较少时，在像面上单位面积的量子数则明显不同。这种量子密度的变动，就称为 X 线量子的“统计涨落”。计算方法如下：

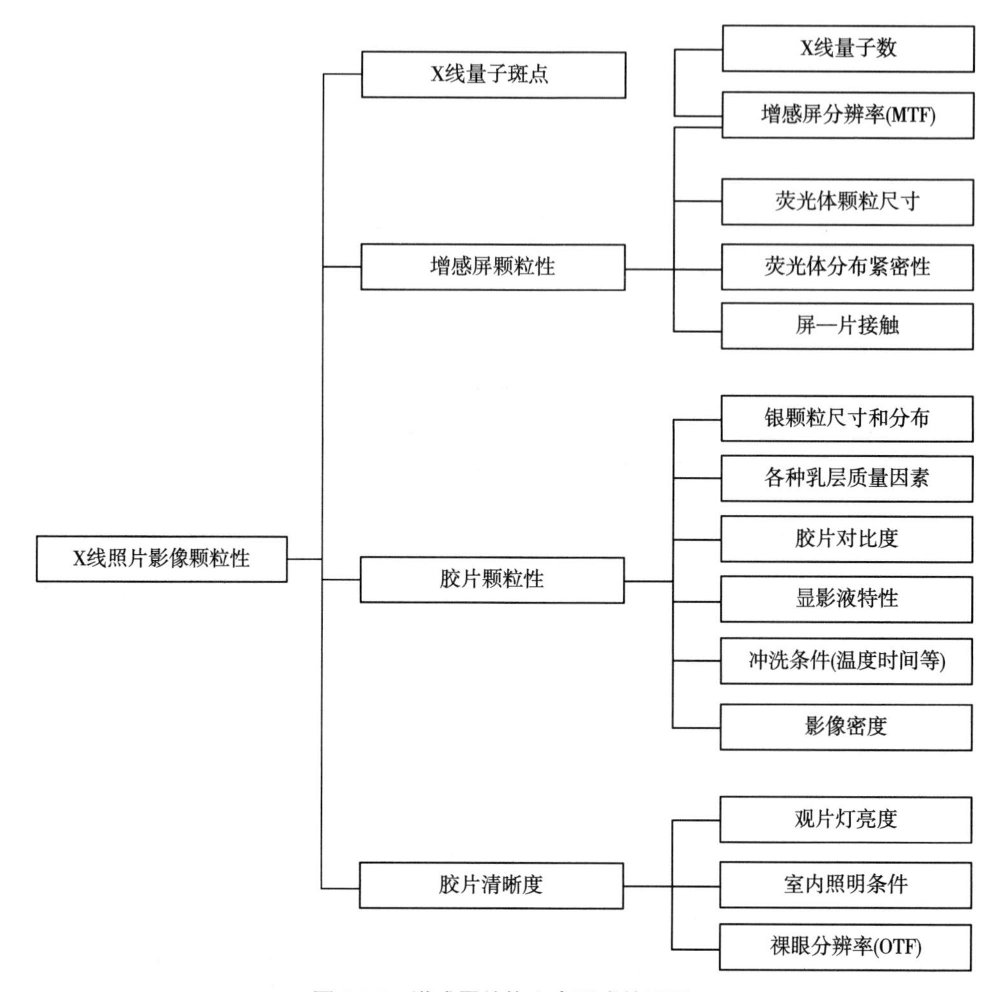


图 2-53　增感屏结构斑点形成的原因

每平方毫米的光子数服从几率定律，以X线束的总截面去除光子的总数，可以求出每一单位面积光子的平均数。每一单位面积内的实际光子数虽不等于平均光子数，但在平均值的一定范围之内。根据几率定律，这种波动的大小为 $N \pm \sqrt{N}$，平均光子数越少，实际光子数的波动百分比就越大。例如平均光子数为100，则波动数为 $100 \pm \sqrt{100}$ 即 $100 \pm 10$，波动为10%；如果平均数为10 000，则波动数是 $10\,000 \pm \sqrt{10\,000}$ 即 $10\,000 \pm 100$，波动为1%。由上述分析可知，量子斑点是由增感屏单位面积吸收量子的数据统计学波动造成的。所用的量子越少，量子斑点越大。若在X线统计涨落限度外，不管如何改善照像设备，提高像质也是困难的。因而进行X线摄影时，必须充分注意X线量不能过少。

随着高电压摄影的开展，稀土增感屏的出现，因统计涨落而影响像质问题已显重要。一般认为：在屏-片系统中形成X线影像，最低限度的X线量子数是 $105/mm^2$；在透视中约为 $40/mm^2$。

（2）胶片斑点：由卤化银晶体颗粒造成的。其晶体颗粒大，则影像颗粒粗，即产生模糊。这种模糊在屏-片组合系统形成的模糊中，可以忽略不计，理由是胶片卤化银的颗粒比荧光物质的颗粒小得多，且胶片厚度不及增感屏的1/10。

**（三）照片颗粒度的测量方法**

X线照片的颗粒度测量，主要方法分为两种。

1. 主观性测量　通过肉眼观察影像的颗粒状况。对于影像是否粗糙或优质的决定总是带有主观性，且依赖于肉眼的观察。这种方法对于不同观察者存在着很大差异，会产生主观错误。

2. 客观性测量　以仪器或物理学检查颗粒状况的结果。由于主观测量容易产生主观错误，且需要大量时间，故与实际主观颗粒性密切相关的客观方法被采用。目前，客观测量方法最常

用的是 RMS 颗粒度和维纳频谱。

## 五、照片影像失真度

### （一）概念

照片影像较原物体大小及形状的改变称为失真。其变化的程度称为照片影像失真度。

### （二）照片失真的种类及措施

根据影像失真的原因，照片影像失真主要包括歪斜失真、放大失真、重叠失真三大类。

1. 放大失真　X 线摄影的照片均有放大，由于被照物体各部与胶片距离不同，导致被照体各部位放大率不一致，称影像的放大失真。

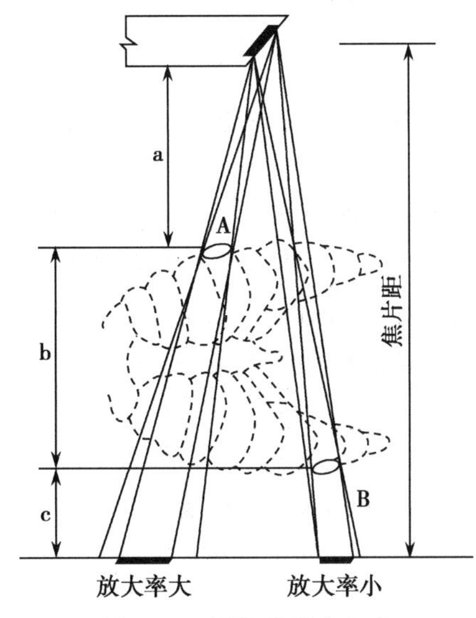


图 2-54　影像的放大失真

例如：在体内有 A、B 两点，离焦点近者为 A，离焦点远者为 B。A、B 之间距离为 $b$，焦点离 A 点的距离为 $a$，B 点至胶片距离为 $c$ 时（图 2-54），则 A 点在胶片上的放大率 $\alpha$ 为：

$$\alpha=\frac{a+b+c}{a} \tag{2-49}$$

B 点的放大率 $\beta$ 为：

$$\beta=\frac{a+b+c}{a+b} \tag{2-50}$$

如果用 ω 表示因放大率不同的比值即为引起的失真，则

$$\omega=\frac{\alpha}{\beta}=1+\frac{b}{a} \tag{2-51}$$

由上式可知，当两个物体位于体内，若其距离较大，且焦点至物体 A 的距离不是足够大时，那么 $\omega$ 值是不可忽视的；当焦 - 片距离增大，病灶离胶片又较近时，$\omega$ 值近似于 1，这时可认为 X 线几乎是平行的。

矫正方法：摄影过程中，应按设定的标准摄影方法进行摄影，使被照体或被摄病灶，尽量与胶片平行且靠近，减少放大失真。

2. 歪斜失真　摄影时 X 线中心线与被照物的投影关系不合理，被照体不在焦点的正下方可引起歪斜失真（又称为形状变形）。歪斜失真基本上包括被照体的影像被拉长和缩短，如图 2-55 所示，但不限于诊断上的特别要求。

X 线中心线投射方向和角度的改变，对被照体影像的变化有很大的影响。因此，对于歪斜

失真:①将焦点置于被照物体中心的正上方;②尽量使被照体与胶片平面平行。

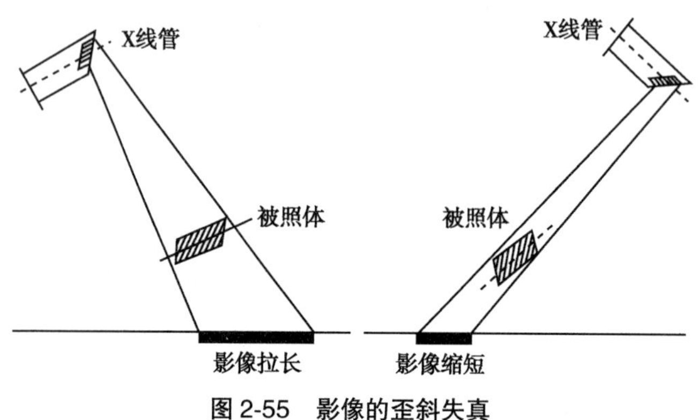


图 2-55　影像的歪斜失真

3. 重叠失真　由于被照体组织结构相互重叠,在影像上形成的光学密度减低。对比下降,乃至影像消失的现象叫重叠失真。

被照体为三维立体的人体,而照片影像则是二维的平面影像,必然会存在影像重叠现象。X线照片影像的重叠有三种情况:①大物体密度小于小物体,而且相差很大,其重叠的影像中对比度较好,可以看到小物体的影像,如胸部肺野中的肋骨阴影。②大小物体组织密度相等,并且密度较高时,重叠后的影像中小物体的阴影隐约可见,对比度差。如膝关节正位照片中髌骨的影像。③大小物体组织密度相差很大,而且大物体密度大于小物体的密度,重叠后的影像中小物体的阴影由于对X线吸收很少,而不能显示。如正位胸片中看不到胸骨的影像。

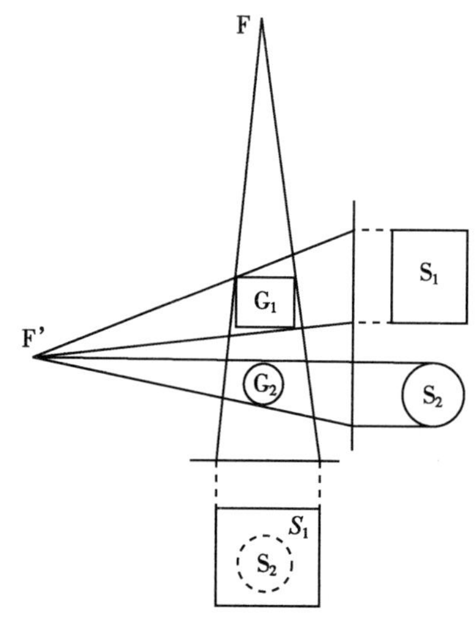


图 2-56　影像的重叠失真

为了减轻和避免被照体影像的重叠,在X线摄影时应合理选择体位,灵活运用中心线的投射方向,如图 2-56 表示,若投射方向从 G1 和 G2 的垂直方向上摄影时,仅得 G1 的影像 S1,而 G2 的影像 S2 与 S1 重叠。若X线管转动 90° 角进行摄影时,G1 和 G2 的投影 S1 和 S2 即分开。因此,合理利用各种角度摄影,旋转体位,倾斜射线、体层等方法是减少影像重叠的主要措施。

## 小　　结

本章以模拟X线成像过程为主线,详细介绍了医用X线胶片及增感屏的种类、结构及性质;还介绍了屏片组合的T颗粒技术的组成及特点;此外,详细介绍了描述照片的五大要素:照片密度、照片对比度、照片锐利度、照片颗粒度及失真度概念、影响因素等内容。通过对本章内容的学习和理解,可以指导我们在临床上正确使用X线摄影系统并能合理地选择摄影条件获得优质的X线照片。

（曹　琰　陈　凝　杨　蓉）

### 思考题

1. 名词解释:感光效应、胶片的特性曲线、增感率、T颗粒技术、焦点的极限分辨力、照片密度、照片对比度、射线对比度、锐利度、模糊度、散射线含有率、照片颗粒度及照片影像的失真度。

2. 简述胶片特性曲线的组成及意义。
3. 简述焦点的方位特性及阳极效应。
4. 简述照片密度的影响因素。
5. 简述照片对比度的影响因素。
6. 消除和抑制散射线的方法有哪些?
7. 减少几何学模糊的方法有哪些?
8. 如何控制运动产生的影像模糊?
9. 影响照片颗粒度的因素有哪些?
10. 谈谈如何获得锐利的照片影像。

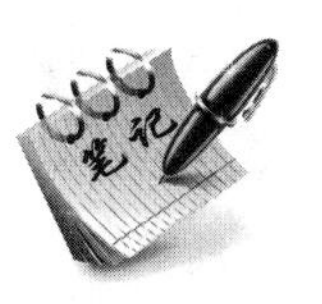

# 第三章　计算机 X 线成像

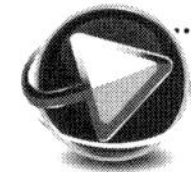

学习目标

1. 掌握 CR 的成像过程原理;CR 的成像理论。
2. 熟悉 IP 的结构及特性;CR 的后处理方法;影响 CR 图像质量的因素。
3. 了解 CR 的发展及临床应用。

计算机 X 线摄影(CR)是以成像板(IP)作为信息接收器,经 X 线曝光及信息读出处理形成数字影像的成像技术。1983 年由日本富士公司研制成功并应用于临床。经过不断地发展和完善,CR 系统已将模拟 X 线摄影的模拟信息转化为数字信息,不仅实现了各种图像后处理功能,还可将获得的数字信息通过图像存储与传输系统(PACS)实现远程医学。但是 CR 系统的时间和空间分辨力还有待提高,目前还不能实时动态观察器和结构,显示细微结构能力也不及平片。

## 第一节　CR 成像基本条件

CR 系统主要由 X 线机、IP、影像阅读器、后处理工作站和存储装置等组成(图 3-1)。

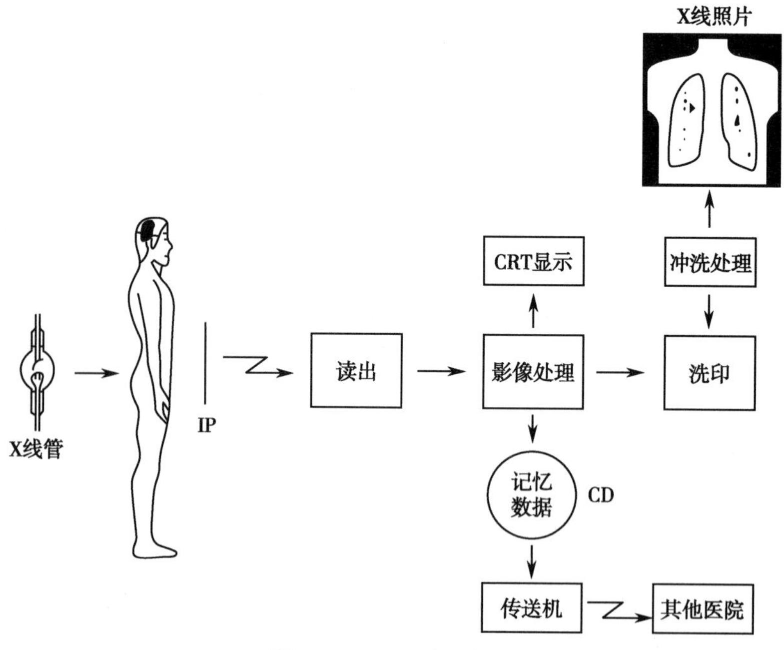


图 3-1　CR 系统示意图

## 一、X 线 机

CR 系统使用的 X 线机与传统的 X 线机兼容，不需要单独配置。但无暗盒型影像阅读装置是将 IP 与阅读装置组合为一体，则需要单独配置 X 线机。

## 二、成 像 板

IP 是 CR 成像系统的关键部件，是 CR 系统信息采集的设备，是记录人体影像信息、实现模拟信息转化为数字信息的介质，IP 只具有记录功能，不具备影像显示功能。IP 有正反之分，从外观上看，正面就如同增感屏一样，反面为黑色。

1. IP 的基本结构　IP 由保护层、成像层、支持层和背衬层组成（图 3-2）。

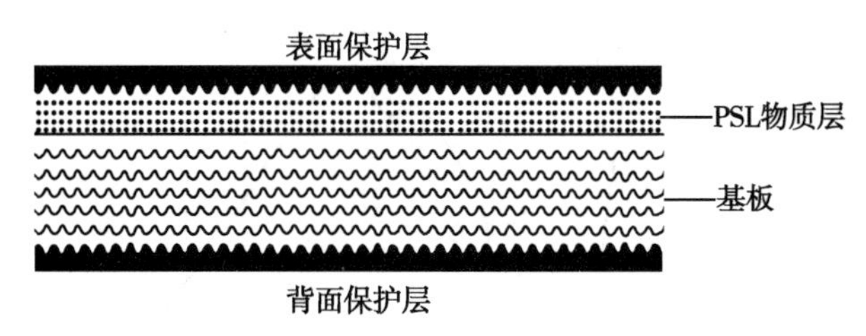


图 3-2　成像板结构示意图

（1）保护层：由一层非常薄的聚酯树脂类纤维制成。能弯曲、耐磨、透光率高。保护荧光层不受外界温度、湿度和辐射的影响及使用过程中防止荧光层受到损伤。

（2）成像层：又称光激励发光（photo stimulated luminescence，PSL）物质层。主要是由“光激励发光物质”组成。一般的 PSL 物质的荧光非常微弱，难以利用。经研究发现，只有掺入 2 价铕离子（$Eu^{2+}$）的氟卤化钡（$BaFXEu^{2+}$，X = C1，Br，I）的结晶，在已知的 PSL 物质中光激励发光作用最强，因此被选为 IP 的荧光材料。

这些 PSL 物质晶体的平均尺寸为 4~7μm，晶体直径越大，PSL 现象越强，但影像清晰度随之下降。

（3）支持层：又称基板，用于支持和固定成像物质，是由聚酯树脂纤维胶制成。该材料具有较好的平面性、适中的柔韧性及良好的机械强度。为了避免激光在成像层和支持层之间发生界面反射，提高图像的清晰度，故将支持层制成黑色。

（4）背衬层：又称背面保护层，其材料与保护层相同。主要是防止使用过程中与 IP 之间的摩擦损伤。

2. IP 的规格与类型　IP 常用的规格有 35cm×43cm（14 英寸 ×17 英寸）、35cm×35cm（14 英寸 ×14 英寸）、25cm ×30cm（10 英寸 ×12 英寸）和 20cm×25cm（8 英寸 ×10 英寸）四种规格。IP 的类型根据不同的摄影技术分为有标准型（standard，ST）和高分辨力型（high resolution，HR）两种。ST 多用于常规摄影而 HR 则用于乳腺摄影。

3. IP 的特性

（1）IP 具有“光激励发光现象”：IP 中 PSL 物质在受到第一次激励光照射时，能将第一次激励光所携带的信息贮存下来，当受到第二次激励光照射时，能发出与第一次激励光所携带信息相关的荧光，这种现象被称为“光激励发光现象”，这种物质就被称之为光激励发光物质。

这种“光激励发光现象”是由于 PSL 物质受到第一次激发光（如 X 线、γ 射线及紫外线等）照射时，物质中的电子吸收能量呈半稳定状态散布在成像层内，即形成潜影；当第二次激发（如激光）照射时，半稳定状态的电子就会以可见光的形式将能量释放出去。

（2）IP 可重复使用：IP 可替代胶片，作为信息的采集部件重复使用。IP 重复使用是 PSL 物

质中微量 $Eu^{2+}$ 形成的发光中心发挥的作用。当 IP 受到第一次激励时，由于吸收 X 线而发生电离形成电子 / 空穴对，一个电子 / 空穴对（陷阱）将一个 $Eu^{2+}$ 跃迁到激发态 $Eu^{3+}$，以俘获电子的形式存储的能量形成潜影。当 IP 受到第二次激励时，激发态 $Eu^{3+}$ 再返回到基态 $Eu^{2+}$，同时将俘获的能量以可见光的方式释放出来。

成像板在正常条件下的使用寿命可达 10 000 余次。

（3）IP 的激励光谱与发射光谱不同：IP 的激励光谱是激光阅读器中激光发出的波长为 600nm 左右的光谱，也是 PSL 物质发生光激励发光现象的光谱。IP 的发射光谱是 IP 中 PSL 物质在激光阅读器中被激光激励时释放出的可见光光谱，峰值为 390~400nm。该光谱的峰值恰是光电倍增管吸收光谱的范围，因而，信息检测效率最高。IP 的激励光谱与发射光谱的差别（图 3-3），确保光电倍增管接收的是携带被照体信息的可见光，而不是激光。

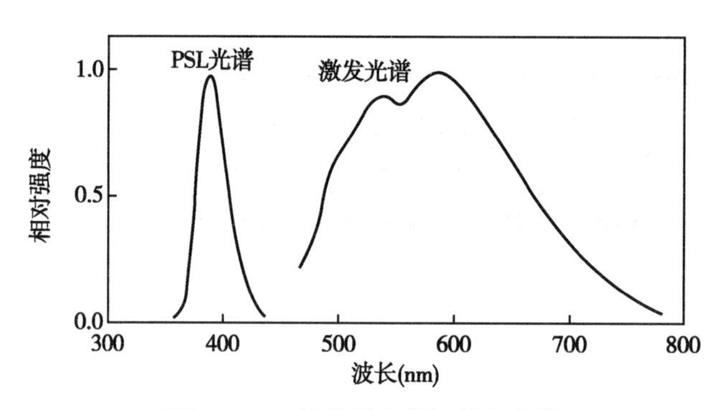


图 3-3　IP 的发射光谱与激发光谱

（4）IP 的光发射寿命期短：光发射寿命期是发射荧光的强度达到初始值的 1/e（e=2.718）时所用的时间。IP 受到第二次激发后产生的可见光，可见光会逐渐衰减直至消失，其强度的衰减与时间的关系如图 3-4。虽然 IP 上不同位置受激光照射后产生相同光谱的可见光，但以 $Eu^{2+}$ 为发光中心 PSL 发光寿命期为 0.8μs，由于这个时间极短，致使光电倍增管吸收 IP 上不同位置产生的可见光信息不发生重叠。

（5）IP 存储信息易消退：X 线激励 IP 后，模拟影像被存储在 IP 内。随着时间的推移，俘获的信号会通过自发荧光呈指数规律消退。一次曝光后，典型的成像板会在 10 分钟至 8 小时之间损失 25% 的存储信息，这个时间段之后逐渐变慢。时间越长、存储的温度越高，消退速度越快（图 3-5）。因此，曝光后的 IP，需要在 8 小时内读出信息。

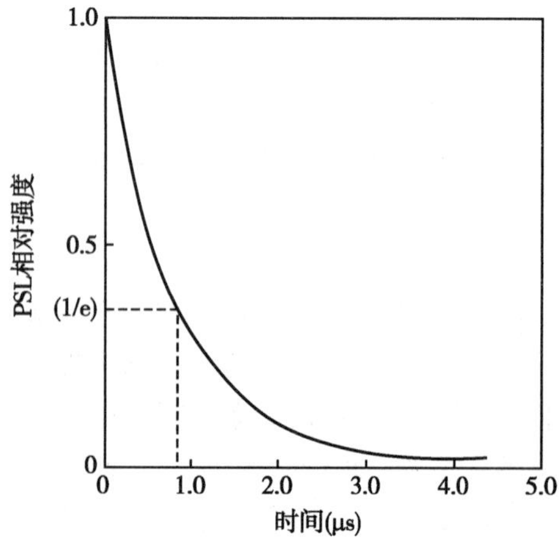


图 3-4　IP 发射可见光与时间的关系

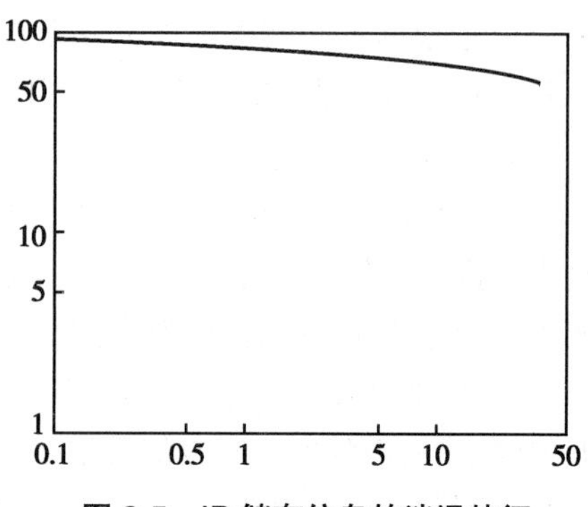


图 3-5　IP 储存信息的消退特征

（6）IP易受天然辐射的影响：IP是高敏感性的光敏材料，不仅对X线敏感，对其他形式的电磁波也敏感，如紫外线、γ射线及粒子射线等。因此，长期存放未使用的IP，使用前应先采用强光（来自激光阅读器）消除天然辐射产生的伪影。

4. IP使用注意事项

（1）IP可以重复使用。

（2）IP在8小时以上未使用，则在使用前应使用强光照射，消除可能存在的潜影。

（3）在使用中，应注意避免IP出现擦伤。

（4）由于IP中的荧光物质对放射线、紫外线的敏感度远高于普通X线胶片，因此摄影前、后的IP都要屏蔽。

（5）摄影后的IP上的潜影会因光的照射而消退，所以必须避光。并在8小时之内将信息读取。

（6）避光不良或漏光的IP上的图像会因贮存的影像信息量减少而变得发白，这与普通胶片正好相反。

## 三、影像阅读器

CR系统的影像阅读装置分为暗盒型和无暗盒型两种。暗盒型影像阅读器，需要采用暗盒装载IP，经过X线曝光后，随同暗盒一起插入影像阅读装置（图3-6）特定的通道中，IP被自动取出，经过扫描之后送回暗盒中，整个过程自动连续。该种类型的CR系统所用的X线机与传统的X线机兼容，不需要单独配置。

无暗盒型影像阅读器是将IP与影像阅读器组合成一体，无需暗盒，直接放置在X线摄影滤线器的后面，经曝光后自动进入影像阅读装置，读出影像后自动复位到初始位置，整个过程都是自动完成。

影像阅读器主要是通过激光扫描读取成像板中的记录信息，并可通过曝光数据识别进行影像的初步处理，之后将影像数据输出到影像后处理工作站。此外，还负责对成像板的潜影进行擦除处理。

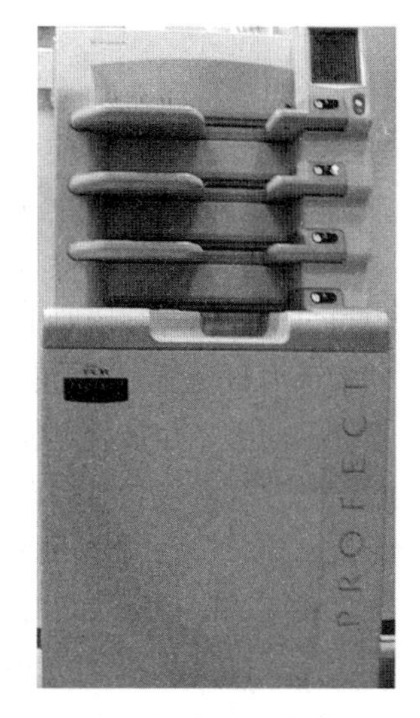

图3-6　阅读处理器外观图

## 四、影像处理工作站

影像处理工作站有影像处理软件，可提供不同解剖成像部位的多种预设影像处理模式，实现影像的最优化处理和显示，并可进行影像数据的存储和传输。其可以进行影像的查询、显示与处理（如放大、局部放大、窗宽窗位调节、旋转、边缘增强、添加注解、测量和统计等），并可把处理结果输出。

存储装置用于存储经影像阅读处理器处理过的数据，如光磁、硬盘等。

# 第二节　CR系统工作流程与成像原理

## 一、CR系统工作流程

CR系统工作流程也就是影像信息的形成过程，主要包括影像信息采集、影像信息转换、影像信息处理和影像信息存储四部分（图3-7）。

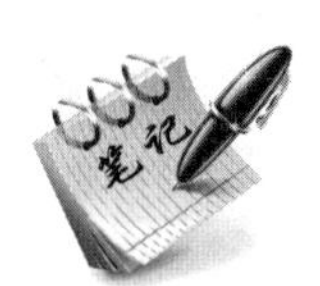


1. 影像信息的采集　CR系统采用IP作为X线信息采集的接收器。将未曝光的IP经穿过被照体的透射线照射后，X线光子就被IP的PSL物质层中的荧光颗粒吸收，释放出电子，其中

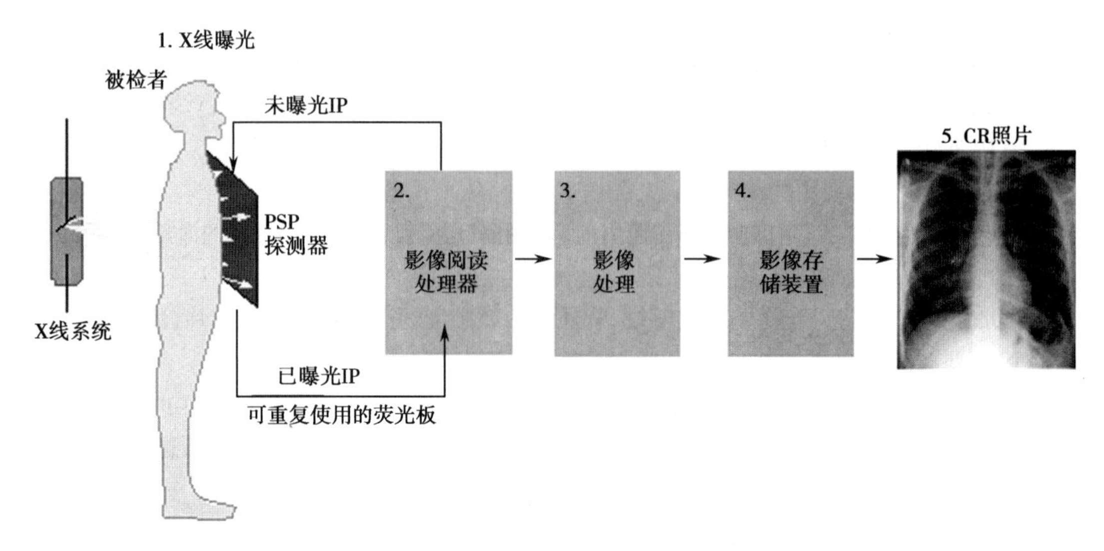


图 3-7　CR 系统工作流程

一部分电子散布在成像层内呈半稳定状态，形成潜影，X 线信息以潜影的形式被记录下来。

2. 影像信息的转换　指存储在 IP 上的 X 线模拟信息转化为数字信号的过程。主要由激光扫描读出装置，又称光激励发光扫描仪（PSL 扫描仪）、光电倍增管和模数（A/D）转换器完成。其过程是储存着潜影的 IP 置入到 CR 阅读器内，IP 被自动取出并经过激光扫描仪扫描，潜影信息以可见光的形式被读取出来，同时，释放的可见光被光电倍增管检测收集，并将接收到的光信号转换成为相应强弱的电信号，放大并由模数（A/D）转换器转换为数字信号。

期间激光扫描读出装置的激光扫描读出过程：随着由高精度电机带动 IP 匀速移动，激光束经摆动式反光镜和回旋式多面体反光镜的反射，在与 IP 垂直的方向上，依次对 IP 进行精确而均匀地扫描。与此同时，随着激光束的扫描，IP 上释放出的 PSL 被自动跟踪的集光器收集，经光电倍增管转换成相应强弱的电信号，并逐步放大，再由模数（A/D）转换器转换成数字信号。这一过程反复进行，扫描完一张 IP，便可得到一幅完整的数字图像（图 3-8）。

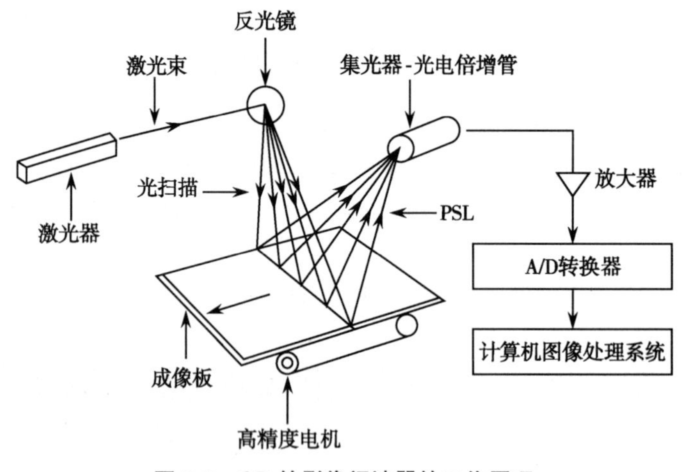


图 3-8　CR 的影像阅读器的工作原理

3. 影像信息的处理　是指在 CR 系统的后处理工作站采用不同的影像处理技术实施处理，以达到影像质量的最优化，满足临床诊断的需求。主要包括谐调处理、空间频率处理和减影处理等。

4. 影像信息的存储　CR 系统影像信息的存储方式有两种：一种是通过激光打印机打印成照片的形式进行存储；另一种是采用光盘或大容量的硬盘的方式存储。光盘或硬盘的储存方式

可大大减小储存的空间，并能够长久保存。

## 二、CR 系统成像原理

CR 系统的成像原理复杂，可用直观的"四象限"理论进行解释（图 3-9）。

1. 第一象限　横坐标表示入射到 IP 的 X 线曝光量，纵坐标表示 IP 被第二次激励释放可见光的强度，两者之间的关系在 1∶$10^4$ 动态范围具有良好的线性，即 IP 的动态范围大、线性好，这种线性关系也说明 CR 系统具有很高的敏感性和较宽的动态范围。

2. 第二象限　表示 IP 被第二次激发释放可见光的强度与 CR 影像的像素值灰度之间的转化关系，即由模拟信息到数字信息的转化关系。通过曝光数据识别器（exposure data recognizer，EDR）确定阅读条件。例 1：读出条件由 A 线指示，使用了较高的 X 线剂量和较窄的动态范围；例 2：读出条件由 B 线指示，使用了较低的 X 线剂量和较宽的动态范围。使输出的像素灰度值均在 Q1 和 Q2 之间，得到的 CR 影像与合适曝光量的效果相同。

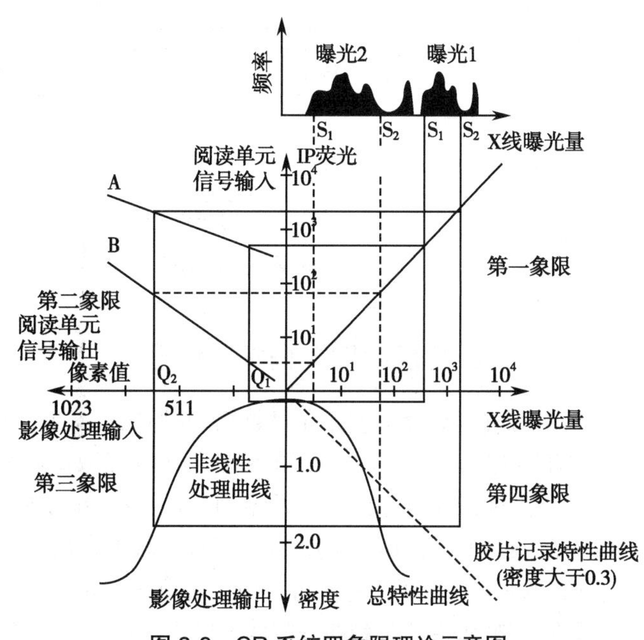


图 3-9　CR 系统四象限理论示意图

3. 第三象限　通过输入的数字信息（数字影像），采用多种图像处理技术，如动态范围压缩处理、谐调处理、空间频率处理等，对影像进行处理，使影像能够达到最佳的显示，以最大程度的满足医学影像诊断的需要。

4. 第四象限　横坐标表示入射的 X 线曝光量，纵坐标表示数字图像的影像密度，这种曲线类似于屏 - 片系统的 X 线胶片特性曲线，它包括了前面三个象限对影像转化和处理后的综合效果，是 CR 系统的一个总的特性曲线。

# 第三节　CR 系统的图像处理

CR 系统的图像处理，在实际运行中分为三个主要环节：一是与系统的检测功能有关的处理环节，即第二象限处理功能。该环节基于适当的影像读出技术，保证整个系统在一个很宽的动态范围内自动获得具有最佳密度与对比度的影像，即采用最佳阅读条件，并使之数字化。这个处理环节称为"曝光数据识别"。二是与显示的影像特征有关的处理环节，即第三象限处理功能。此环节在于通过各种特定处理（如谐调处理、频率处理、减影处理等）为诊断医生提供满足不同

诊断要求的、具有较高诊断价值的影像。三是与影像信息的存储与传输功能有关的处理环节，即第四象限处理功能。这个环节是获得优质的数字图像照片的记录，并保证影像质量不衰减的前提下实施影像数据的压缩，以达到高效率的存储与传输（图 3-10）。

本节主要介绍与影像信息检测和影像信息显示有关的处理，分别表现在第二象限和第三象限两个环节上。

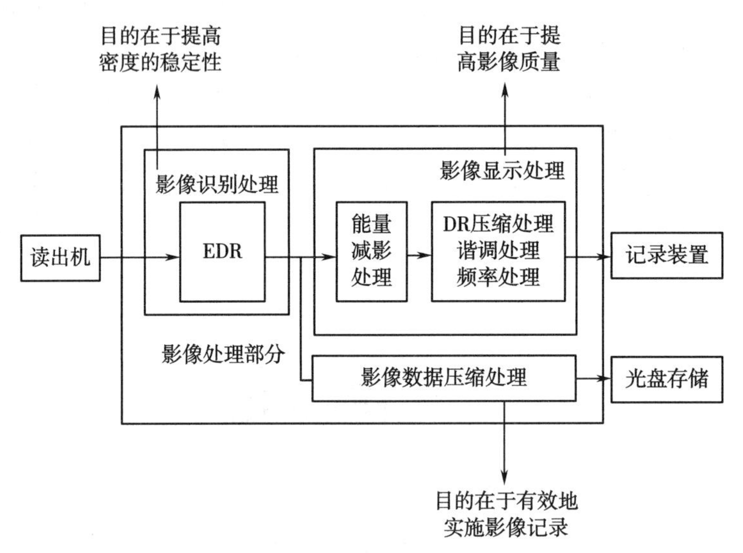


图 3-10　CR 系统的影像处理功能

## 一、与检测功能有关的处理

检测到 IP 上所携带的信息并以最佳的阅读条件读出，并形成具有最佳密度与对比度的数字影像，这是第二象限环节的功能。实现这种功能的装置就是曝光数据识别器（EDR），它结合了先进的图像识别技术，如分割标识范围、曝光区识别和直方图分析等，控制影像的质量。

EDR 是通过设定敏感度（S）和宽容度（L）的方式阅读成像板上的信息，使获得的图像克服曝光不足和曝光过度而导致的影像密度的不稳定性。EDR 是在正式读出影像之前，首先分割标识范围，主要有无分割、垂直分割、水平分割和四分割四种模式。然后识别曝光的区域，之后，先用一束微弱的激光阅读已曝光的 IP，得到一组抽样数据，形成一个预读出的影像直方图。再使用输入的 X 线摄影信息和自动检测到的影像敏感性范围来调整直方图的特征。为了得到更大的特异性，首先检测出对诊断有用的影像信号的最大和最小剂量值（图 3-9 中的 $S_1$、$S_2$），再根据 $S_1$、$S_2$ 相应地标识出预先设定的摄影参数中 $Q_1$、$Q_2$ 的值，从而决定 A、B 的读出条件。

EDR 流程包括（图 3-11）：①分割标识范围的识别处理；② 曝光区域的识别处理；③直方图分析，在最后修正的曝光区内，基于影像数据制成直方图。使用在每个摄影程序中设定的直方图分析参数（界限值，探测参数等），可测得有用的影像信号的最大剂量值 $S_1$ 和最小剂量值 $S_2$。

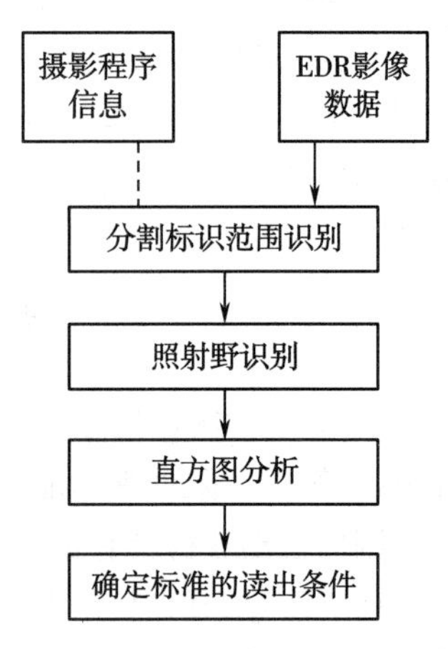


图 3-11　曝光数据识别处理流程

直方图分析是利用了每个摄影程序中的直方图分析参数及预读出的影像密度直方图信息。以下有五种类型的直方图用于不同的诊断目的：①用于骨骼到皮肤的显示；②用于骨骼～软组织的显示；③用于胃肠道钡剂造影检查的显示；④着重突出软组织信息的软组织显示；⑤着重突出骨骼信息的骨骼显示。

EDR 的工作模式有三种模式:①自动模式,自动调整阅读宽容度(L)和阅读敏感度(S)。S 值与 IP 的光激励发光强度有关;L 值是最终显示在胶片上影像的宽容度,表示 IP 上光激励发光数值的对数范围。②半自动模式,阅读宽容度固定,敏感度自动调整。③固定模式,阅读宽容度和敏感度均固定。

## 二、与显示功能有关的处理

为提高影像诊断的准确性并扩大诊断范围,CR 系统显示功能的处理包括:动态范围(dynamic range)压缩处理、谐调(层次)处理、空间频率处理和能量减影处理。

### (一)动态范围压缩处理

动态范围压缩处理是能够提供较宽影像诊断范围的处理算法,可将曝光不足或过度的影像置于最适宜处显示,最终获得优质照片影像。动态范围压缩处理是在谐调处理和空间频率处理的之前自动进行的,可通过公式 3-1、3-2 完成。主要用于具有高密度的胸部及四肢。

$$SD=Sorg+f(Sus) \tag{3-1}$$

SD:动态范围处理后的信号,f(Sus):处理函数,Sorg:原始影像信号

$$Sus=\sum Sorg/M^2 \tag{3-2}$$

Sus:平滑处理后的信号,$M^2$:动态范围压缩的表面尺寸

在显示胸部影像时,因肺野与纵隔影像的密度差别很大,用图 3-12 表示使用动态范围压缩处理对胸部进行的处理。图 3-12(a)中的阶梯状分布的信号是模拟肺野、心脏、纵隔等胸部的主要结构。各阶梯内细小的信号变化是模拟肺血管与纵隔重叠的骨骼。如果进行平滑处理,得到图(b)样的阶梯图形,其内的细小信号变化被平滑,进而消失。图(c)中,用图中的函数代入原始影像信号 Sorg,得到图(e)中表示的信号,低密度区域信号密度提高,影像的动态范围变窄。此外,存在于各个阶梯上的细小信号变化涉及各个密度区,可作为原始信号保存下来,这样就不会存在影像信号的对比度下降的情况。函数 f(Sus)的形状是可以自由设定的,若使用图(d)中的函数处理,则可以使原始图像中的高密度区域为中心进行压缩,处理结果如图(f)。

通过 CR 的动态范围压缩处理,在胸部影像中可以清楚地描绘出纵隔内的细微结构。

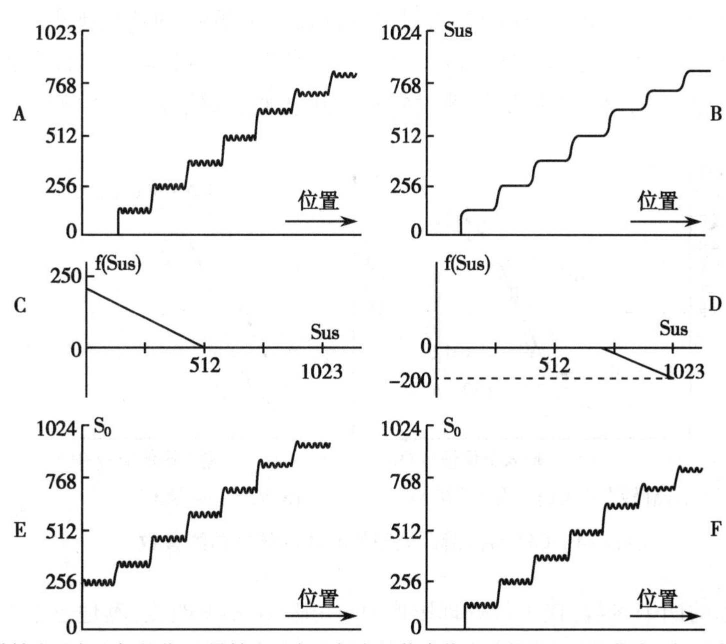


A横轴表示各坐标的位置,纵轴表示各坐标点的像素值;B平滑处理后的曲线;C把图中的函数代入原始影像信号,得到E的结果,低密度信号的密度提高;D把图中的函数代入原始影像信号,以高密度区为中心进行压缩,得到F结果

图 3-12　CR 系统的动态范围压缩处理

### （二）谐调处理

谐调处理（gradation processing）又称层次处理。主要用来改变影像的对比度、调节影像的整体密度。在CR系统中有16种谐调曲线类型（gradation type，GT）作为基础，以旋转量（gradation amount，GA）、旋转中心（gradation center，GC）和移动量（gradation shift，GS）作为调节参数，来实现对比度和光学密度的调节，从而实现影像显示的最优化。

1. 谐调曲线类型（GT）　谐调曲线（A~Z）是一组非线性的转换曲线，其作用是显示灰阶范围内各段被压缩和放大显示的程度。它的选择就像选择X线胶片不同的γ值一样，针对不同的部位有不同的配置（图3-13）。这16种曲线的作用是：

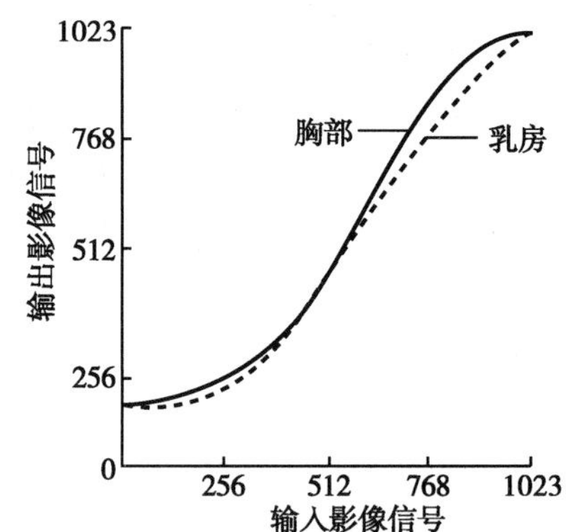

图3-13　CR系统影像谐调处理曲线类型（GT）

A线：产生大宽容度的线性层次。

B~J线：是系统线性变化的非线性层次曲线，类似于屏-片系统，肩部是高密度区和足部是低密度区。

K~L线：为数字减影血管造影所设置的极高对比度的非线性曲线。

M线：线性黑白反转。

N线：为胃肠造影专门设定的非线性曲线。

O线：主要用于优化骨骼的非线性曲线。

P线：主要用于优化胸部肺野区产生的微小密度变化的影像。

在实际应用中，针对不同部位的影像密度和对比度差异，在CR系统中就相应地匹配不同的转换曲线，以获得最佳的影像效果。

2. 旋转中心（GC）　为谐调曲线的中心密度，它的值根据医学影像的诊断要求在CR系统中设定为0.3~2.6，改变GC即改变了曲线密度的中心，影像的改变甚至会由正像变为负像。实际应用中，诊断医生总是追求兴趣区最清晰的显示，因此，首先要将GC置于兴趣区中心位置（图3-14）。若兴趣区在激光阅读完后已经达到了诊断要求，就没有必要再调整GC值。

3. 旋转量（GA）　主要用来改变影像的对比度。旋转量有一定的数值范围，在CR系统中，GA的值范围是-4~+4（不包括0），GA越大，对比度越大；GA越小，对比度越小（图3-14）。

4. 移动量（GS）　用于改变整幅影像的密度，GS的值范围是+1.44~-1.44，降低GS值，即曲线向右移就减少影像密度，增加GS值，即曲线向左移就增加影像密度（图3-14）。

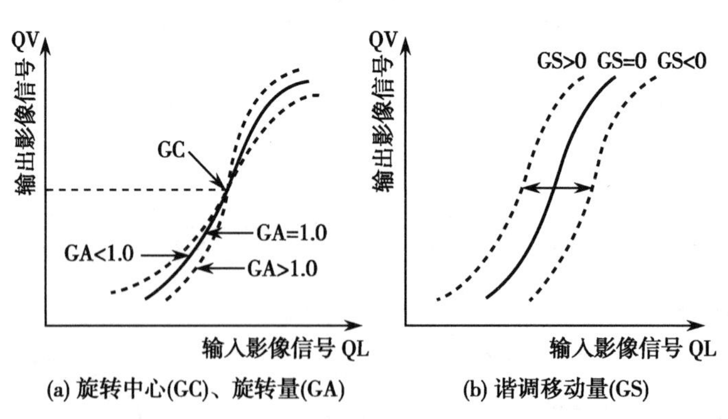

图3-14　CR系统谐调处理的非线性转换曲线参数

谐调处理技术的四个参数，在进行处理影像时，一般GT不做改变，其他三个参数以兴趣区的密度、对比度特征再做调整，在调整过程中，先确定GC，再调整GA和GS。

### （三）空间频率处理

空间频率处理（spatial frequency processing）是指系统对空间频率响应性的调节。空间频率响应处理影响影像的锐利度。CR 系统通过空间频率调节可提高影像中高对比成分的响应而增加局部和特定尺寸结构的对比度。

CR 系统的空间频率处理又称为不鲜明蒙片(unsharp masking)处理。因为处理过程中使用一个不鲜明的影像 Qus 作为蒙片影像,以增加空间频率响应。图 3-15 点状曲线表示不鲜明影像 Qus 的频率响应,虚线表示原始影像 Q 与不鲜明影像之间的差别,即 Q~Qus 的频率响应;点划曲线 QL 表示最终经过处理的影像的频率响应。一幅影像中,主要增强成分的频率是由不鲜明蒙片的大小决定。即如果使用了一个大的蒙片,不鲜明影像在较低频率上的响应将变得较少,这样 Q~Qus 和 QL 的响应峰值将移向低频区,低频成分将被增强。相反,若使用一个小的蒙片,则将增强高频成分。这样可通过调节蒙片的尺寸,选择性增强低频或高频成分的频带,得到适于诊断的影像。

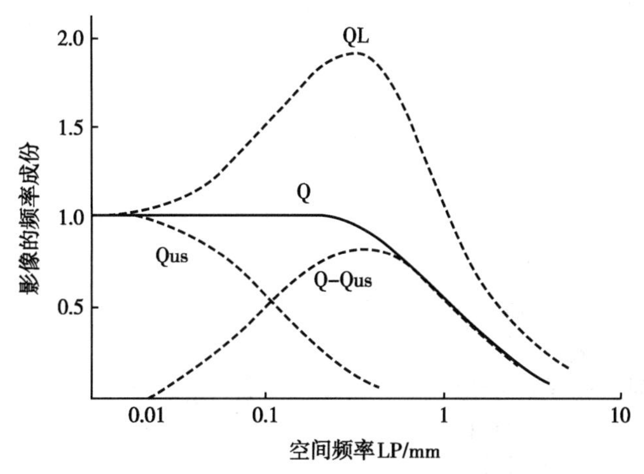


Q代表原始影像 Qus代表不鲜明影像 QL代表经过处理的影像(量子强度) Q–Qus原始影像与不鲜明影像之间的差别

**图 3-15　CR 系统空间频率处理示意图**

同时,决定增强程度的加权因素不是一个常数,而是原始影像 Q 的函数。如果把它确定为一常数,在施行较强的频率处理时,有时会在密度变化陡峭的区域出现伪影,如胃肠道造影检查时充钡的胃、肠壁边缘处。在影像中低密度部分(Q 值小的部分)施行显著的增强时,也会局部加大 X 线量子噪声,降低影像质量。在低密度区加权因素减少,在高密度区加权因素增加,此类处理称"非线性不鲜明蒙片处理",若为常数则处理为线性。

决定频率处理条件的频率响应方式有三个参数,分别是:①频率等级(frequency rank,RN);②频率类型(frequency type,RT);③频率增强程度(frequency enhancement,RE)。

1. 频率等级(RN)　即对空间频率范围的分级。等级范围:0~9,按结构尺寸分为:

低频等级(0~3):用于增强大结构,软组织,肾脏和其他内部器官的轮廓。

中频等级(4~5):用于增强普通结构,肺部脉管和骨骼轮廓线。

高频等级(6~9):用于增强小结构,如微细骨结构、肾小区等。

2. 频率类型(RT)　用于调整增强系数,控制每一种组织密度的增强程度。在 CR 系统中,共设有 F、P、Q、R、S、T、U、V、W、X、Y 和 Z 等 12 个类型。

3. 频率增强程度(RE)　指增强程度的最大值。用于控制频率的增强程度。在 CR 系统中,频率增强程度的范围为 0~16。

在某些影像处理中,为了充分显示正常组织或病变结构,往往是谐调处理和空间频率处理结合起来应用。如较低的 GA 与较大的空间频率增强程度结合产生的影像可覆盖较宽的信息范围,并使组织器官的边缘增强,用于显示软组织;若较大的 GA 与较小的 RE 结合使用,就可产生类似于屏 / 片系统的影像。

**(四)减影处理**

常用的减影处理方式有时间减影和能量减影两种。CR系统由于采集影像信息的速度较慢，时间分辨力不高，因此，能量减影是CR系统最常用的方法。能量减影又分为两次曝光法和一次曝光法。

1. 两次曝光法能量减影　对同一部位先后采用不同能量的X线(如100kV和60kV)对其进行两次曝光，获得两幅不同能量的CR影像。通过对两幅能量不同影像的数据进行减影处理(图3-16)，可以得到去除骨骼的软组织影像，或去除软组织的骨组织影像。两次曝光法适宜用在非自主运动的组织器官，CR系统的时间分辨力不高，导致两次曝光的减影影像效果不佳。

2. 一次曝光法能量减影　使用两块同样大小的IP，并将一0.6mm厚金属铜板作为滤过板置于其间(图3-17)，曝光后，经过铜板的后方IP获得是比前方IP能量高的影像，由此，前、后两张IP也是两幅不同能量的影像，同样经过加权减影技术处理，也可获得软组织、骨组织影像。此方法避免了组织器官移动造成的伪影，减影效果较为理想。

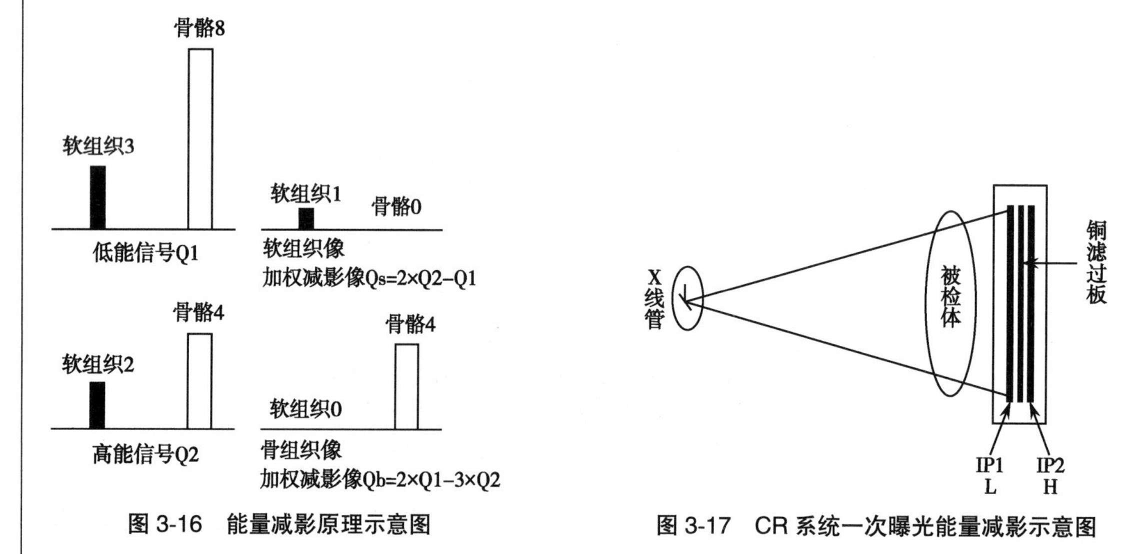


图3-16　能量减影原理示意图

图3-17　CR系统一次曝光能量减影示意图

在能量减影的过程中，获得较高质量的减影影像必须具备以下条件：①前后两IP的两种曝光的X线能量差别要大；②IP的检测效率要高；③IP的检测线性要好；④散射线的影响要小。能量减影技术在CR系统的出现，拓宽了CR系统的应用范围，同时也提高了诊断的正确率。

# 第四节　CR影像质量标准与影响因素

## 一、CR影像质量标准

CR影像质量目前没有统一标准，但有许多认同之处。

1. CR的影像必须满足诊断需要，要求人眼能够识别的照片密度控制在0.25~2.0。影像层次分明，无残影、无体外伪影的干扰。

2. CR照片信息全面，CR照片的信息包括左右标识、检查号、检查日期、检查医院、患者姓名、性别、年龄等，都需要记录并显示清楚。

3. IP尺寸选择合理，IP尺寸的选择需根据检查部位大小，分格规范，照射野大小的控制合理。

4. 影像放大比例一致，摄影的同一部位不同侧别(如正位、侧位、斜位等)，影像放大比例一致；同一部位不同时间摄影，影像放大比例也需一致。

5. 影像整体布局合理，影像无失真变形。

6. 在进行CR摄影时，对敏感的组织和器官尽可能防护和屏蔽。

## 二、影响CR影像质量的因素

在CR系统成像的过程中，对影像质量影响的因素有许多，主要存在于信息采集、信息读出和信息处理与记录等环节中，尤以IP的特征和阅读器的性能为重要。

1. 决定CR系统响应性的因素

（1）进入IP的散射线：入射的X线被IP的荧光层所吸收，但一部分散射线也会被IP的荧光体吸收，使影像变模糊，这些散射线占整个入射线的比例很小，所以对整个CR响应性产生的影响相对轻微。

（2）激光束在IP荧光层上的扩散：在IP的阅读器中，CR的响应特征很大程度上是由激光粒子的扩散而决定的。这种激光束的扩散结果依赖于IP的响应特征和激光束的直径，因为激光束的直径是依照IP的响应特征而设定的，且IP的响应特征完全决定着整个CR系统的响应特征。

（3）电子系统的响应特征：从光电倍增管输出的信号经过光电转换和滤过被传送到A/D转换器，这些模拟电路的响应特征要求高效率，从而不降低整个系统的响应性。另一方面，在数模转换过程中具有影像最大空间频率的响应特征能被输送。

2. CR系统的噪声　噪声是影响影像质量的重要因素，可掩盖或降低了某些影像细节。CR系统中存在着两种噪声，即量子噪声（X线量依赖性噪声）和固有噪声（非X线量依赖性噪声），量子噪声又分为X线量子噪声和光子噪声。

（1）量子噪声

1）X线量子噪声：X线量子噪声是指X线量子依据泊松分布的统计学法则随机产生的波动。CR系统中，X线量子噪声是X线被IP吸收过程中产生的噪声。入射的X线剂量越大，X线量子噪声越小，否则噪声越大，即X线量子噪声与IP接收到的X线剂量成反比。若入射的X线剂量在允许剂量下限之上恒定，CR影像的噪声则由IP的吸收特性来决定。提高IP对X线量子的吸收效率，就可以提高CR系统的影像质量。

2）光量子噪声：光量子噪声是光量子依据泊松分布的统计学法则随机产生的波动。CR系统中，光量子噪声是光电倍增管转换第二次激发IP产生荧光为电信号的过程中产生的。它与入射的X线剂量、IP的X线吸收效率，IP的光激发发光量、聚集PSL的光导器的集光效率以及光电倍增管的光电转换效率有关。由此可见，在激光阅读器中，增加激光束输出功率、使用集光效率更高的光导系统及光电转换效率更高的光电倍增管都可降低光量子噪声。

（2）固有噪声：CR系统中的固有噪声包括IP的结构噪声、激光噪声、模拟电路噪声、模/数转换过程中的量子化噪声等。其中，IP的结构噪声是重要的起支配作用的噪声。它是由IP的荧光体颗粒层内荧光体分布的随机性产生的。因此，减小荧光体颗粒的尺寸可减少IP的结构噪声。

3. 空间分辨力　IP的容量及像素尺寸都会影响CR的空间分辨力（表3-1），主要有：① IP中PSL物质晶体颗粒的大小；②第二次激励时激光束的直径；③激光激励PSL物质产生的可见光在IP中的散射程度，散射程度越大空间分辨力越差。

**表3-1　IP的信息容量和空间分辨力**

| IP | 分辨力 | 像素尺寸 | 像素数 | 位 | 容量 |
|---|---|---|---|---|---|
| 14×17 | 2.5LP/mm | 0.2mm | 1760×2140 | 10 | 4.5MB |
| 14×14 | 2.5LP/mm | 0.2mm | 1760×1760 | 10 | 3.8MB |
| 10×12 | 3.3LP/mm | 0.15mm | 1670×2010 | 10 | 4.0MB |
| 8×10 | 6.0LP/mm | 0.10mm | 2000×2510 | 10 | 6.0MB |

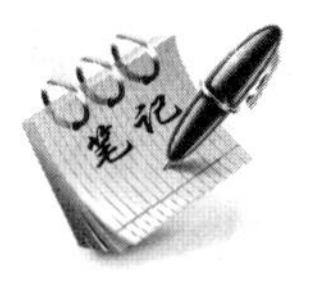

## 小　　结

本章详细介绍了 CR 的关键部件 IP 的结构及特性;重点介绍了 CR 成像的"四象限"理论及 CR 的工作流程;详细叙述了 CR 的后处理环节及方法;以及 CR 影像质量标准及影响 CR 图像质量的因素。

（曹　琰　张晓康）

## 思考题

1. 名词解释:光激励发光现象。
2. 简述 CR 的成像过程。
3. 简述 IP 的结构及其特性。
4. 简述一次曝光能量减影的特点。
5. 简述与显示有关的 CR 后处理的参数及其意义。

# 第四章　数字X线成像

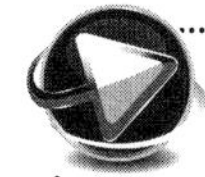

学习目标

1. 掌握非晶硒和非晶硅DR的成像原理及工作流程。
2. 熟悉直接和间接平板探测器的结构;影响DR图像质量的因素。
3. 了解CCD探测器和多丝正比电离室摄影设备的结构及成像理论。

数字X线摄影(DR)是继CR之后又一数字化X线摄影技术,是指在具有图像处理功能的计算机控制下,采用一维或二维的X线探测器直接把X线影像信息转化为数字信号的技术。DR与CR系统的成像过程大致相同,主要区别在于影像接收器,DR的影像接收器为平板探测器(FPD)。

平板探测器是1990年开始认识并研发,1995年北美放射年会上报道了硒材料的直接转换静态影像X线平板探测器。1997年出现了静态的间接转换平板探测器。至此,DR以其高的时间分辨力、宽的动态范围、高的量子检出率(DQE)和高的MTF性能应用于临床。

平板探测器呈板状,固定于立式胸片架或检查床的滤线器下,外形与普通X线设备无区别,可在曝光后几秒钟显示图像。

## 第一节　DR成像基本条件

成像包括信息源、信息载体及接收器三要素。DR根据接收器的能量转换方式不同分为:直接转换型探测器和间接转换型探测器。直接转换型探测器是直接使用X线的光电导特性,将X线的信息直接转换成电信号。如非晶硒平板探测器和多丝正比电离室(multi-wire proportional chamber,MWPC)。间接转换型探测器是利用闪烁体和光电二极管组合,将X线的信息通过可见光间接转换成电信号。如非晶硅平板探测器和电荷耦合器件(charge coupled device,CCD)。其中,平板是指探测器的单元阵列采用薄膜晶体管(TFT)技术,制成外观似平板的探测器。如非晶硒平板探测器和非晶硅平板探测器。将DR按照X线能量转换方式的不同分类如表4-1。

表4-1　DR常用的平板探测器

| | 探测方法 | X线转换为数字图像的过程 |
|---|---|---|
| 直接转换 | a-Se平板探测器 | X线➡图像 |
| | MWPC | X线➡图像 |
| 间接转换 | 闪烁体+光电二极管 | X线➡光➡图像 |
| | I.I.+TV摄像机 | X线➡光➡图像 |
| | 闪烁体+CCD | X线➡光➡图像 |

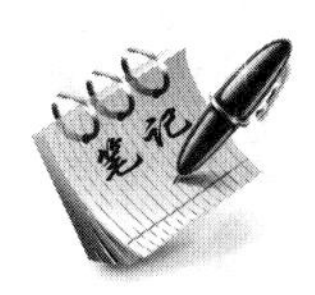

# 一、直接转换型探测器

## （一）非晶硒平板探测器

非晶硒平板探测器是利用非晶硒的光电导特性，将X线直接转换成电信号，形成全数字化动态或静态影像。主要包括X线转换单元、探测器单元阵列、高速信号处理单元和信号传输单元四部分，其结构如图4-1所示。

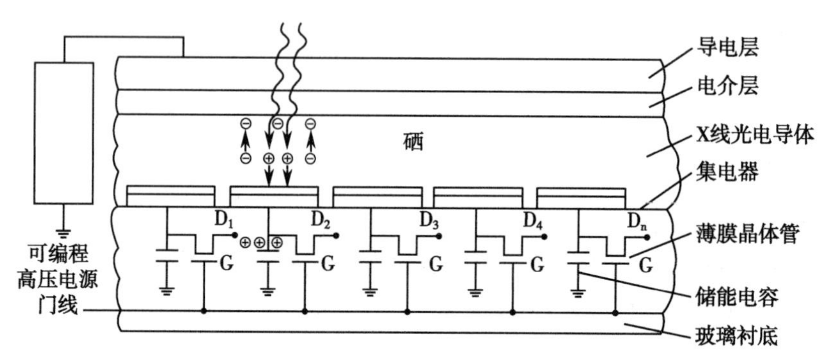


图4-1　非晶硒平板探测器结构示意图

1. X线转换单元　以非晶硒为光电材料，将X线转换成电子信号。当X线照射非晶硒层时，由于非晶硒的光电导特性，产生一定比例的正负电荷，这些电荷在几千伏电压的作用下，在光电导层内沿电场方向移动，形成光电流，并被探测器单元阵列收集。

2. 探测器单元阵列　用薄膜晶体管（thin film transistor，TFT）技术在玻璃基层上组装成几百万个探测元阵列。每一个探测元含括一个电容和一个TFT，对应图像的一个像素。诸多像素被安排成二维矩阵，按行设门控线，按列设图像电荷输出线，如图4-2所示。读出时，某一行被给予电压，这一行的开关就被打开。电荷从被选中行的所有电容中沿数据线同时流出。当X照射转换单元时，产生的电荷聚集在电容中。TFT被来自高速处理单元的地址信号激活时，聚集的电荷就会被以电信号的形式读取到高速信号处理单元中。由于正负电荷主要沿电场线运动，仅在有X线直接吸收的像素上才发生像素对电荷的收集。每个X线光子产生的电荷，不会扩散到相邻像素。

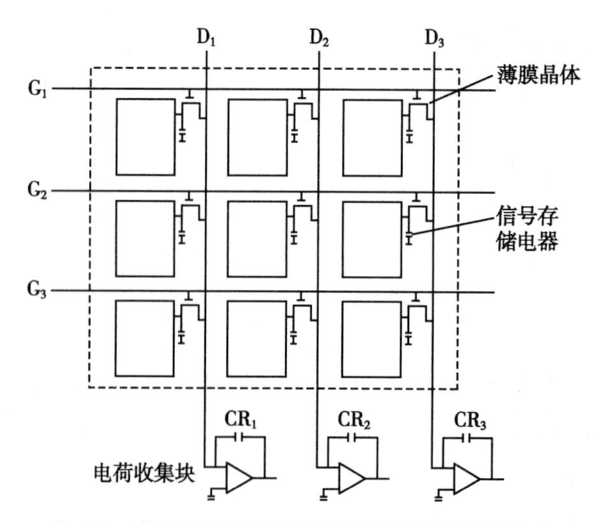


图4-2　非晶硒平板探测器的像素矩阵的读出方式

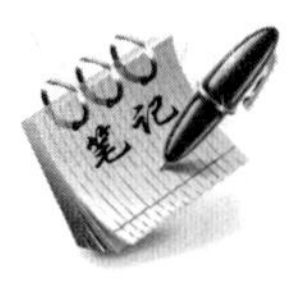

3. 高速信号处理单元　该部分产生地址信号。由高速信号处理产生的地址信号顺序激活各个TFT，每个贮存电容内的电荷按地址信号被顺序读出，形成电信号，然后进行放大处理，再

送到 A/D 转换器进行模 / 数转换。

4. 信号传输单元 该部分用以将各个像素的电荷信号转换成数字信号,并对数字信号的固有特性进行补偿,传送输到主计算机等。

**(二) 多丝正比电离室**

多丝正比电离室型 X 线摄影装置是 1999 年中俄合作共同研制成功的低剂量直接数字化 X 线机(low-dose digital radiographic device,LDRD),或称低剂量 X 线机。它采用一种狭缝式线阵列探测器扫描装置,具有扫描剂量低、动态范围宽、探测面积大(120cm × 40cm)等特点,实现了实质上的直接数字化成像。

LDRD 的结构包括:主机部分、扫描结构、探测系统及计算机系统四部分。

1. 主机部分 高压发生器、X 线管及控制面板。

2. 扫描结构 扫描机构安装在垂直运动机构上的水平支架,同时装有球管、前准置器、后准直器和探测系统,通过微调机构使 X 线严格保持在同一水平面上。整机可垂直移动,总行程约 1.2m。

3. 探测系统 探测系统由多丝正比室和数据系统组成的一个整体。多丝正比室是一个铝质密封腔体,一侧为入射窗,腔内装有漂移电极、阴极和阳极。并充以 Xe 和 $CO_2$ 的混合气体。数据采集系统由一块控制电路板和独立采集计数通道组成(图 4-3)。

4. 计算机系统 装有图像处理和诊断需要的各种处理软件。也作为控制台来操纵 X 线机。

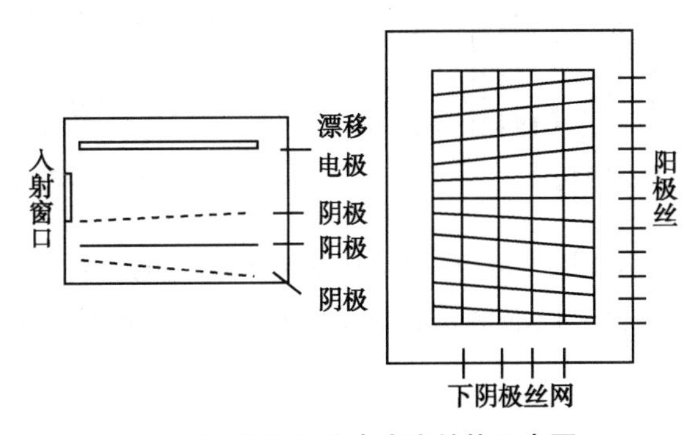


图 4-3 多丝正比电离室结构示意图

## 二、间接转换型探测器

**(一) 非晶硅平板探测器**

非晶硅平板探测器为一种以碘化铯(CsI)加非晶硅光电二极管阵列为核心,利用碘化铯(CsI)的特性,将入射后的 X 线光子转换成可见光,再由具有光电转换作用的非晶硅二极管阵列转变为电信号,并通过模数(A/D)变换,获得数字化图像。

其结构主要包括荧光材料层、探测元阵列层、信号读取单元和信号处理单元四部分(图 4-4)。

1. 荧光材料层 荧光材料由碘化铯(CsI)闪烁晶体构成,晶体直径约 6μm,呈针状排列(图 4-5),厚度为 500~600μm,CsI 闪烁晶体是一种吸收 X 线并把能量转换为可见光的化合物。CsI 晶体的细针状排列作为光导管时,可见光光子产生在输入层附近可保持高的空间分辨力。闪烁晶体外表面包裹铊,减少可见光的漫射。同时,掺入铊后,CsI 激发可发出 550nm 的可见光,正是非晶硅光电二极管光谱的峰值。这样,CsI 与非晶硅的结合可具

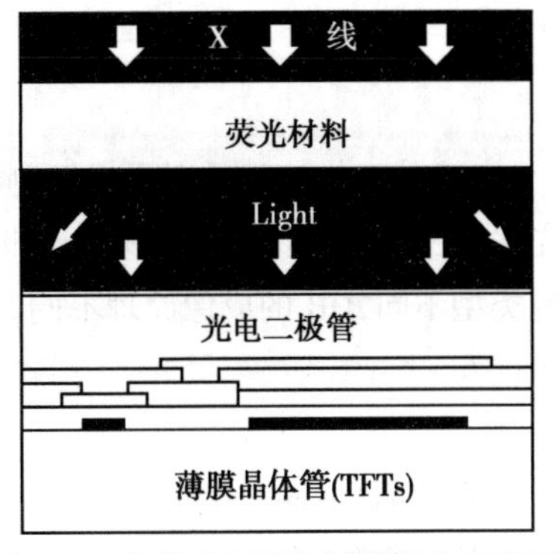


图 4-4 非晶硅平板探测器结构示意图

有最高的量子检出率（DQE）。

2. 探测元阵列层　每个探测元包括一个非晶硅光电二极管和起开关作的TFT。在运行时，TFT关闭，给光电二极管一个外部反向偏置电压，通过闪烁的可见光产生的电荷聚集在二级管上（图4-6）。读取时，给TFT一电压使其打开，电荷就会由二极管沿数据线流出，以电信号的形式读到信号处理单元。每个像素由与负极相连的一个光电二极管和一个开关二极管对构成，通常将这种结构称作双二极管结构。这种结构的探测器阵列称作TFD阵列，也有采用光电二极管——晶体管构成探测器像素的结构形式。这种结构的探测器阵列则称作TFT阵列。每个像素由具有光敏性的非晶硅光电二极管及不能感光的开光二极管，行驱动线和列读出线构成。位于同一行所有像素的行驱动线相连，位于同一列所有像素的列与读出线相连，以此构成探测器矩阵的总线系统。

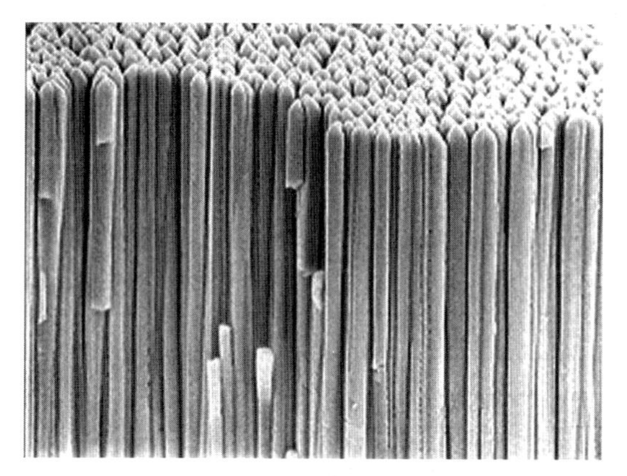

图4-5　碘化铯晶体结构

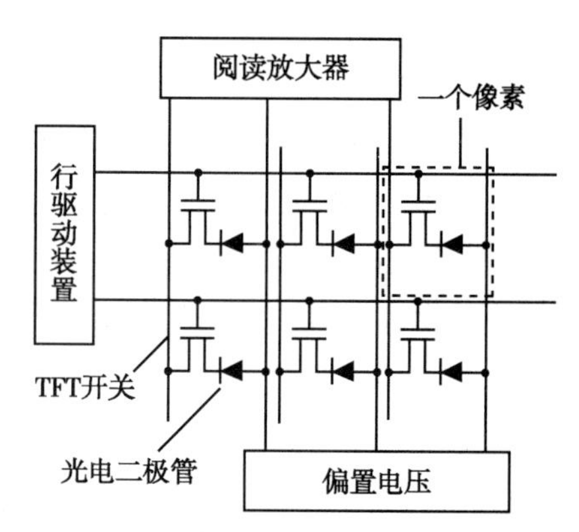


图4-6　非晶硅平板探测器的像素矩阵的读出方式

3. 信号读取单元　信号读取时，打开TFT开关，电荷由光电二极管数据流出。

4. 信号处理单元　从信号读取单元数据线流出的电荷以电信号的形式读出到信号处理单元。

### （二）CCD探测器

电荷耦合器件（CCD）是一种半导体器件。CCD探测器也是一种重要的数字检测器，其闪烁晶体受到X线照射时发出可见光，经光导纤维或镜面、光学镜头传导到CCD，由CCD将可见光图像转换成数字信号。

CCD探测器的结构是由数量众多的光敏像元排列组成，光敏元件排列成一行的称为线阵CCD，用于传真机、扫描仪等；光敏元件排列一个由若干行和若干列组成的矩阵称为面阵CCD，用于摄像机、心血管造影机、数字X线摄影机、胃肠X线机和数码相机等。光敏像元的数量决定了CCD的空间分辨率。

## 第二节　DR成像原理与工作流程

DR的工作流程是以平板探测器为影像接收器，将X线信息转换为数字信号，实现了直接曝光输出图像功能的X线成像。其时间分辨力高于屏-片成像和CR成像。根据DR影像接收器的类型不同，DR的成像原理不同，工作流程也有差别。

### 一、非晶硒（a-Se）DR

非晶硒（a-Se）DR成像原理是当携带被照体信息的X线照射硒光电导层后，非晶硒层的导电特性发生变化，产生一定比例的电子—空穴对，该电子-空穴对在几千伏偏置电压形成

的电场作用下被分离并反向运动，形成电流。电流的大小与入射X线光子的数量成正比，这些电流电荷无丢失或散落地被存贮在具有TFT的电容上（图4-7）。每个TFT形成一个采集图像的最小单元，即像素。每一个像素区内有一个场效应管，在读出控制信号的控制下，开关导通，把储存于电容内的像素信号逐一按顺序读出、放大、经过模数（A/D）转换器，电信号转化为数字信号，经工作站处理，数字信号被重建后形成数字图像。信号读出后，扫描电路自动清除硒层中的潜影和电容存储的电荷，为下一次曝光和转换做准备。

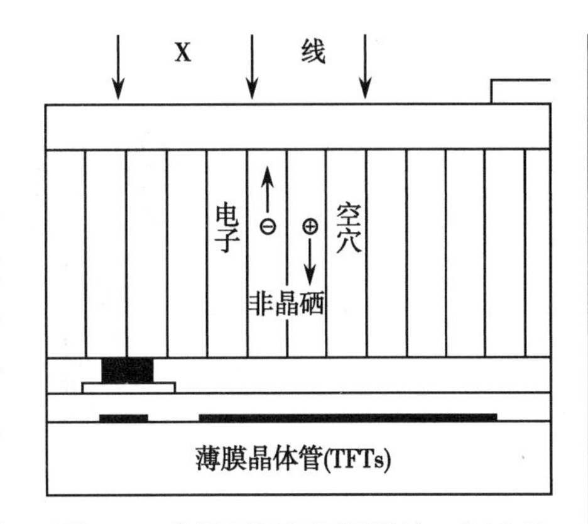


图4-7　非晶硒平板探测器的工作原理

其具体的工作流程如图4-8。

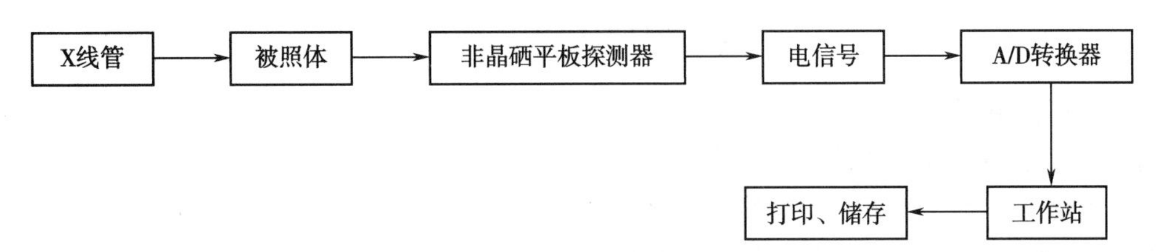


图4-8　非晶硒直接转换型DR的工作流程

## 二、非晶硅（a-Si）DR

非晶硅（a-Si）DR的成像原理是位于探测器顶层的CsI闪烁晶体将入射的透射线信息转换为可见光，可见光在针状CsI结晶内受外膜反射向底层方向传导，直接被非晶硅（a-Si）光电二极管吸收并转换成电信号，每一个像素的电荷量变化与入射的透射线强度成正比，在中央时序控制器的统一控制下，居于行方向的行驱动电路与居于列方向的读取电路将电荷信号逐行取出，并由转换为串行脉冲序列并量化，由A/D转换器转化为数字信号，经通信接口电路传送至工作站的图像处理器，形成X线数字图像。

非晶硅（a-Si）DR的具体工作流程如图4-9。

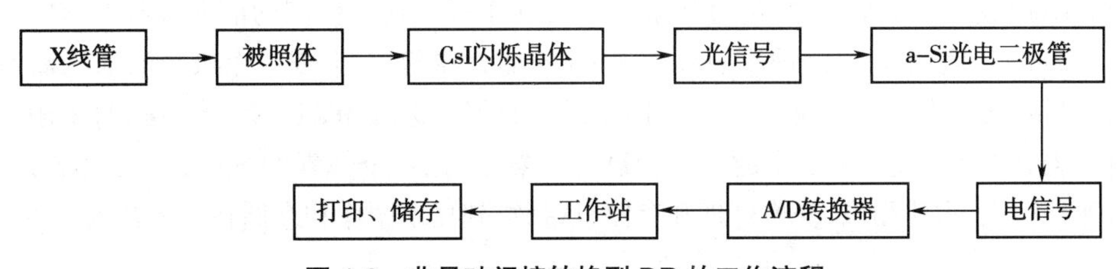


图4-9　非晶硅间接转换型DR的工作流程

## 三、CCD摄像机

CCD摄像机成像原理是X线曝光时，碘化铯闪烁晶体探测器将携带人体信息的透射线转换为可见光，采用阵列技术，在同一平面上近百个性能一致的CCD摄像机摄取荧光影像，通过光学传导系统，投射到小面积的CCD器件上并转换为电信号，再通过模数（A/D）转换成数字信号，进入计算机系统进行图像处理，将图像拼接，形成一幅完整的图像（图4-10）。

目前，以CCD数字线成像的影像设备有：数字化胃肠X线机、常规摄影的数字化X线机以及具有动态成像的心血管造影X线机。

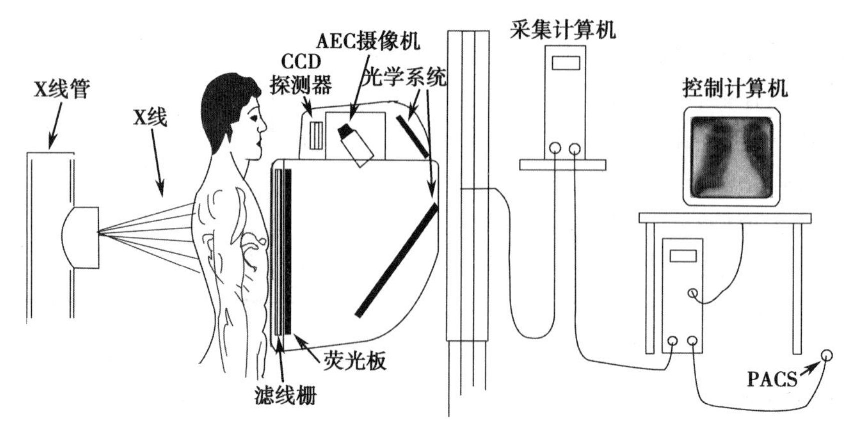


图 4-10　CCD 摄像机成像原理示意图

## 四、多丝正比电离室

多丝正比电离室的成像原理是 X 线管发射的锥形 X 线束经水平狭缝准直后形成了平面扇形 X 线束。通过患者的透射线射入水平放置的多丝正比室窗口，被探测器接收后，扫描器使 X 线管、水平狭缝及探测器沿垂直方向作均匀的同步平移扫描，到达新位置后再作水平照射投影；如此重复即完成了一幅图像的采集（图 4-11）。多丝正比室的每根金属丝都与放大器相连，经 A/D 转换器数字化后，输入计算机进行图像处理。

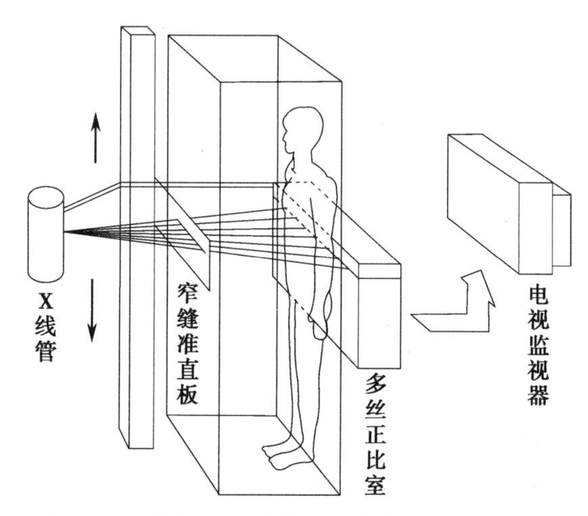


图 4-11　多丝正比电离室 X 线成像原理示意图

LDRD 系统的工作程序是在控制台准备工作就绪后，选好曝光条件，用鼠标按点采集功能，即开始一幅图像的扫描工作，整个扫描支架从定位由下向上运动采集影像数据，图像的每行曝光时间为 5~6ms。X 线管的射出窗口被屏蔽材料阻挡成一个水平缝隙，经过限束器使 X 线束在入射人体前的前准直器上形成一个约 200mm × 20mm 的窄条。再经前准直器上 1mm 的准直器缝隙，形成一个极窄的线状断面的扇形波束。当射线经人体后再经过一个约 1mm 的准直器缝进入 MWPC 探测系统，每根阳极连至一个计数器，记录 X 线光子所引起的计数脉冲。然后，把每个像素的统计数据（数字信号）高速传输至计算机，重建图像、变换处理和存储，从扫描到显示图像和存储在数秒钟内便可完成。

# 第三节　DR 影像质量标准与影响因素

## 一、DR 影像质量标准

DR 影像质量目前没有统一标准，现将广泛认同之处总结如下：

1. DR 的影像必须满足诊断需要，要求人眼识别照片的密度控制在 0.25~ 2.0。影像层次分明，无残影、无体外伪影的干扰。

2. DR 照片信息全面，DR 照片的信息包括左右标识、检查号、检查日期、检查医院、患者姓名、性别、年龄等，都需要记录并显示清楚。

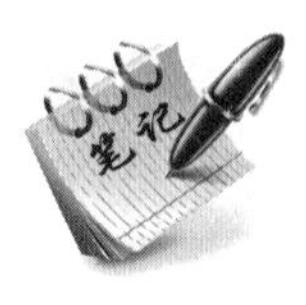

3. 合理选择照射野尺寸，DR 的平板探测器大小固定，摄影时，是通过照射野的大小确定的。因此，照射野大小应根据检查部位、年龄等合理选择。

4. 影像放大比例一致，摄影的同一部位不同侧别（如正位、侧位、斜位等），影像放大比例一致；同一部位不同时间摄影，影像放大比例也需一致。

5. 影像整体布局合理，影像无失真变形。

6. 在进行 DR 摄影时，对敏感的组织和器官尽可能防护和屏蔽。

### 二、影响 DR 影像质量的因素

1. 空间分辨力　平板探测器的空间分辨力由探测器单元的大小和间距决定。目前多数 a-Se 平板探测器的像素大小为 139μm，空间分辨力为 3.6LP/mm，其像素矩阵为 2560×3072；而多数 CsI+ 非晶硅平板探测器的像素大小为 143μm，空间分辨力为 3.5LP/mm，其像素矩阵可达 3001×3001，由于光的散射或电荷的扩散所致。

2. 密度分辨力　直接、间接转换型平板探测器的灰度级都可达 214。数字图像通过后处理功能，都可使全部灰阶分段分时得到充分显示。使密度分辨力提高，扩大信息量。

3. 噪声　平板探测器系统的噪声主要有两个来源：①X 线量子噪声；②探测器电子学噪声。间接转换型平板探测器在由 X 线转换成数字信号过程中，经过了多次转换，而每次转换都会引入噪声，与直接转换型平板探测器相比，探测器电子学噪声有所增加。

4. 曝光宽容度　直接、间接转换型平板探测器的辐射剂量和像素电荷在 $1:10^4$ 动态范围内都是线性的。因此，可大大降低了由于曝光条件不当而造成的废片。

5. 敏感度　直接转换型平板探测器的敏感度取决于非晶硒层的 X 线吸收效率。间接转换型平板探测器的灵敏度是由四个因素决定：X 线吸收率、X 线——可见光转换系数、填充系数和光电二极管可见光——电子转换系数。两者在很宽的 X 线曝光范围内都显示了良好的线性，因此，都具有高的敏感度。

6. 调制传递函数　直接转换型平板探测器是直接将捕获到的 X 线光子转换成电信号，其间没有中间步骤，其 MTF 性能较好。间接转换型平板探测器则需把 X 线转换成可见光，再由光敏元件将可见光信号转换成电信号，再经模数（A/D）转换成数字信号。由于经过多次转换，每次转换过程中都会造成能量、信息损失、引入噪声及非线性失真，因此，间接转换型平板探测器的 MTF 下降，图像的锐利程度不及直接转换型。

## 第四节　数字图像打印原理

数字图像打印技术早期始于激光打印机（又称激光照相机或激光成像仪），是 20 世纪 80 年代中期兴起的一种数字化硬拷贝成像设备，1994 年又开发出了干式打印机，它的问世为胶片成像技术开辟了新的途径，从而大大提高图像的质量。现已被广泛应用于各种数字成像设备的图像记录中，如 CT、MRI、DSA、CR、DR 等。数字图像打印装置尚无统一明确的分类标准。一般分为热敏打印和激光打印两大类。

### 一、热敏打印

热敏打印是一种使用炭黑记录影像信息的影像处理技术。整个操作过程可在明室下完成，使用的胶片是一种不含卤化银的专用胶片，又称干式热敏胶片。不需化学处理，无环境污染，主要依靠热力头打印成像，故称直接热敏打印成像。

#### （一）热敏打印机的基本结构

热敏打印机结构主要包括如下部分（图 4-12）。

1. 片盒部　是胶片暗盒装卸的地方。储片盒可装100张胶片，该胶片不具有感光性，装片完全在明室下操作。

2. 输片部　包括取片和输片。取片采取吸盘方式，通过吸盘及机器运动，将暗盒内的胶片吸起并送到输片辊轴，再通过输片辊轴把胶片送到记录部，再继续送到出片口。

3. 清洁部　在记录部前面安装有一种带有黏性的辊轴。当胶片通过该辊轴时，即将附着在胶片表面的灰尘清除掉，故称此轴为清洁辊轴。

4. 记录部　这是干式热敏打印机的关键部分，胶片在此部打印成像。包括高精度驱动马达，材料优质的压纸卷筒和高品质的热力头。

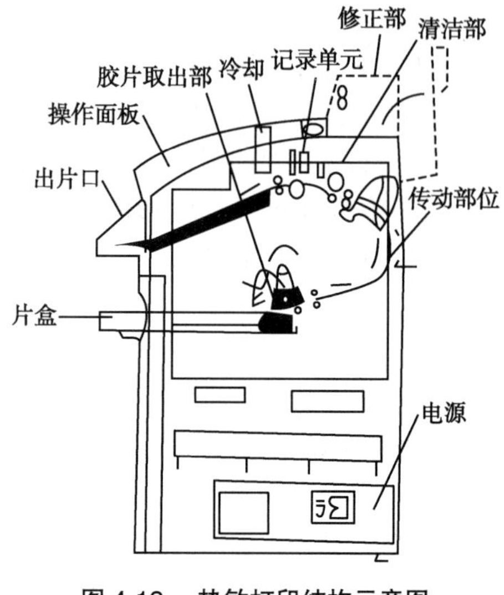

图4-12　热敏打印结构示意图

5. 信号处理系统　该系统是干式打印机的核心。信号处理全部由计算机完成。其功能是信号的传输、存贮、处理、修正等。

6. 控制部分　通过操作面板、控制打印程序及各项操作指令。

**（二）热敏打印机的成像原理**

干式热敏打印机利用热力头打印技术成像。热力头能把电力转变成热力，在热敏胶片上进行打印如图4-13所示。热敏胶片是一种非银盐性片，胶片的感热层（成像层）内含有显色剂的微型胶囊和显色剂乳化剂，靠黏合剂散布在胶片支持体上。通过热力头加热，使微型胶囊壁变成透过性，显色剂进入胶囊与发色剂起反应而发色，反应量与加热温度成对应关系。发色后胶囊内温度会冷却，而使微型胶囊又重新变成非透过性，停止发色反应。反应后形成的图像保留于胶片中仍被微型胶囊隔离，未受热的胶囊保持原状。这种利用热反应微型胶囊记录系统称“微型隔离技术”（MI技术）（图4-14）。在热力头内装有数千个微小发热源，每个发热源受一个集成电路控制，在很少的电力下即能发热。通过控制电力脉宽，就控制了放电时间，从而决定每点的影像密度。

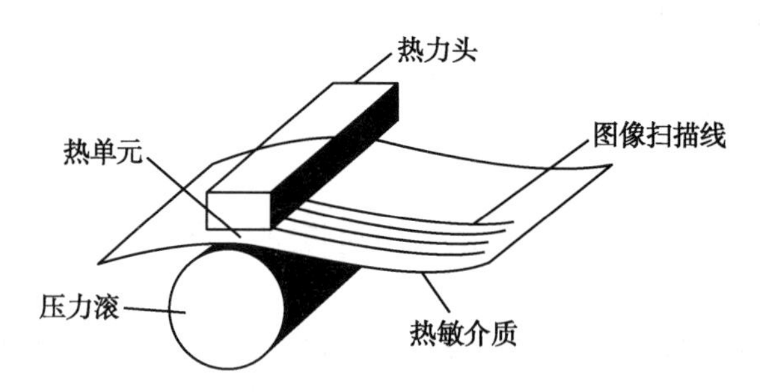

图4-13　热力头工作原理示意图

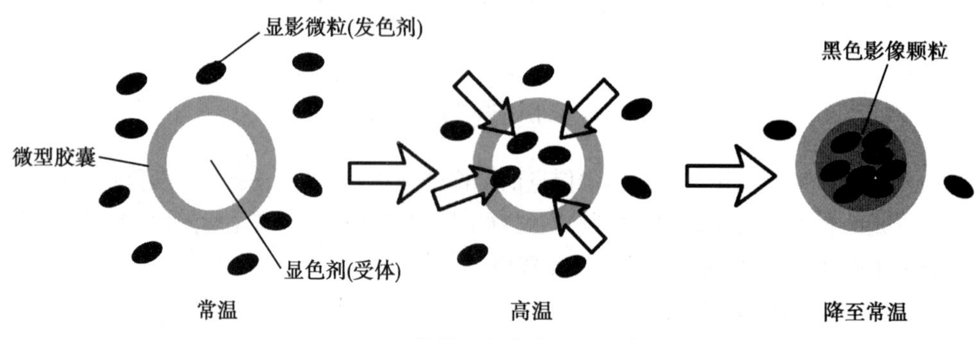

图4-14　热敏打印成像原理示意图

感热记录方式常见有三种：①助熔热复制方式：依靠加热熔化油墨带内熔点较低的油墨，待熔墨凝固后即完成复制。所以，它只起复制和不复制的作用，基本是黑或白两种值的记录，不适用于中间灰阶的记录。故一般用于文字处理机或较便宜的打印机。②升华热复制式：油墨带内加有升华性染料，加热后，使它升华而进行复制。由于能控制复制量的热量，可使中间灰阶得以记录。近年来，此种复制方式多用于彩色打印机和彩色晒图机上。③直热记录式：热力头的热量直接转给具有显色感热层的感材上，使其形成图像。可用热量控制显色量，故可使用在中间色调上。

## 二、干式激光打印

### （一）激光打印机分类

1. 按激光的光源分类　可分为医用氦氖激光打印机和医用红外激光打印机两类。以氦氖激光器（又称气体激光器）作为光源的称为氦氖激光打印机，它所产生的光谱波长为633nm，具有衰减慢、性能稳定的优点。以红外二极管激光器（又称半导体激光器）作为光源的称红外激光打印机。它所产生的激光光谱波长为670~830nm，具有电注入、调制速率高、寿命长、体积小、使用方便的优点。由于两种激光器所产生的波长不一样，因此，在临床应用时，必须选择与激光波长相匹配的红外胶片或氦氖胶片，才能保证照片影像质量，且两者不可代替使用。

2. 按胶片处理方式分类　可分为湿式打印机和干式打印机两类。经激光感光后的胶片需经显影、定影、水洗处理后方可成像的设备称为湿式打印机，不经过显影、定影、水洗等处理而直接打印成照片的设备称为干式激光打印机。

### （二）干式激光打印机基本结构

干式激光打印机如图4-15主要由激光打印系统、胶片传送系统、信息传递与存储系统、控制系统及其他配件等几部分组成，如图4-16所示。

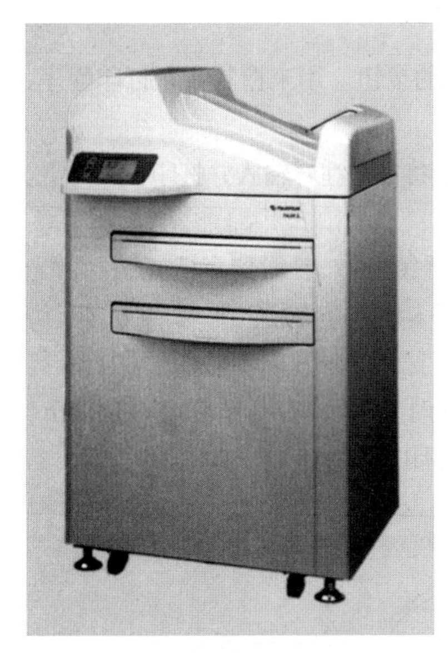

图4-15　干式激光打印机的外观图

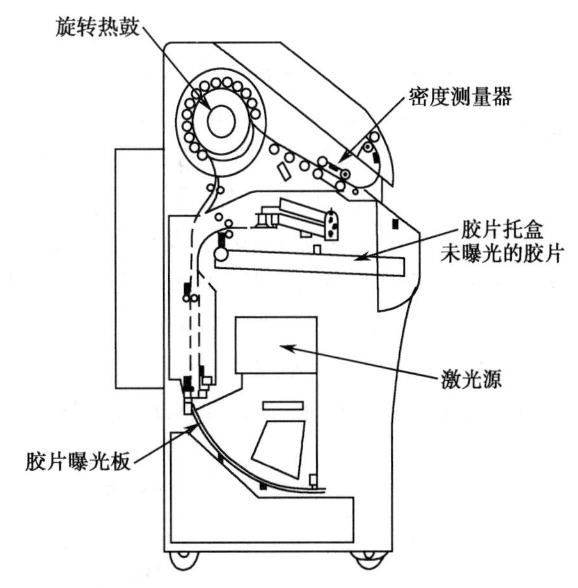


图4-16　干式激光打印机基本结构图

1. 激光打印系统　包括激光发生器、调节器、发散透镜、多角光镜、聚焦透镜、高精度电机及滚筒等。其作用是完成激光扫描使胶片曝光。

2. 胶片传送系统　包括送片盒、收片盒、吸盘、辊轴、电机及动力传动部件等。其功能是将要曝光的胶片从送片盒内取出，经过传动装置送到激光扫描位置。再把已曝光的胶片传送给收片盒或直接传送给自动冲洗机的输片口。

3. 信息传递与存储系统　此系统包括电子接口、磁盘及光盘、记忆板、电缆或光缆以及A/D

转换器、计算机等。它的主要功能是将主机成像装置采集到的图像信息,通过电缆及电子接口、A/D 转换器输入到存储器进行激光打印。电子接口分视频接口和数字接口。一台激光打印机可以连接数台成像设备,根据成像设备的输出情况选择不同的接口,以接受视频或数字图像数据。为了保证多机输入同时进行,激光打印机内装有硬磁盘或光盘,以缓冲进入的图像进行打印排队,确保连续图像输入和图像打印无锁定的进行(图 4-17)。

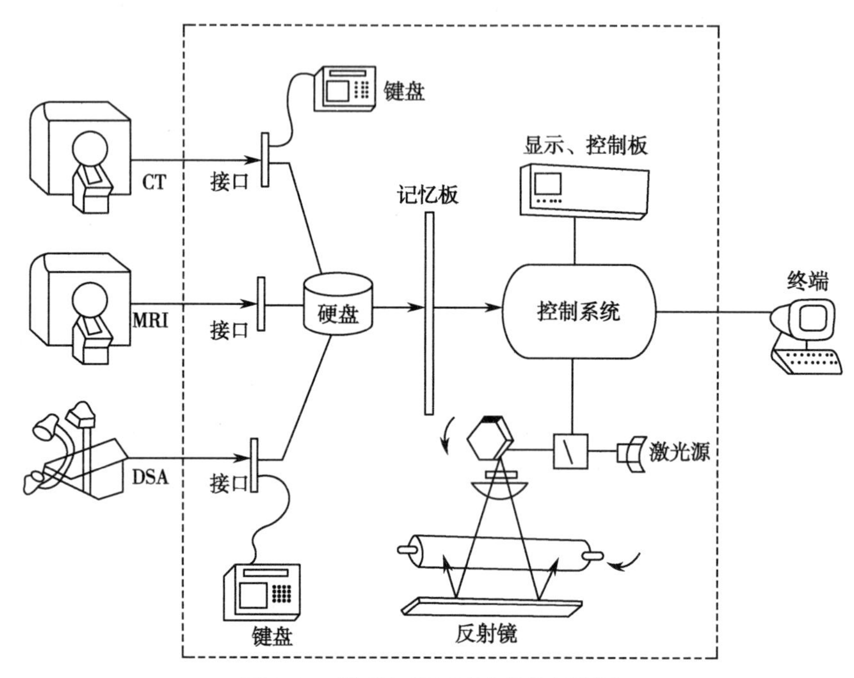


图 4-17　激光打印机基本结构示意图

4. 控制系统　包括键盘、控制板、显示板以及各种控制键的按钮。用来控制激光打印程序、格式选择、打印张数选择及图像质控调节等。

5. 其他配件　如终端显示、文字打印等。其作用可控制终端将文字注释输入并打印在照片上。

**(三) 干式激光打印机的成像原理**

来自激光发生器的激光束,首先经过调制器调制和发散透镜发散,投影到多棱光镜。激光束经多棱光镜镜面折射,再聚焦成点状光源照射到胶片上。因多棱光镜是沿胶片 X 轴方向上旋转,所以,点状光源随着多棱光镜镜面角度的改变,光点在胶片上沿 X 轴方向移动,完成"行式打印"。每变换一个镜面,则完成一行打印。在"行式打印"的同时,胶片亦在高精度电机带动下,精确地在 Y 轴方向上均匀的向前移动,完成整张胶片的幅式打印(图 4-18)。

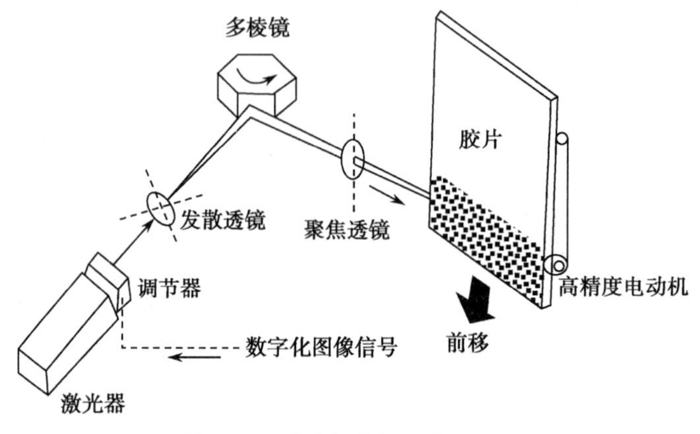


图 4-18　激光打印机工作原理图

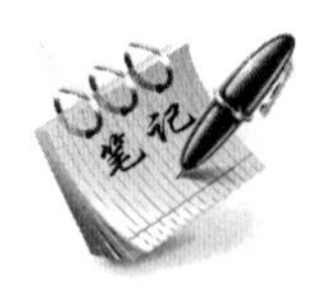

投射到胶片上的激光束的强度由调制器控制,调制器的调制又受图像数字信号控制。成像装置把图像的像素单元的灰度值,以数字的方式输入激光打印机的存贮器中,并以此值直接控制每一像素单元的激光强度。

## 小 结

本章详细介绍了不同种类平板探测器的结构及成像原理,详细列出了直接转换和间接转换 DR 的工作过程;简述了 DR 影像质量的标准及影响因素;详细叙述了热敏打印和激光打印的特点及打印原理。

（张晓康 曹 琰）

### 思考题

1. 简述非晶硒、非晶硅 DR 平板探测器的组成。
2. 简述直接、间接转换 DR 的成像过程。
3. 简述数字影像打印装置分类。
4. 简述热敏打印机的成像原理。
5. 简述干式激光打印机的成像原理。

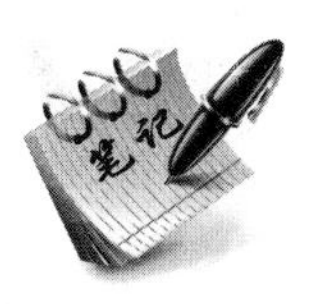

# 第五章　数字减影血管造影

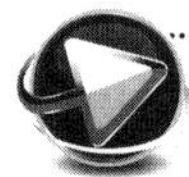

## 学习目标

1. 掌握 DSA 成像的基本原理及成像过程；掌握 DSA 的减影方法及图像处理功能。
2. 熟悉影响 DSA 图像质量的因素以及改善图像质量的措施。
3. 了解 DSA 的成像方式及 DSA 系统的成像链。

数字减影血管造影（DSA）是 20 世纪 80 年代继 CT 之后出现的一项医学影像学检查技术，是电子计算机与常规 X 线血管造影相结合的一种检查方法。

1895 年 11 月 8 日伦琴发现了 X 线，几周后 Haschek 和 Lindenthal 就在尸体上进行了手的动脉血管造影的实验研究。1923 年 Berberich 和 Hirsh 首次在人体上作了血管造影检查。1931 年 Forsmann 报告了心脏的 X 线造影。20 世纪 30 年代中期一些学者报告了经腰部穿刺施行主动脉、颈动脉及周围血管造影的方法。20 世纪 50 年代初期，Seldinger 对动脉插管的方法作了改进，时至今日动脉插管仍沿用此方法。

由于普通 X 线的血管造影图像是由很多的解剖结构（如骨骼、肌肉、脂肪、血管及气腔等）的影像相互重叠而成，要想单独观察血管较为困难。为此，早在 20 世纪 60 年代就出现了 X 线照片减影术（Radiographic Image Subtraction），主要用于脑血管造影，它是将同部位、同体位的血管造影片与平片进行光学减影，从而获得仅有血管显示的图像，而其他非血管结构的背景均被消除，这种方法操作繁琐而且减影照片对比较差。

随着电视技术、影像增强技术、数字电子技术、光电子技术、电子学、计算机技术以及图像处理技术等的发展，诞生了数字减影血管造影技术。1978 年 Wisconsin 大学 Kruger 领导的一个研究小组最先设计出数字视频影像处理器，从而奠定了数字减影血管造影的基础。其间，Arizona 大学和 Kiel Kinder Klinik 的研究者们又各自对数字视频成像程序进行了补充和完善，1980 年 2 月 Wisconsin 大学已对 10 例病人进行了数字减影血管造影的检查，Arizona 大学也进行了大量的临床实践。

第一台 DSA 设备是由美国的威斯康星大学的 Mistretta 小组和亚利桑那大学的 Nadelman 小组首先研制成功，1980 年 3 月，在 Wisconsin 大学和 Cleveland Clinic 医院安装了数字减影血管造影的商用机，并于 1980 年 11 月在芝加哥召开的北美放射学会上公布，同时展示了这种商用数字减影血管造影装置。

随着介入放射学的发展，DSA 技术作为介入放射学的重要组成部分，是血管性造影和血管性介入治疗不可缺少的工具。随着 DSA 技术与介入放射学的结合，越发展示出其优越性，从而使介入放射学与内科、外科并列为三大治疗学科。

# 第一节　数字减影血管造影的成像方式与基本原理

## 一、数字减影血管造影的成像方式

DSA 的成像方式分为静脉 DSA（IV-DSA）和动脉 DSA（IA-DSA），IV-DSA 又分为中心静脉法和外周静脉法。DSA 初期主要是通过外周静脉注射对比剂来观察全身的动脉、静脉及心脏形态，人们曾对这种技术寄于很高的期望，但通过临床实践证明，外周静脉注药获得的减影图像分辨力低，血管影像模糊且相互重叠，易产生运动性伪影，影像质量较差。目前 DSA 的外周静脉法和中心静脉法在临床检查中均较少使用。

随着 DSA 设备性能的提升，动脉 DSA 方法，特别是选择性和超选择性动脉 DSA 法，已广泛地应用于全身各部位血管造影及全身各部位经血管性的介入治疗。

### （一）静脉 DSA

静脉 DSA 是指经静脉途径置入导管或套管针，通过静脉注射方式显示动脉系统的影像，根据导管先端置入位置的不同分为外周静脉法和中心静脉法。

外周静脉法 DSA 是指用 16~18 号套管针（最好选用带有侧孔的）经肘部正中静脉或贵要静脉穿刺，固定穿刺针并拔出针芯，通过连接管与高压注射器连接，并选择好各种参数，按预设程序采集图像。外周静脉法操作简便，易为患者接受，但减影图像质量较差。

中心静脉法 DSA 是指在肘部选择较粗的静脉进行穿刺插管也可选用股静脉进行穿刺插管，均采用 Seldinger 技术，透视下定位，将导管先端置于上、下腔静脉近右心房处，通过设置高压注射器注射参数及恰当的采集参数，使感兴趣区的血管显示。

### （二）动脉 DSA

动脉 DSA 是指经皮穿刺股动脉或肱动脉，根据诊断的需要放置导管先端，通过设置高压注射器注射参数及恰当的采集参数，使感兴趣区的血管显示。导管先端进一步置入到所选择动脉的主干或主干的分支，则称为选择性 DSA 或超选择性 DSA。如肝总动脉或肝固有动脉，不同部位注射对比剂的速度、压力、剂量、延迟时间各不相同。

静脉 DSA 是由静脉内注入对比剂，并经体循环和肺循环的稀释，图像质量与心输出量有关，动脉 DSA 不需经过体循环，所以与心输出量无关。

### （三）各种成像方式的比较

1. DSA 与传统的心血管造影比较　DSA 优势是：①图像的密度分辨力高，可使密度差值为 1%的影像显示出来；②图像采集、存储、处理和传递都是以数字形式进行，便于图像的处理与存储，便于图像远程传输与会诊；③能消除造影血管以外的结构，突出显示血管影像，图像清晰且分辨力高；④能作动态性研究，如确定心脏功能参数（射血分数、体积变化等），研究对比剂在血管内的流动情况，从而确定器官的相对流量、灌注时间等；⑤具有多种图像处理功能，对图像进行各种测量和计算，有效地增加诊断信息；⑥ DSA 的血管路径图功能，能指导介入插管，减少手术中的透视次数和检查时间；⑦ DSA 对微量碘信息敏感性高，对比剂用量少、需要的浓度低，而图像质量高；⑧心脏冠脉 DSA 成像速度快、时间分辨力高、单位时间内可获得较多的图像。

2. 动脉 DSA 与静脉 DSA 比较　动脉 DSA 优点是：①图像分辨力较高，可显示的细微血管结构，能使直径 0.5mm 的小血管清晰显示；②所需对比剂的浓度低，用量小；③由于剂量小，浓度低，对血管刺激性小，毒性低，并发症少；④总曝光时间缩短，辐射剂量减少，患者较少出现移动性伪影；⑤由于可行超选择性插管造影，血管相互重叠少，细小血管显示满意；⑥成像质量高，诊断准确性增加，同时有利于介入治疗。其主要缺点是插管技术有一定创伤性，检查中有赖于患者的配合。

3. 外围静脉法与中心静脉法比较　外围静脉法优点是操作简单，创伤小，患者痛苦小，无需住院等。缺点是图像空间分辨力低，在图像上表现为血管大量重叠，且影像较淡，只能显示主动脉及较大分支如肺动脉等，对细小的病变显示能力较低，甚至无法做出诊断。而且为避免血管重叠，需分次多角度采集造影图像，因此对比剂浓度高、用量较大。对比剂需通过体循环显示目标血管，曝光延迟时间不易掌握，易出现运动性伪影。中心静脉法影像效果明显优于外围静脉法，影像质量近似于动脉 DSA。但是中心静脉法对比剂用量大，浓度高、血管图像的显示也有重叠现象，因导管接近右心房，对患者有一定损伤，偶尔可以出现心律失常。

## 二、数字减影血管造影的成像过程及高压注射器

由于 DSA 图像是在常规血管造影的基础上与 X 线图像数字化相结合的产物，所以 DSA 系统是由 X 线系统和计算机系统两部分组成。X 线系统包括高压发生器、X 线管、图像检测装置及控制台，用以完成 X 线影像的形成。计算机及控制系统由控制部分及计算机系统组成，用以完成图像的数字化转换及处理。随着 X 线设备的不断改进、性能的不断完善，DSA 检查朝更安全、更简便、图像质量更佳的方向发展。通过对 DSA 系统成像链及高压注射器的简单介绍，从而了解 DSA 系统的成像过程。

### （一）DSA 系统成像链

1. 常规的 DSA 系统成像链　常规的图像检测装置包括光栅、影像增强器、光学系统（摄影管）、X 线电视系统。X 线透射成像是基于人体内不同结构的脏器对 X 线吸收的差别。一束能量均匀的 X 线投射于人体，由于各部位对 X 线吸收的不同，透过人体各部位的 X 线强度亦不同，最后投影到一个检测平面上，即形成一幅人体的 X 线透射图像。

常规的 DSA 系统成像过程是影像增强器把 X 线信号转换为光学信号，电视摄像管又将光学信号转换成电子信号，电子信号强度与检测到的 X 线强度相匹配，再通过模 / 数转换器将电子信号转换为数字信号，数字信号经计算机中央处理器的逻辑运算后，最后经数 / 模转换器，完成减影后数字化图像至视频信号的转换（图 5-1）。

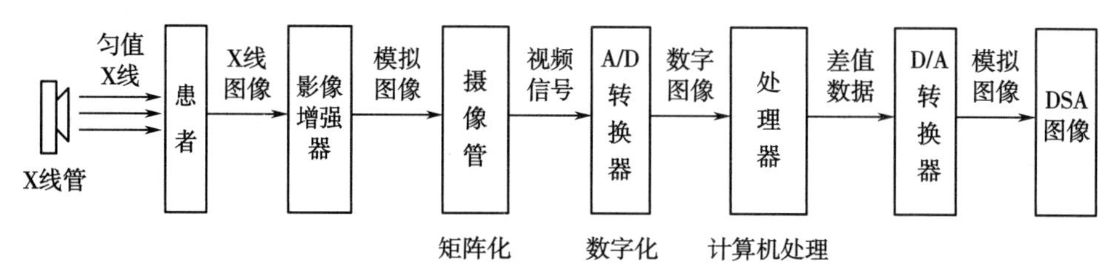

图 5-1　常规 DSA 成像链

一幅完整的数字 X 线图像的形成必须经过 X 线球管、X 线能谱滤过器、滤线栅、影像增强器、电视摄像管及模 / 数转换器等。因此，系统所获得的数字图像是这一系列环节（成像链）共同贡献的结果，如果其中的任何一个部分出了问题，或者质量低劣，都会对最后形成的数字 X 线图像产生影响，降低图像质量。

2. 新型的数字平板探测器成像链　随着影像数字化进程的不断进步，目前越来越多医院的 DSA 设备采用全数字平板探测装置取代常规 DSA 的图像检测装置。目前用于医学放射影像的数字平板探测器主要可分为两大类：非结晶硅数字平板探测器和非晶体硒平板探测器，目前 DSA 以非晶硅数字平板探测器多见。

### （二）高压注射器

DSA 图像质量与对比剂的浓度、用量、注射流速、注射压力、延迟类型及延迟时间等因素有关。高压注射器能够确保在短时间内按参数设置将对比剂注入靶血管内，高浓度的显示目标血管，形成高对比度影像。

高压注射器的主要功能就是满足造影时所需的对比剂注射速度、压力及剂量控制。其工作原理是由微处理器处理设定的速度后，经控制电路控制注射电机速度。当设定速度和实际速度不等时，电机就转动。当处理器传来的设定速度和实际速度的差进行积分，产生一个校准因数，当设定与实际速度相等时，此因数为零。压力控制是由电路监测并限制主电路的采样电机电流，并精确测量实际压力。如果实际压力试图超过预置压力，则注射速度就会被限制。如果实际注射量超出设定量，将会出现注射故障，注射筒活塞位置监测控制切断注射。在注射结束时控制制动交换器切断电机电源，使电机停转。

## 三、数字减影血管造影的基本原理

### （一）血管造影中的图像

1. 照片减影技术　在未使用DSA成像系统以前，影像技师是通过照片减影技术来制备减影照片的。在普通血管造影片上，骨骼软组织与血管影像相互重叠，有时影响诊断，为了突出血管影像消除软组织及骨骼影像的干扰，可采用照片减影技术。照片减影技术是一项特殊的技术，它能将一幅图像上不必要的部分消除掉，而使某些部分更加显著，它本身并不能增加什么新的信息，但能使图像上供诊断的信息更突出。实质上减影照片就是两幅相似图像上不同的部分。显然，完成减影至少需要两幅图像，一幅是原片或测试片，它主要决定图像包括的部位和摄影条件，另一幅是血管造影照片，这两幅照片的摄影部位和摄影条件完全相同，所不同的是造影照片上血管内有对比剂，照片减影技术由以下五个步骤来完成：①摄制原片；②制备负片；③摄制血管造影片；④把负片和血管造影片重叠在一起；⑤印制减影片。适当地制备负片对减影很关键，所谓负片就是与测试片图像完全相同而密度正好相反的照片。

2. 数字减影技术　在DSA的图像采集过程中共包括两部分的曝光采集，一部分是在对比剂到达兴趣区之前，一部分是在对比剂到达兴趣区并出现最大浓度时，其相应的图像被称为蒙片图像和造影图像。如果病人在曝光过程中保持体位不移动，则两幅图像之间的唯一差别是含有对比剂的血管信号，它们两者的差值信号就是DSA的减影图像。

DSA成像过程中的图像包括（图5-2）：①蒙片（mask）：造影前不含对比剂的图像称之为蒙片；②造影图像（contrast image）：注入对比剂后得到的图像称之为造影图像；③减影图像：造影图像与蒙片图像相减所得到的图像称为减影图像。

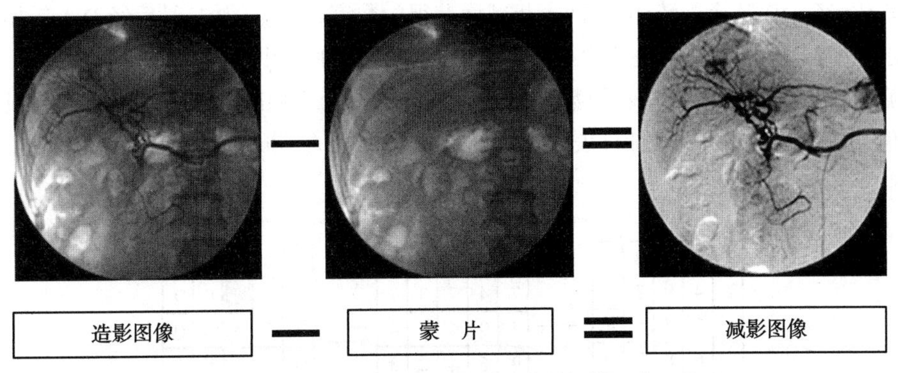


图5-2　DSA成像过程中的图像

由于DSA减影图像是建立在造影图像和蒙片图像的基础之上，所以减影成功的关键必须要符合以下两点的要求：①成功采集不含对比剂的图像（蒙片）；②在相同部位、相同曝光条件的情况下采集高质量的血管造影图像。

### （二）DSA成像原理

DSA是数字X线成像的一个分支，而数字X线成像技术是指通过电子计算机将X线的图

像信息进行数字化处理。以常规的 DSA 系统成像链为例，X 线穿过人体的某一兴趣区，形成了一幅原始的射线图像，这幅图像是一幅模拟图像，而此时计算机并不能识别，经影像增强器成像后，再经高分辨力摄像管对影像增强器输出屏图像进行序列扫描，扫描本身是把整个图像按一定的矩阵分成许多像素，把所得的连续视频信号转换为间断的各自独立的信息，再经 A/D 转换器转换成数字信号，并按序列排成数字矩阵，数字矩阵分为 256×256、512×512 或 1024×1024，经图像处理后再将数字矩阵的数字图像经 D/A 转换器转换成模拟图像，呈现于显示器上。图像的矩阵化、数字化过程见图 5-3。

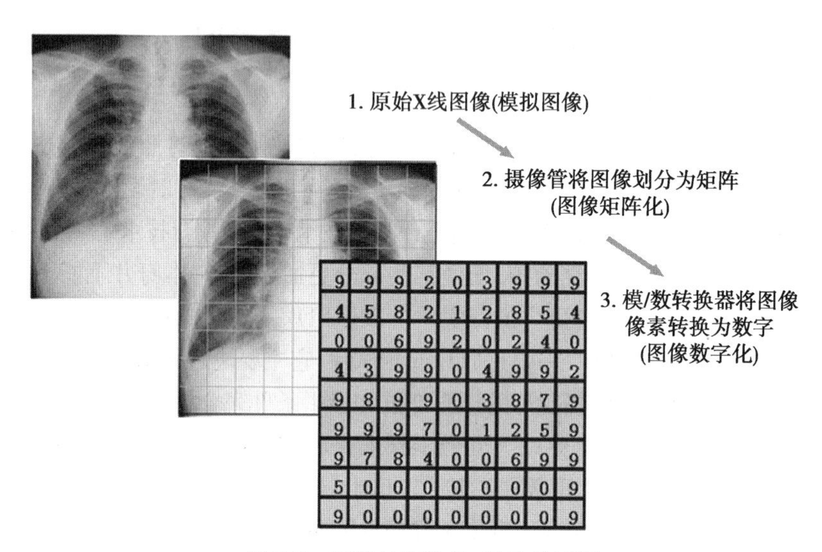


图 5-3　图像的矩阵化、数字化过程

数字减影血管造影的成像原理是通过计算机把血管造影图像上的骨与软组织影像消除而突出显示血管的一种技术。它是将 X 线穿过人体得到的光学图像经影像增强器增强，再用高分辨力的摄像机扫描，所得到的图像信息经 A/D 转换储存在数字储存器内，对比剂注入前所摄蒙片像与注入后所采集的造影图像经处理成减影图像。再经 D/A 转换并显示成我们所需的只含对比剂的血管图像。

总之，数字减影血管造影是将未造影的图像和造影图像，分别经影像增强器增强，摄像机扫描而矩阵化，经 A/D 转换器转换后，两者相减而获得的数字化减影图像，最后经 D/A 转换器转换成可显示的减影图像，其结果是消除了造影血管以外的结构，突出了被造影血管的影像。

计算机中央处理器可以将两帧数字化图像对应的像素值相减，获得差值数据，形成减影图像。差值数据中像素的不同数值，表现出来的是每个像素的不同的亮度。以矩阵大小 5×5 为例（图 5-4）：

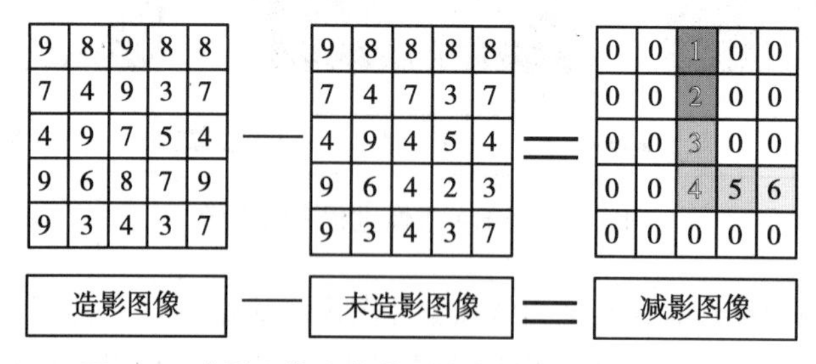


图 5-4　减影图像为“L”形的灰度由暗到亮的影像

## （三）DSA 减影方法

DSA 减影方法有多种，其依据是成像过程中所涉及的物理学变量（时间、能量、角度等）的不同分为时间减影、能量减影、体层减影、混合减影、动态减影等。

1. 时间减影法　是目前 DSA 最常用的减影方法，经导管向靶血管内注入对比剂，在对比剂到达欲检查的靶血管之前，先采集蒙片图像并储存起来，与时间顺序出现的含有对比剂的造影图像，组成一个"减影对"作减影处理，这样图像中相同的部分被消除了，即可得到突出含对比剂的血管影像，在整个过程中构成减影对的两帧图像是在不同时间采集的故称为时间减影法。

时间减影法的各帧图像是在成像过程中得到的，易受运动的影响，造成蒙片图像与造影图像配准不良，致使血管影像模糊，鉴于减影中所用的蒙片图像和造影图像的帧数及时间不同，又有不同的方式。

（1）常规方式：是取蒙片和造影图像各一帧，然后相减，技师根据导管部位至造影部位的距离，病人的血液循环时间，以及注药到充盈像的时间等因素事先设定采集程序。这样蒙片和造影图像就根据设定而确立，并作相应减影处理。

（2）脉冲方式（serial mode）：又称序列方式，利用间歇脉冲 X 线每秒可采集数幅图像，即图像频率为每秒数幅，脉冲持续时间在几毫秒至数百毫秒之间的变化，选定蒙片像或将蒙片积分成复合蒙片，再与各帧充盈像分别减影，以获得一系列的减影，此方式与间歇 X 线脉冲同步，以一连串单一的曝光为其特点，由于图像频率低，同时又对许多图像进行积分，所以能获得对比度分辨力高的图像，可用于显示所有缓慢运动的血管部位，是一种普遍采用的方式，这种方式主要适用于脑血管、颈动脉、四肢动脉等活动较少的部位，对于腹部血管、肺动脉等部位的减影也可酌情使用。

（3）超脉冲方式：超脉冲方式是在短时间内进行每秒 6~30 帧的 X 线脉冲摄影，然后逐帧高速重复减影，此方式比脉冲方式能获得更多的减影图像，具有频率高，脉宽窄的特点。但这种方式得到的每幅图像 X 线剂量较低，对比度分辨力和空间分辨力下降，只能通过较高的对比剂浓度来补偿。这种方式的优点是能适应心脏、冠脉、主肺动脉等活动快的部位，图像的运动模糊小，动态分辨力高。

（4）连续处理方式（continuous mode）：利用连续 X 线的同步信号进行减影处理，图像是连贯运动的，采用每秒 30 帧以上的速度，连续摄取一组动态蒙片，然后用同样的速度连续摄影若干秒的造影图像，将蒙片与造影图像连续相减获得连续的减影图像，其优点是图像的频率高，可以显示快速运动的物体，这种方式主要用于心脏大血管的动态观察。

（5）时间差处理方式（TID mode）：与前几种减影方式不同，它不固定蒙片图像，顺次取出一帧图像作为蒙片，再与其后一定间隔的图像进行减影处理，从而获得一个序列的差值图像。蒙片时时变化，边更新边重复减影处理，对难以掌握延迟时间的造影有方便之处。这种方式相减的两帧图像在时间上相隔较小，能增强高频部分，降低由于病人活动造成的低频影响。对于心脏等具有周期性活动的部位，适当地选择图像间隔帧数，进行时间差处理方式减影，能够消除图像运动性伪影。

优点是对运动不敏感，既是 DSA 减影方式，又可作为图像处理方式，适用于心脏检查，观察心室壁的运动情况。

（6）心电图触发脉冲方式（ECG mode）：心电图触发脉冲方式是利用 X 线脉冲信号与心电图同步，以保证所有图像的采集与心脏大血管的搏动节律同相位，此方式由于避免了血管搏动产生的边缘模糊，所以可获得高对比度和分辨力的图像，主要适用于心脏大血管的 DSA 检查。

2. 能量减影法　在极短的时间内，对同一部位，利用两种不同能量采集的影像组成"减影对"作减影处理，得到保留碘信号，而消弱背景组织的 DSA 减影方法称为能量减影。该原理是利用碘与周围组织间的能量衰减差别的物理特性，碘的总体衰减系数在 33keV 处有一突然增

加，即碘的k缘。当用比碘的k缘能量略高和略低能量分别曝光时，所获得影像内的碘信号可有较大的差别，比如分别应用70kVp和120kVp摄取同一部位对比剂充盈期的影像，间隔50ms，则应用较高kV值的各种结构的信号均比应用较低kV值的减少，相应的碘信号减少80%，骨信号减少40%，软组织信号减少25%，气体信号在两种能量均很少衰减，将两幅图像相减，则气体影像可完全消除，保留少量的软组织影像，明显保留骨组织和碘的影像，因而能量减影除能分离出碘信号外，还可有效地消除气体影像，适用于腹部DSA。

3. 混合减影法　基于时间与能量两种物理变量，先作能量减影再作时间减影。混合减影经历了两个阶段，先消除气体和软组织影像，后消除骨组织影像，最后仅留下血管影像。能量减影的效果可有效地消除气体，保留少量的软组织信号，保留明显的碘信号与骨信号，若将能量减影的影像再作时间减影，则可进一步消除骨信号和软组织信号，仅保留碘信号，这种减影技术称为混合减影。

混合减影的缺点是在能量减影阶段碘信号有丢失，且最终的影像是由4帧而不是由1帧影像形成的，通过几次减影碘信号有所丢失，信噪比降低。这对碘信号强的血管影响不大，但对碘信号弱的小血管显示不利。

4. 动态减影法

（1）旋转DSA技术（rotational DSA）：又称三维数字减影血管造影（3D-digital substraction angiography，3D-DSA）技术是DSA设备不断改良的结果。旋转DSA技术是指在血管造影时，C型臂带动X线球管和检测器围绕感兴趣区进行一定角度的旋转，并完成两组图像序列的采集。第一次旋转按照一定的速度采集一序列的蒙片图像，而后高压注射器向靶血管内注入对比剂，再做第二次旋转采集一序列相应的造影图像，C型臂两次旋转采集两组图像数据中对应的同一角度的每帧图像将组成“减影对”进行减影，从而通过减影和旋转获得三维血管影像的减影技术。

旋转DSA技术的优点在于一次造影即可获得多方位、多角度的动态减影图像，具有三维成像的功能。在超选择插管过程中，准确判断靶血管是超选择性插管一次性成功的技术关键，而准确地判断靶血管则依赖于血管造影的显示效果。旋转DSA其三维显示效果能够使术者迅速正确地判断靶血管的位置、方向及分支情况，锁定最佳工作角度，从而大大减少反复插管试注对比剂以判断插管是否到位的次数。故对缩短曝光时间，减少试注时对比剂用量，避免了因反复插管而造成的靶血管损伤，减少术者及患者的X线辐射剂量等方面都有积极作用。特别是对于迂曲重叠的血管，能够充分展开其重叠的部分，显示血管走行的角度，消除前后重叠所导致的假象，从而大大提高诊断的准确率，减少漏检和漏诊现象的发生。故其在显示血管紊乱，结构复杂的组织或器官的三维形态和空间关系方面具有明显的优势。

（2）步进式血管造影技术：是采用快速脉冲曝光采集图像，实时减影成像的方法。在注射造影前采集该部位的蒙片，随即采集造影图像进行快速减影，在脉冲曝光中，球管与检测器保持静止，导管床携人体自动匀速地向前移动，以此获得该血管的全程减影图像。该方式一次注射对比剂而获得造影血管的全貌，解决了肢体血管行程长，检测器尺寸小，需要多次采集序列图像和多次注药的矛盾，可大量减少X线辐射剂量及对比剂的使用量，主要应用于四肢动脉的DSA检查。

（3）遥控对比剂跟踪技术：常规血管造影和DSA只能对较长的血管分段进行，需要多次曝光序列才能完成全段血管显像。对比剂跟踪摄影提供了一个观察全程血管结构的新方法，解决了以前的血流速度与摄影程序不一致，而出现血管显示不佳或不能显示的问题。该技术在不中断实时图像显示的情况下，自动跟踪血管中对比剂的移动。操作者可用交互式或用速度曲线的编程方式自动控制床面的移动速度，使之进行造影跟踪采集。在减影或非减影方式下都可实时的观察图像。

自动对比剂跟踪技术以实时图像显示进行数字采集图像，床面的移动速度和帧速由程序自动控制，并有一套适用于流速的速度曲线供选择。在对比剂流动期间，当使用与对比剂序列期间产生相同速度曲线的帧速时，该技术对四肢动脉闭塞性病变或狭窄性病变特别适用。

# 第二节 数字减影血管造影的图像处理与图像质量

## 一、数字减影血管造影的图像处理功能

DSA检查过程中，随着图像数据被采集，并存入硬盘，则可通过图像处理软件进行多种图像处理，以获得最佳图像质量。

**（一）窗口技术**

与CR、DR、CT相同，在DSA检查中，因为对血管病变性质及范围的判断都是通过分析图像进行的，而图像的显示又是由窗口技术来调节的，所以称为窗口技术，包括窗宽和窗位。

窗宽是指显示图像时所选用的灰阶范围。窗位是指窗宽的上限及下限的平均值，通过调节窗宽和窗位来改善图像的对比度。

DSA窗口技术的选择原则是：在观察血管的不同分支时，根据血管造影中对比剂的浓度及靶血管的粗细，窗宽、窗位应随时调整。采取与要观察的靶血管最佳密度值为窗位，再根据对比度的要求，选用适当的窗宽进行图像观察。

**（二）再蒙片**（remasking）

再蒙片就是重新确定mask像，是最常用的有效校正配准不良的图像处理方法，该方法可以弥补造影过程中病人轻微运动，而造成的减影对错位。当蒙片图像与选择的造影图像在曝光期间发生了移动，则该减影对的影像不能精确重合，即产生配准不良。一个简单的办法就是调换减影对，为了获得的配准尽可能理想，通常选择两帧在时间上较接近的影像组成减影对，称再配准或再蒙片。

再蒙片的局限性是替换的蒙片本身可能含有一些对比剂，这就使得减影后的差值信号降低。当某些检查部位呈连续的移动，找不到可替换的蒙片，那么该次造影就不能运用再蒙片的图像处理技术，而需选择其他的图像处理技术进行修正。

**（三）像素移位**

像素移位是DSA检查中一种抑制运动性伪影的处理技术，为了改善减影对的配准不良，可以将蒙片的局部或全部像素向不同的方向移动一定距离，使之与对应的像素更好地配准，再经减影处理，骨信号将被消除，仅留下血管的影像。由于患者的移动方式很复杂，是多维的，因此像素移位改善伪影的能力是有限的。

**（四）时间差处理方式**（TID mode）

时间差处理方式既可作为DSA减影的一种方式，又可作为图像处理的手段。例如在心血管造影中，由于病人自主或不自主地运动，使得减影图像上的心血管影像变得模糊不清。此时，可将全部造影图像浏览一遍，估计患者产生运动的时间差，预设相隔一定时间的帧幅作为蒙片（不固定蒙片），再依次进行减影，以获得清晰的减影图像。

**（五）界标**

DSA检查中由于减影图像突出了血管的显示，消除了解剖学的标记，这时我们对血管结构无法作出准确定位，为了解决这一问题，在定位时，把减影图像先作亮度放大，再与原始的未减影的影像重合，获得的图像可同时显示减影血管与背景结构，即为标记影像，标记影像能为DSA的减影图像提供解剖学标志，便于病变区或血管的准确定位。

### （六）空间滤过

空间滤过是对获得的减影图像选择性的增强或减弱特殊空间频率成分的方法，采取低通滤过，高通滤过和中通滤过三种滤过方式来减少图像上存在的伪影、噪声以及增强血管的边缘显示。

1. 低通滤过　低通滤过又叫平滑图像，能在造影图像的急剧变化中起平滑作用，用于减少数字图像上存在的伪影影响，建立一幅平滑的血管图像。

2. 高通滤过　高通滤过又叫边缘增强，能使血管图像的边缘亮度增加变锐。

3. 中通滤过　中通滤过是消除图像噪声的方法。在 DSA 图像上，利用一个变化的窗口内的诸像素灰度值排序，用其中值代替窗口中心像素的原来灰度值，使得图像噪声降低。当然，在特殊情况下，也压缩了有价值的信息。

### （七）图像的合成

在 DSA 检查的序列曝光中，可采集十几帧至几十帧的图像，而用作减影的仅为其中一对或几对，其他帧幅的图像都被浪费掉了，从 X 线曝光的利用率来考虑是低效的。若将多帧蒙片图像积分，并作一个负数加权，再将若干帧含对比剂的造影图像积分，并作一个正数加权，用这两个分别经积分和加权后得到的图像组成减影对，经减影后可获得一帧低噪声的减影图像。

图像合成或积分就是将来自 DSA 同一序列部分图像的所有像素值累加，以形成一组新的像素值。一般是将全部或部分蒙片图像和含对比剂的造影图像分别累加，积分是 2，就是 2 帧合成一帧图像，积分是 8，则是 8 帧合成一幅图像。积分因素越多，图像噪音越低，图像积分法能相当有效地使一幅图像平滑化，并减少噪声的影响。图像合成的优点是：提高信噪比，改善 DSA 图像质量；因蒙片由多帧合成，主动地将蒙片变得平滑，降低了轻微运动对减影效果的影响。

### （八）感兴趣区的图像处理

在 DSA 中，对病变部位（感兴趣区）的分析方法常用的有：

1. 对已获得的减影图像中某一部位或不同部位的碘浓度测定可作出时间 - 密度曲线，X 轴是采集图像的时间，Y 轴是所选病变区内的密度值。

2. 对已获得的减影图像中某两点距离（血管直径）或病变直径可测量其大小。

3. 对已获得的减影图像中兴趣区的放大，灰度效准及标示文字说明。

4. 作动态性的研究时，可研究对比剂在血管内的流动情况，如确定心功能容量、测定射血分数和计算心室容积、灌注时间等。

5. 对病变区进行勾边增强，建立图像轮廓、突出病灶，便于诊断和测量。

6. 对病变区的数据统计，包括图像密度统计（显示出总密度），像素总量，平均密度，标准误差，平均背景密度，比较两个病变区的密度、计算两个感兴趣的密度比率及它们的总像素量的比率，建立病变区直方图，计算直方图密度统计曲线。

7. 测量心脏功能参量，测定心室容积和射血分数、室壁运动的位移和振幅。在心脏的 DSA 图像上勾画出左心室在收缩末期和舒张末期的状态，通过计算机运算，得出左心室舒张末期和收缩末期的容积和面积、主动脉瓣至心尖的长轴和短轴，左室的射血分数等。

此外，还有对数处理、匹配滤过、递推滤过技术，以及多幅图像显示技术，实时透视图像与减影图像同屏显示技术，电子遮光器调整技术，阶段图像重复回放等辅助图像处理技术。

## 二、数字减影血管造影的图像质量影响因素

DSA 图像的形成经过较复杂的成像链才能获得，其中不可避免要丢失部分信息或产生伪影而降低影像质量。如何提高 DSA 技师的操作技术，减少不利因素对影像质量的影响，这是一个值得探讨的问题。

### (一) DSA的图像质量

1. DSA的图像噪声及信噪比　从广义上来说，任何妨碍观察者解释影像的结构或特征都可以认为是噪声。DSA系统中的噪声分为直接噪声、量子噪声以及电子噪声。

(1) 直接噪声：通常来自DSA成像系统各个部件的结构差异，如影像增强器输入屏的不均匀性、输出屏的颗粒性、电视摄像机靶面的缺陷等，在DSA影像中，这种噪声一般被减掉，对图像质量影响不大。然而，为了纠正患者因运动而重新选择蒙片时，这种直接噪声就会出现在减影后的图像中，影响图像质量。

(2) 量子噪声：又称随机进程噪声，它是在减影过程中，由X线量子的随机进程产生的空间波动所导致的，DSA系统通常采用自动曝光控制，所以量子噪声的产生与被检部位的厚度成正比。

(3) 电子噪声：主要来自DSA系统成像链电子流的噪声，噪声在影像上出现斑点状、网络状、雪花点等异常情况，导致了图像信噪比(SNR)的降低。而且在调整图像对比度(即调节窗宽、窗位)时，亦可使噪声随图像对比度的增减而变化。如果曝光量偏低，系统中噪声占优势的是X线量子噪声，而不是系统的电子噪声。

信噪比(SNR)为减影图像中的图像信号与其背景信号的比例。计算中减影图像的信号是除去其背景的单纯血管信号，而背景信号则是背景区域中的平均信号。信噪比越高，可提供的信息量也越大。

2. DSA的分辨力　DSA图像的分辨力主要包括空间分辨力、密度分辨力及时间分辨力三种。

(1) 空间分辨力：是评价DSA影像质量的重要参数之一。采用平板探测器作为检测器的DSA成像系统，其空间分辨力明显优于影像增强器——电视的DSA系统。

影响DSA图像的空间分辨力的因素有：①影像增强器：普通的影像增强器的分辨力为4~5Lp/mm，对于一个固定矩阵而言，像素尺寸可随实际输入屏尺寸的增加而增加，所覆盖的视野也越大，结果导致其空间分辨力的下降。其改善方法是采用较小尺寸的影像增强器输入野；②几何放大率：DSA出现在输入屏上的图像均被放大率所放大，而放大率的增加，可导致有效空间分辨力的降低；③焦点尺寸：空间分辨力与焦点尺寸成反比。选择小焦点可增加影像的几何清晰度，即增加对血管图像的分辨能力，但会增加X线球管的负荷。对于较厚的部位进行DSA检查时，要求较高的曝光剂量，通过选择大焦点，虽然增大了几何模糊度，却可以保证获得优良的图像质量，所以焦点的合理选择直接影响DSA图像的空间分辨力；④显示矩阵的大小：空间分辨力永远不会超过像素尺寸限定的极限值，像素尺寸取决于矩阵(像素数量)和患者影像的大小。

(2) 密度分辨力：DSA数字影像具有较高的密度分辨力，由于DSA系统对含对比剂的血管检测能力远高于普通血管造影，所以在DSA中使用低密度对比剂而获得的血管影像的显示能力应归功于其高的密度分辨力。使得IV-DSA和低剂量IA-DSA成为可能。

(3) 时间分辨力：时间分辨力为单位时间内可采集影像的最多帧数，单位为帧/秒(F/S)。它是衡量DSA系统对运动部位血管的瞬间成像能力。时间分辨越高，对运动器官的成像就越清晰。DSA图像是对心脏、血管形态的动态观察，所以时间分辨力的大小可直接影响其显示血管的能力。

3. DSA的伪影　是DSA成像过程中所造成的虚假现象，泛指影像失真。根据产生的原因主要分为：运动性伪影、饱和状伪影及设备性伪影。

(1) 运动性伪影：在DSA的成像过程中，由于病人生理性或病理性的运动造成"减影对"配准不良，特别是骨和软组织的影像不能有效消除，并在减影图像上呈现的伪影称为运动性伪影。

运动性伪影的特征：伪影在结构的边缘处最明显，近结构的中心部位相对轻微。伪影的量随结构边缘密度差的增大而增加。伪影的量随移动的结构衰减系数增大而增加，例如骨和软组

织的厚度相等，运动相同距离，则骨的伪影较大。配准不良在DSA影像上会显示为浮雕样正性和负性的伪影。

临床中最常见的伪影就是因患者的移动所造成的运动性伪影。常见的运动性伪影的发生原因及解决办法：①离子型对比剂在进行脑部DSA时，可引起舌根和咽部灼热感，使病人自主或不自主地出现咽部运动。解决的方法是选用非离子型对比剂或含漱2%的利多卡因的方法避免伪影的出现。② 40%以上浓度的复方泛影葡胺作四肢血管DSA时，对比剂对该处血管内膜的刺激，可引起病人抖动，这与四肢血管内皮细胞的敏感性高有关。解决的方法是可通过选用非离子型对比剂，并将检查部位固定的方法避免伪影的出现。③肺部DSA成像时，因呼吸运动而使图像模糊。解决的方法是造影前应训练病人屏气，或注药前吸入氧气，以及用非离子型对比剂可减少对呼吸道黏膜的刺激。④腹部DSA成像时，因胃肠蠕动而使图像模糊。解决的方法是检查前一分钟可静脉注射胰高糖素1mg，腹部气囊加压，或注入盐酸消旋山莨菪碱注射液（654-2注射液），训练病人屏气等。⑤心血管DSA成像时，因心脏搏动而使图像模糊。解决的方法是选用DSA超脉冲方式或采用心电图触发方式来克服。⑥精神紧张、躁动病人或小儿易动者，解决的方法是检查前应给予训练及解释，消除病人的顾虑，或给予镇静剂及将检查部位固定。

此外，动脉壁粥样斑块随血管的搏动而运动，会造成无法消除的伪影。出现运动性伪影后，可在图像处理中通过重新选择蒙片的方法使图像质量得到改善。其方法是用移动后的一帧图像作为新蒙片，来与其他造影图像相减影。

（2）饱和状伪影：DSA成像的视野内，由于相邻组织密度差别过大，可在视野内出现斑片状信号缺失区。我们把这种由于视野内某部位过薄或密度过低又未使用补偿滤过，造成的使X线衰减值的动态范围超过图像信号处理规定，而形成一片均匀亮度的无DSA信号的盲区，称为饱和状伪影。如：在支气管动脉造影中，高密度的血管及纵隔、膈肌、胸椎和低密度的肺组织密度差异过大，致使肺野内血管显示不良。饱和状伪影可通过增加补偿滤过的方式加以避免。

（3）设备性伪影：有一部分伪影来自DSA系统，称为设备性伪影，如计算机运行过程中出现的伪影，X线投照方向的伪影等。单一设备的不稳定（包括电视摄影镜头扫描不稳定，影像增强器电源波动等）会使整个系统运行不稳定。在成像过程中，X线管输出会有一定范围的波动，这种输出的不稳定能够造成减影的不完整。但是，由于减影前对视频信号进行了对数处理，在一帧图像转换成另一帧时，这种波动变成了均匀的亮度。所以说，因系统出现的伪影可以通过设备的调整来减少或克服。

**（二）影响DSA图像质量的因素**

图像是影像学诊断和治疗的依据，DSA对疾病的诊断同样依靠图像质量。然而，图像质量与成像链中的每个环节、每项因素、每个参数，以及设备的各个部分和整体性能密切相关。

1. DSA系统对图像质量的影响　DSA系统的设备性能的选择与图像质量影响很大，这些环节包括机械部分、X线部分、图像采集部分及计算机部分。

（1）设备结构：包括：① X线部分：要求具有能产生高千伏、短脉冲和恒定输出的高压发生器；具有多种焦点和大功率的X线球管；并配置功能完善的遮光栅和X线滤过装置；②影像检测装置：影像增强器或数字平板检测器，应具有每秒30帧以上的显像能力、理想的光敏度、足够的亮度、较高的分辨力和对比度以及最小的失真度，有适应不同部位使用的可变照射野和稳定的光路分配器；③电视摄像系统：电视摄像管应具备高分辨力，高信噪比，高灵敏性，高稳定性，从而防止图像信息的递减，获得精确的影像信息。

（2）影像处理和显示系统：电子计算机应能快速完成运算、存储、减影和图像处理等程序。具备处理速度快和存储数据能力强等特性。

2. DSA减影方式对图像质量的影响　目前DSA设备大多是采用“时间减影”法，按其X线减影方式可分为脉冲方式成像和超脉冲方式成像。脉冲方式单位时间内摄影帧频低，每帧图像接受的X线剂量大，图像的对比度及分辨力较高；而超脉冲方式则恰恰相反。因此，造影时应根据受检部位和诊断要求选择相应的减影方式，以获得优质的减影图像。例如：四肢、头、颈等不易活动的部位常用脉冲成像方式，而心脏大血管等易活动的部位则常用超脉冲成像方式，以获取高对比度、高分辨力的动态减影图像。

3. DSA操作技术对图像质量的影响　操作技术主要包括摄影条件、摄影体位、辅助技术因素及图像处理技术四个方面。

（1）摄影条件：X线剂量与密度分辨力成正比。DSA设备的曝光参数常设有“自动曝光”和“手动曝光”两种。对密度高且体厚的部位选用自动条件，对密度低且体薄的部位采用手动条件，并经曝光测试后选择最适宜的曝光条件，以避免过度曝光或曝光不足。

（2）摄影体位：DSA检查中常把正、侧位视为基本体位。对于血管分支较多，走形迂曲的部位，特殊体位如左、右斜位和头、足向倾斜等多种复合角度的摄影体位对血管走形的显示更有意义。

（3）辅助技术因素：合理应用遮光器和密度补偿装置可使影像密度均衡。正确选择照射野、焦点至人体距离、人体至检测器距离和焦点至检测器距离，减小DSA影像的放大、失真和模糊。

（4）处理技术：充分利用再蒙片、图像配准、图像合成、边缘增强和窗口技术等多种图像处理技术来消除伪影、减少噪声、提高兴趣区信噪比。

4. 成像方式和对比剂对图像质量的影响

（1）成像方式：动脉法DSA可明显减少对比剂浓度和用量、提高影像密度分辨力和空间分辨力、缩短曝光时间、获取高信噪比且无血管重叠的清晰DSA图像。其中，以选择性IA-DSA和超选择性IA-DSA成像质量尤佳。静脉法DSA除了穿刺后经导管直接在靶血管静脉内注射对比剂造影外，其他经静脉注射对比剂到体循环和肺循环观察动脉系统，图像质量基本上难以达到要求。

（2）对比剂：DSA信号是感兴趣区在对比剂到达之前采集的蒙片，与对比剂充盈最佳时获得的造影图像相减后，所获得的对比剂差值信号。因此，对比剂浓度和用量与DSA图像质量密切相关，应根据不同的造影方法和部位、注射速率和持续时间、导管的粗细与先端位置等情况综合选择所用对比剂浓度和用量。

5. 患者本身因素对图像质量的影响　在DSA检查过程中，患者本身自主和不自主的移动、心脏跳动、吞咽、呼吸或胃肠蠕动等因素均可造成运动性伪影。

**（三）改善DSA图像质量的措施**

DSA的图像质量与其成像链中的每项因素都密切相关，改善DSA图像质量要从DSA成像链中的可变因素入手：①术前与患者说明检查过程和注意事项，争取病人术中相应配合，尽可能地减少运动性伪影的产生；②根据X线成像原理和诊断要求，设计最佳摄影体位；③根据病变部位结构特点，制定合理的DSA采集程序，选择恰当的曝光参数、合适的成像方式和减影方式，适宜的帧频等；④根据病情和病变部位以及造影导管先端的位置，决定对比剂的浓度、用量、流率、注射压力以及延迟方式；⑤正确使用遮光器、密度补偿器以减小空间对比差异，防止饱和状伪影的产生；⑥合理应用曝光测试方法，在保证影像质量的同时尽量减少不必要的照射；⑦充分利用DSA设备的图像处理功能，使影像符合诊断要求；⑧合理运用DSA显示技术辅助医师进行介入治疗。

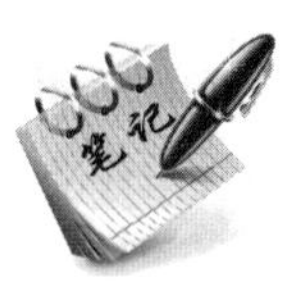

## 小　　结

数字减影血管造影简称 DSA，是通过检测器（影像增强器或平板探测器）将造影前、后的 X 线信号最终转化为两组数字图像，并经计算机减影处理，获得差值信号，由此，骨骼和软组织的影像被消除，仅留下含有对比剂的血管影像。本章阐述了 DSA 的成像方式、成像原理及成像过程；根据成像过程中所涉及物理学变量介绍了 DSA 不同的减影方法；以提高 DSA 图像质量及临床应用为目的，介绍了 DSA 的多种图像处理功能；强调了影响 DSA 图像质量的各种因素及改善措施。

（王　涛　张晓康）

**思考题**

1. 试述各种 DSA 成像方式的差别有哪些？
2. DSA 成像过程中包括哪几种图像以及减影成功的关键？
3. DSA 的成像原理是什么？
4. DSA 的减影方法包括哪几种？
5. DSA 的图像处理功能包括哪些？

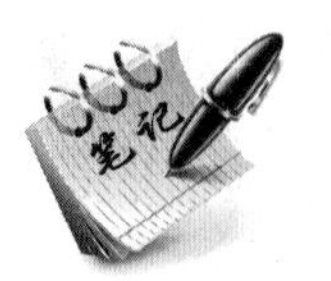

# 第六章　计算机 X 线体层成像

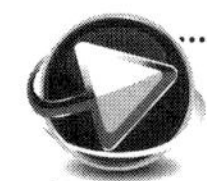

学习目标

1. 掌握 CT 图像特点、CT 成像原理（物理原理、数据采集原理与 CT 图像重建原理方法）、普通 CT 与螺旋 CT 成像理论的区别。

2. 熟悉影响 CT 图像质量的因素及 CT 图像处理技术。

3. 了解 CT 简史、双源 CT 与能谱 CT。

计算机 X 线体层成像（CT）从成像装置、成像原理、图像重建及图像处理和图像的诊断上均与传统的 X 线有所不同。本章主要从 CT 成像原理、CT 图像重建和 CT 图像质量评价等方面进行介绍。

## 第一节　概　　述

### 一、CT　简　史

1971 年 9 月英国工程师豪斯费尔德（G.N.Hounsfield）研制出第一台 CT 并获得第一幅头部的 CT 图像。1974 年全身 CT 成像装置研制成功。1985 年出现滑环技术，1989 年在滑环技术的基础上，螺旋 CT（helical or spiral CT）问世，由传统二维采样的 CT 扫描模式进展为三维采样，堪称 CT 发展的里程碑。1992 年以色列的 ELSCINT 公司研制成功双层螺旋 CT，率先采用了双排探测器技术，使 X 线管和探测器旋转一周可获得两幅图像，开创了多层螺旋扫描的先河。1998 年 11 月底在美国芝加哥召开的北美放射学会年会上有四家公司同时展出了多层面 CT（multislice CT，MSCT），使得机架 X 线管围绕人体旋转一圈能同时获得多幅断面图像，大大提高了扫描速度。2004 年推出的 64 排螺旋 CT，又称容积 CT，开创了容积数据成像的新纪元。2005 年双源 CT（Dual Source CT，DSCT）的研制成功，通过两套 X 射线管系统和两套探测器来采集数据，实现了单扇区的数据采集，大大提高了心脏扫描的时间分辨率。近来能谱 CT 成像技术开始用于临床，其通过获得不同物质的能谱曲线，在一定程度上实现了物质定性分离和定量测定，在优化图像质量、提高病灶检出率和疾病鉴别能力方面均具有价值。

### 二、CT 成像的特点

#### （一）CT 成像优势

CT 成像与常规 X 线的影像学检查手段相比，具有以下优势：

1. 断面图像　CT 通过准直器的准直，可消除人体内器官或组织结构间的相互重叠影像，得到无层面外组织结构干扰的横断面图像，能准确地反映横断平面上组织和器官的解剖结构。此外，CT 得到的横断面图像可经 CT 后处理技术处理，获得诊断所需的矢状、冠状等各种断面

图像，见图 6-1 所示。

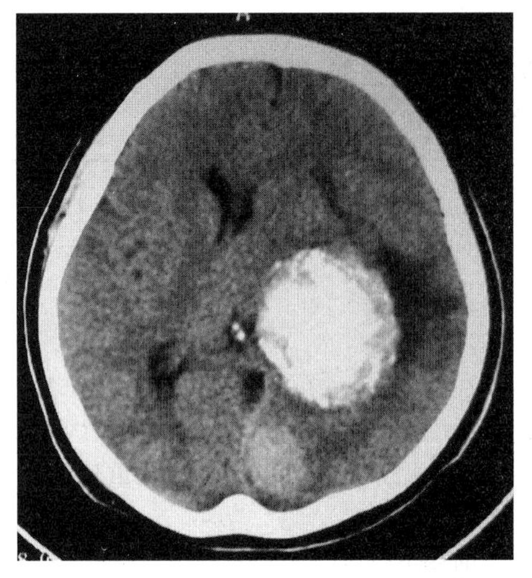

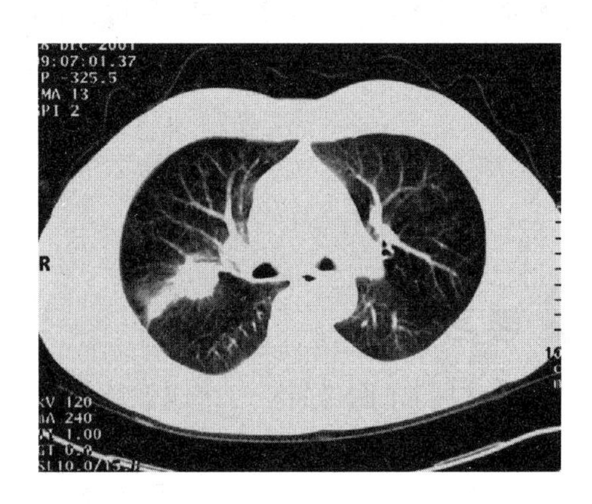

图 6-1　CT 图像示例（头部、体部）示意图

2. 密度分辨力高　由于CT的X线束是经过严格的准直后到达探测器，从而减少了散射线。此外，CT还利用软件对灰阶的控制，加大了人眼的观测范围。一般来说，CT的密度分辨力比常规 X 线检查高 20 倍。

3. 可做定量分析　CT 能够准确地测量各组织的 X 线吸收衰减值，通过各种计算，做定量分析，见图 6-2 所示。

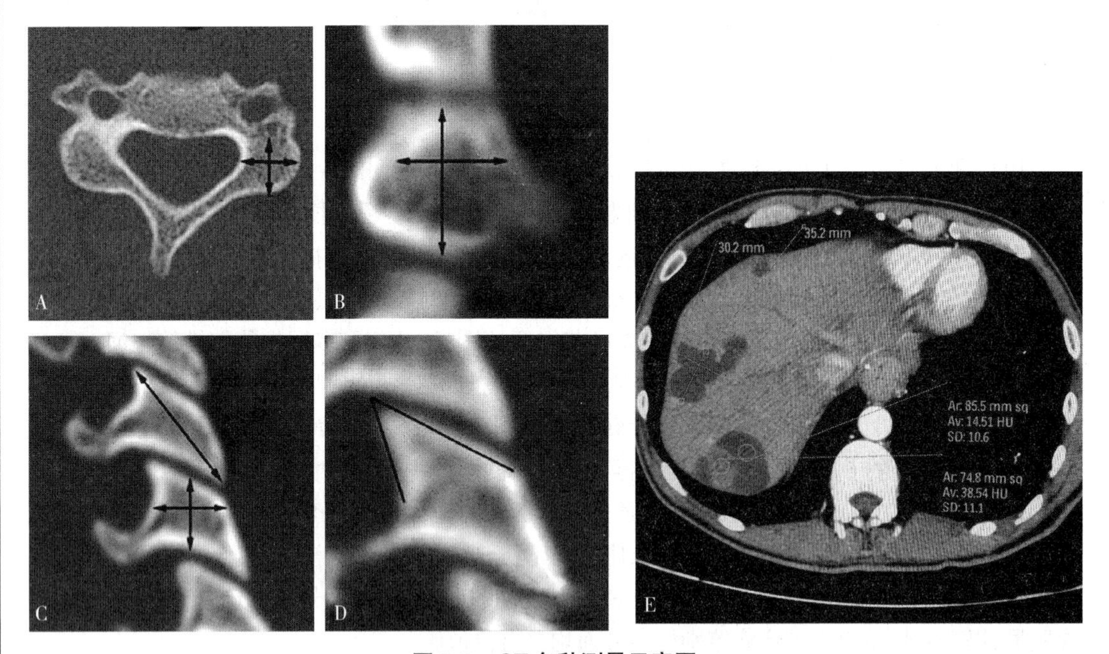


图 6-2　CT 各种测量示意图

4. 可进行各种后处理　通过借助各种图像处理软件，能对病灶的形状及结构进行分析。螺旋扫描可获得高质量的三维图像和断面图像，如图 6-3 所示。此外，CT 还可通过后处理软件进行放射治疗方案的制定和治疗效果的评价。

### （二）CT 局限性和不足

CT 虽然极大地改善了诊断图像的密度分辨率，但由于各种因素的影响，也有其局限性和不足：

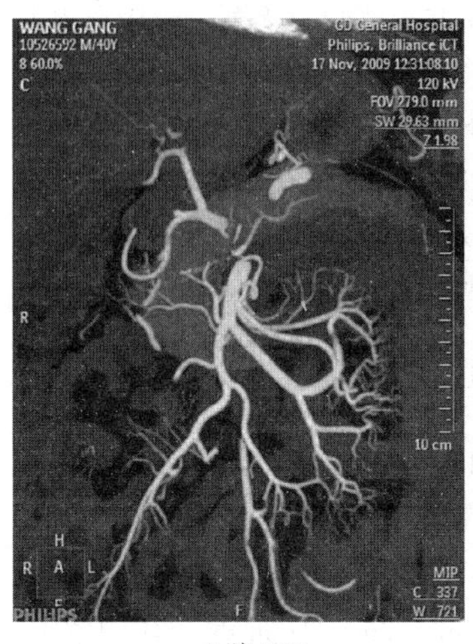


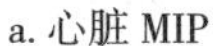
a. 心脏 MIP

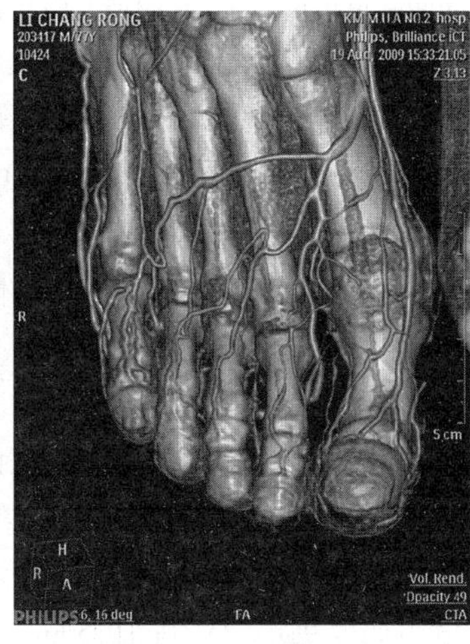


b. 足 VR 图像

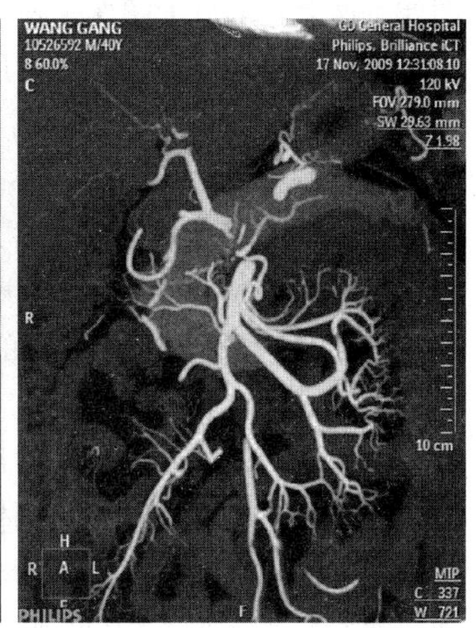


c. 腹部多平面重组图像

**图 6-3　CT 图像后处理示意图**

1. 空间分辨率不如常规的 X 线成像　目前，中档的 CT 机其极限分辨率约 10LP/cm，而高档的 CT 机其极限分辨率约 14LP/cm。常规 X 线摄影的屏 / 片组合系统，其分辨率可达 10LP/mm，无屏单面乳剂膜片摄影，其极限分辨率可高达 30LP/mm 以上。

2. 并非对所有脏器都适合　如空腔性脏器胃肠道由于无规则的蠕动，CT 还不能替代常规的 X 线检查。CT 血管造影的图像质量也不及 DSA。

3. 目前不能进行功能成像　目前的 CT 图像主要反映的还是解剖学的结构，几乎没有脏器功能和生化方面资料。

## 三、CT 的临床应用

CT 机发展到今天，已经可以广泛应用到全身的任何一个部位的检查上。

在常规的 CT 检查中，由于 CT 的密度分辨率高，可以分辨人体组织内微小的差别，使影像诊断的范围大大扩大，以前常规 X 线检查无法看到的如软组织，CT 都能显示。

在增强的 CT 检查中，CT 除了能分清血管的解剖结构外，还能观察血管与病灶之间的关系，病灶部位的血供和血流动力学的一些变化。

CT 还可作各种定量计算工作，如 CT 值。在老年骨质疏松病人中，利用 CT 值可测量出人体某一部位的骨矿含量的情况。通过对心脏冠状动脉钙化的测量，还可有助于临床冠心病分级诊断。

利用 CT 的三维成像软件，CT 可制成人体多个部位的三维图像，如颌面部和颅骨，为外科制定手术方案和选择手术路径提供直观的影像学资料。

CT 软件提供的各种标尺和距离的测量等工具，还可用作人体多个部位的穿刺活检。此外，CT 还有助于放射治疗计划的制定和治疗效果的评价。

## 四、CT 图像形成概念

1. 体层　是受检体中的一个薄层，此薄层的两个表面可视为是平行的平面。CT 成像中建立一幅图像的扫描过程中，受检体中被 X 线束透射的部分就是体层。

2. 层厚　是指扫描后一幅图像对应的断面厚度。

3. 图像矩阵　如果每个小体积单元按照扫描过程中的顺序进行排列和编号，便形成了一个有序的数组；同时 CT 图像重建中，按照这些有序数组计算和重建图像，这些有序的数组反映在

图像平面上就形成了图像矩阵（image matrix）。图像矩阵中的每个元素即为像素。将图像分割成N×N的矩阵，矩阵中的元素用$\mu_{ij}$来表示，其物理意义是代表组织的吸收系数或CT值。

图像矩阵的大小视实际需要和计算机能力等选取，如果图像矩阵选取过大，计算量则很大。一般头部CT图像采用256×256矩阵即可满足要求；全身CT图像可选用256×256矩阵或320×320矩阵；如需要显示脊椎骨等结构的细节，则可采用512×512矩阵。

4. 像素　是构成CT图像最小的单位。它与体素相对应，体素的大小在CT图像上的表现，即像素。用每个体素对X线束的吸收系数来代表它的图像信息，并变换成各组织的CT值，这就构成平面图像的像素值。

5. 体素　是指在受检体内欲成像的层面上按一定的大小和一定的坐标人为划分的小体积元。二维的像素加上厚度就是体素（voxel），体素是一个三维的概念，是CT容积数据采集中最小的体积单位，也是重建三维立体图像的基本单元。它有三要素：长、宽、高。CT中体素的长和宽即像素大小，都≤1mm，高度或深度由层厚决定，有10mm、5mm、3mm、2mm、1mm等。CT图像中，根据断层设置的厚度、矩阵的大小、像素显示的信息实际上代表的是相应体素包括的信息量的平均值。

6. CT值　由于吸收系数是一个物理量，是具有物理含义的量值。在医学上，以吸收系数为依据，用CT值来表达人体组织密度的量值。国际上对CT值的定义为：CT影像中每个像素所对应的物质对X线线性平均衰减量大小。实际应用中，均以水的衰减系数作为基准，故CT值定义为：人体被检组织的吸收系数$\mu_x$与水的吸收系数$\mu_w$的相对差值，用公式表示为：

$$CT值=\frac{\mu_x-\mu_w}{\mu_w}\times K \tag{6-1}$$

式中，K是分度因数，常取为1000。规定$\mu_w$为能量是73keV的X线在水中的线性衰减系数，$\mu_w=1m^{-1}$。CT值的单位为“HU”（Hounsfield Unit）。

CT值可以通过测量不同组织的吸收系数来计算出。例如选用X线能约为73keV，水的吸收系数为1，按CT值的定义可分别得到水的CT值为0HU。人体各种组织的CT值可大致划分在骨骼和空气的CT值范围内，图6-4给出了一些组织的CT值范围。

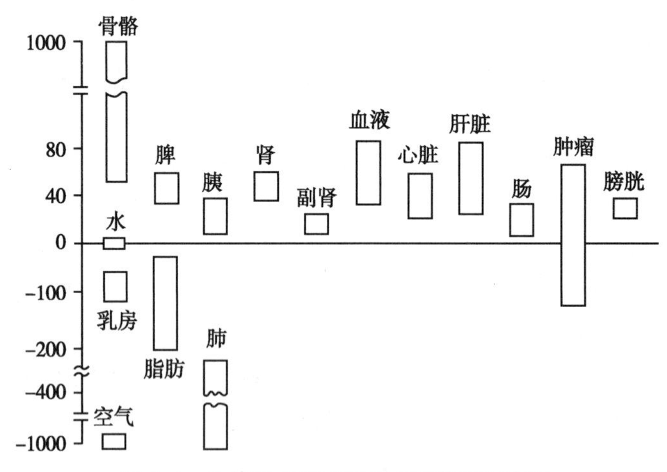


图6-4　人体组织的CT值大概范围示意图

7. 灰度　是指黑白或明暗的程度，它是在图像面上表现各像素黑白或明暗程度的量。从全黑到全白可有不同的灰度分级。在图像面上，以灰度分布的形式显示CT影像。有关图像的CT值与灰度分级显示的关系在窗口技术中详细介绍。

8. 灰阶　显示器所表现的亮暗信号等级的差别称为灰阶（gray）。

9. 窗口技术　是将全范围CT值分时分段进行显示技术。被显示灰阶的范围称为窗宽（W），其中间值称为窗位(C),窗宽以外的CT值不显示。

根据此概念可以计算CT值显示范围:显示下限为窗位减去1/2窗宽,上限是窗位加上1/2窗宽,用数学表达式为:

C-W/2(下限)~C+W/2(上限)

如某一脑部图像的窗宽和窗位分别是80和40,则它所显示的CT值范围应当是0~80。

10. 部分容积现象　如果划分的体素内包含有几种不同的组织成分,则该体素的CT值应是所含各种成分的加权平均值。在这种情况下,平均CT值不能准确与体素内任何一种组织成分的密度相对应,这种现称为部分容积现象(partial volume phenomenon)。

11. 投影　把投照受检体后出射的X线束强度*I*称为投影(projection),投影的数值称为投影值,投影值的分布称为投影函数。

12. 扫描　是为获取投影值而采用的物理技术。或者说,扫描是为重建图像而进行数据采集所使用的物理技术。在重建CT图像过程中,首先要进行的就是对受检体的扫描。所谓扫描(scanning),是用近似于单能窄束的X线束以不同的方式、按一定的顺序、沿不同的方向对划分好体素编号的受检体层进行投照,并用高灵敏度的探测器接收透过一排排体素后的出射X线束的强度(*I*)。扫描主要通过扫描装置完成。

13. 扫描方式　X线管和检测器固定在扫描架上组成扫描机构,它们围绕扫描床上的受检体进行同步扫描运动,这种同步扫描运动形式称为扫描方式。

# 第二节　CT成像的基本硬件与类型

## 一、CT成像的基本硬件

CT机的基本硬件,主要包括扫描机架系统、计算机系统和外围设备。

### (一)扫描机架系统

扫描机架可根据检查的需要,进行正负25°的倾斜。扫描机架系统内部包括X线球管、高压发生器、探测器和准直器等。

1. X线管　X线管是产生X线的器件,由阴、阳极和真空玻璃管(或金属管)组成。分固定阳极和旋转阳极两种。固定阳极管主要用于第一、二代CT机,第三、四代CT机多采用旋转阳极管,旋转阳极管焦点小,要求热容量大,寿命很长,可达2万次扫描以上。目前。部分CT已采用飞焦点或动态焦点技术,即采用2个焦点交替工作,其曝光次数可达25万~50万次。

2. X线发生器　CT机对高压电源的稳定性要求很高,电压波动会影响X线能量,而X线能量与物质的衰减系数值有密切关系。因此,CT的高压系统中必须采用高精度的稳压反馈措施。多采用高频逆变高压技术,这种方法,电压一致性好、稳定,图像分辨率高。

3. 探测器　探测器的作用是接收透过被检体的X线并将其转换为可供记录的电信号。目前CT机使用的探测器分为固体和气体探测器。

固体探测器多采用闪烁晶体接收X线,并把它转换为光信号,再用光电倍增管或高灵敏度光电二级管接收,变成电信号送至信号采集处理器。气体探测器多采用氙气。利用气体电离的原理,入射的X射线使气体产生电离,然后测量电流的大小测得入射X射线的强度。

4. 准直器　CT扫描机中的准直器分为两种:一是X线管端的准直器(又称前准直器);二是探测器端的准直器(又称后准直器)。准直器的作用是减少病人的X线剂量和对CT成像所不必要的散射线,其次还决定了CT扫描的层厚。

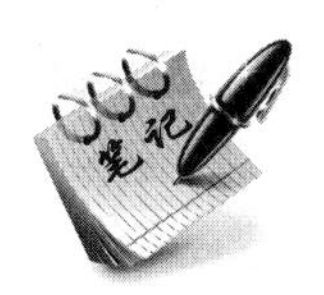


5. 模/数转换器(A/D转换器)　A/D转换器是CT数据采集系统(data acquisition system, DAS)的主要组成部分。其作用是将来自探测器的输出信号放大、积分后多路混合变为数字信

号送入计算机处理。模数转换器由一个频率发生器和比较积分器组成。

扫描装置主要包括 X 线管、扫描床、检测器和扫描架等，如图 6-5 所示。扫描主要通过扫描装置完成。

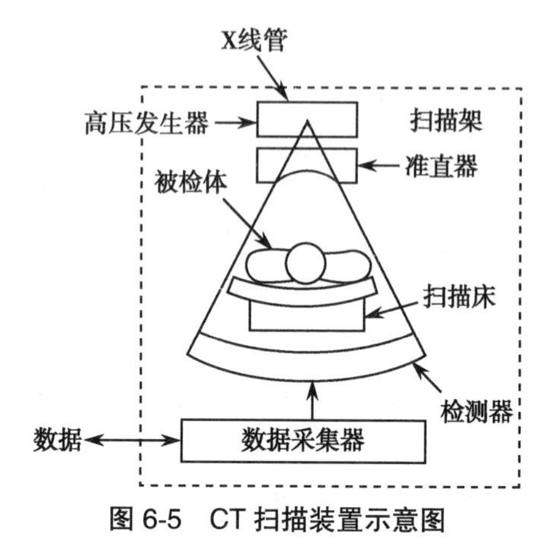

图 6-5　CT 扫描装置示意图

**（二）计算机系统**

计算机系统一般由主控计算机和阵列计算机两部分组成。主控计算机的作用是：①控制和监视扫描过程，并将扫描数据送入存储器；② CT 值的校正和输入数据的扩展；③与操作者对话并控制扫描等信息的传送；④图像重建的程序控制；⑤故障诊断及分析。

列阵处理机主要的任务是在主控计算机的控制下，进行图像重建等处理。图像重建时，阵列处理机接收由数据采集系统或磁盘送来的数据，进行运算后再送给主控计算机，然后在终端显示。

**（三）外围设备**

1. 检查床　检查床的作用是准确地把病人送入预定或适当的位置上。为适应 CT 检查的需要，与 X 线束射出同方向的位置上有定位光源，以利于定位。

2. 操作台　操作台是操作员与计算机对话的工作平台。扫描参数的编辑、设定、扫描过程的控制、观察分析、病人资料的输入及机器故障诊断均在操作台上完成。

3. 图像存储和记录部分　该部分包括有硬盘、软盘、磁带机、光盘等，它们的作用是存储和记录图像。

## 二、CT 机的基本类型与特点

CT 机可分为普通 CT、螺旋 CT、双源 CT 与能谱 CT。

**（一）普通 CT**

由于使用的 X 线束和检测器数量不同，普通 CT 采用的扫描方式也不同，可以分为以下类型：

1. 单束平移 - 旋转方式　是属于第一代 CT 扫描，扫描装置由一个 X 线管和一个检测器组成，X 线束被准直成笔直单线束形式，X 线管和检测器围绕受检体作同步平移 - 旋转（translate-rotate，T-R）扫描运动，如图 6-6 所示。这种扫描首先进行同步平移直线扫描，平移扫描完一个指定体层后，同步扫描系统转过一个角度（一般为 1°），然后再对同一指定体层进行同步平移直线扫描。如此进行下去，直到扫描系统旋转到与初始位置成 180° 角为止。这就是平移 - 旋转扫描方式。

这种扫描方式的缺点是 X 线利用率低，扫描速度慢，做一个体层扫描约需 5 分钟时间，故只适用于无相对运动器官的扫描，如头部等。

2. 窄扇形束平移 - 旋转方式　为第二代 CT 扫描方式，扫描装置由一个 X 线管和 6~30 个检测器组成同步扫描系统。此种扫描进行时，X 线管发出一张角为 3°~15° 的扇形 X 线束，6~30 个检测器同时采样，并仍采用平移 - 旋转扫描方式。由于一次 X 线投照的扇形束同时被多个检测器检测，故一次扫描能同时获取多个扫描数据，使扫描采样的速度加快，这就可以减少每个方向上平移的次数和增大扫描系统每次旋转的角度，从而使重建图像的速度加快，如图 6-7 所示。

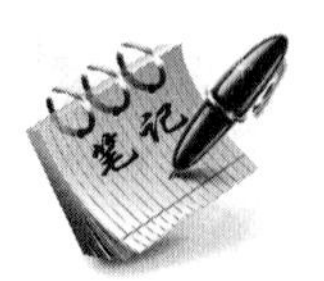

窄扇形束扫描方式扫完一个体层的时间为 10 秒左右，这能实现对人体除心脏器官以外的各器官的扫描成像。这种扫描的主要缺点是：由于检测器排列成直线，对于 X 线管发出的扇形束来说，扇形束的中心 X 线和边缘 X 线的测量值不相等而产生伪影，故需校正。

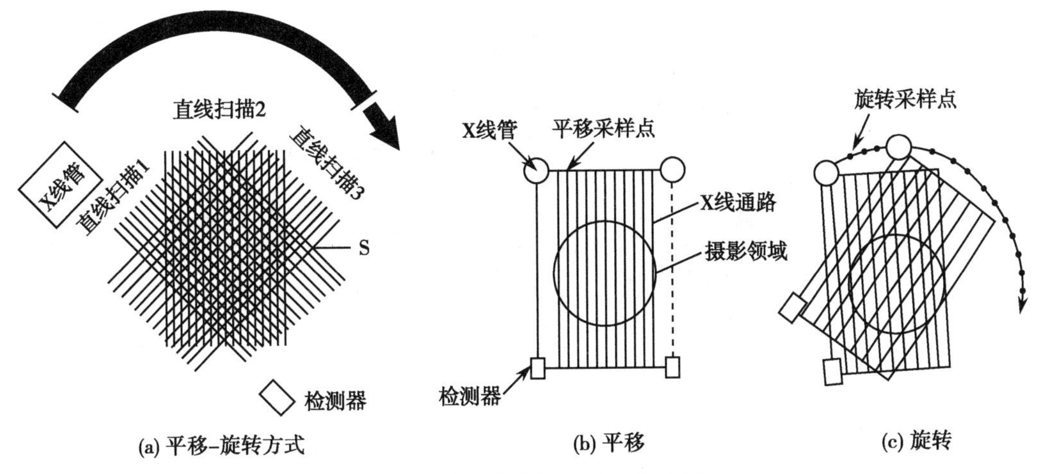


(a) 平移–旋转方式　(b) 平移　(c) 旋转

图 6-6　单束平移旋转扫描方式示意图

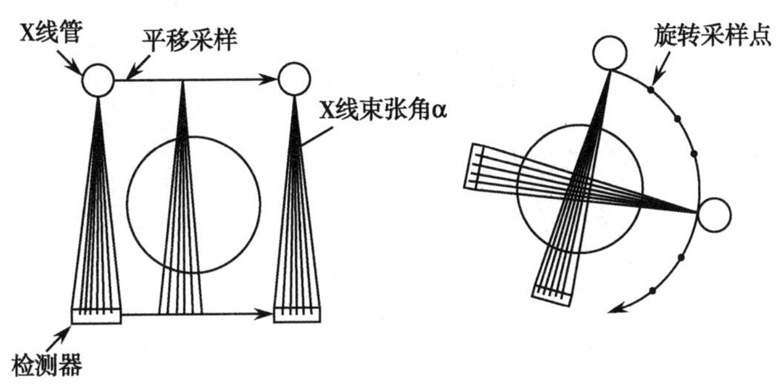


图 6-7　窄束形束平移 - 旋转扫描方式示意图

3. 宽扇形束旋转 - 旋转方式　为第三代 CT 扫描方式，扫描装置由一个 X 线管和 250~700 个检测器（或用检测器阵列）组成，后者排成一个彼此无空隙的、可在扫描架内滑动的紧密圆弧形。X 线管发出张角为 30° ~40° 能覆盖整个受检体的宽扇形线束。

在宽扇形束扫描中，扇形 X 线束宽度内的检测器同时获取扇形 X 线束内的所有数据，这些数据是以 X 线管焦点为中心，随 X 线管的旋转得到不同方位的投影值。这种排列使扇形束的中心 X 线和边缘 X 线到检测器的距离相等，故可减少中心 X 线和边缘 X 线的测量值差异。由于此种宽束扫描一次能覆盖整个受检体，可采集到一个方向上的全部数据，所以不再需要作直线的平移，而只需 X 线管和检测器做同步旋转（rotate-rotate，R-R）运动即可，如图 6-8 所示。

宽扇束扫描使得 X 线的利用率提高，扫描速度加快，用此种方式进行全身 CT 中某体层的扫描时间已降为 1 秒左右。这种扫描的缺点是：要对每个相邻的检测器的灵敏度差异进行校正，否则由于同步旋转扫描运动会产生环形伪像。

4. 宽扇形束静止 - 旋转扫描方式　为第四代 CT 扫描方式，扫描装置由一个 X 线管和 600~2000 个检测器组成。这些检测器在扫描架内排列成固定静止的检测器环，X 线管在固定的检测器圆环内的轨道旋转，X 线管发出 30° ~50° 宽扇形 X 线束进行旋转扫描，如图 6-9 所示。

宽扇形束静止 - 旋转（still-rotate，S-R）扫描方式的整体优点是：因为用每一个检测器相继完成多个方向上投影的检测，或者说在一个检测器上获得多个方向的投影数据，故能较好地克服宽扇束旋转 - 旋转扫描中由于检测器之间差异所带来的环形伪影。

5. 电子束扫描　又称为第五代 CT 扫描，也称超高速扫描。由一个特殊的钟形 X 线管和静止平行排列两排探测器组成。X 线管主要包括电子枪、聚焦线圈、偏转线圈和靶环等如图 6-10 所示。

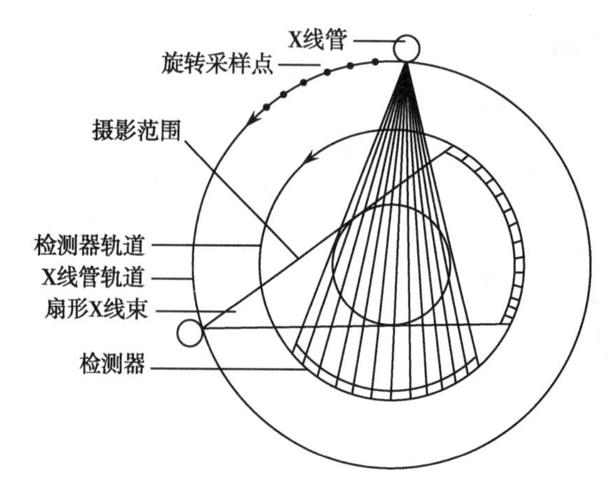


图 6-8　宽束形束旋转 - 旋转扫描方式示意图

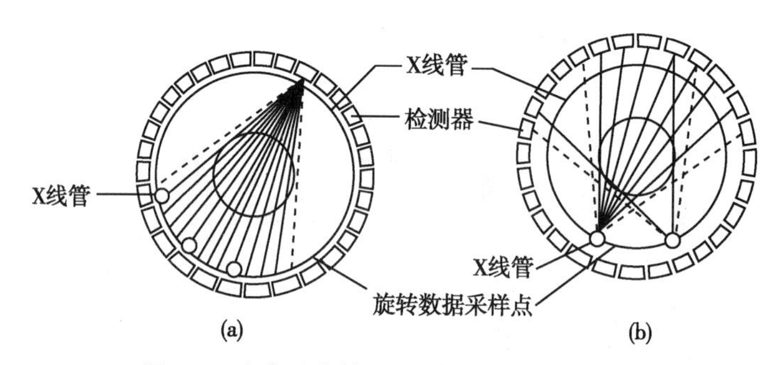


图 6-9　宽束形束静止 - 旋转扫描方式示意图

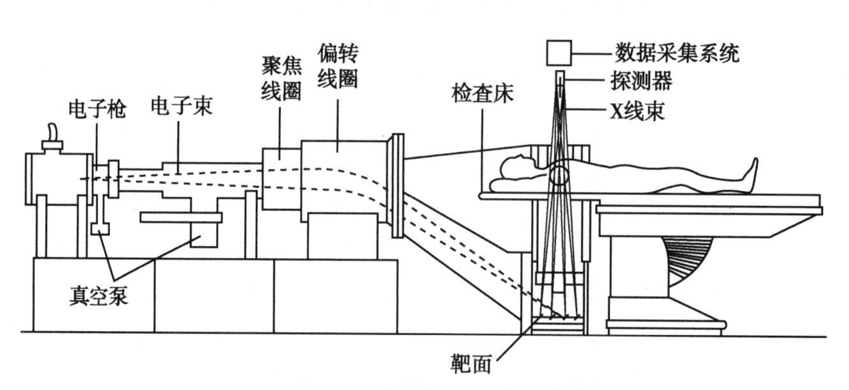


图 6-10　电子束扫描结构示意图

电子束扫描如示意图 6-11 所示。具体过程是从电子枪产生并加速电子束，聚焦线圈将电子束聚焦成毫米级的小焦点，经偏转线圈的磁场变化使聚焦的电子束轰击到四个弧形静止钨靶环上（依次为 A、B、C、D 环）中的一个产生 X 线，其中位于 D 靶环前方的 E 靶不产生图像，只起调整电子束形状和扫描轨迹的作用。X 线经准直器控制 X 线束呈扇形，穿过人体被探测器组接收，探测器组由两组平行排列的环 1 和环 2 探测器组成，平行排列的探测器组排列于扫描架上部 210° 范围内，接收来自透射线并进行预处理后经光缆送至扫描存储器，经快速重建系统形成 CT 图像。

由于探测器组由两组平行排列的探测器组成，因此，使用一个靶面扫描可得两幅图像，4 个靶面同时使用时，一次扫描可获得 8 幅图像。扫描时间可缩短到 10ms 左右，用于心肺等动态器官的 CT 检查，心、脑血流灌注，CTA 重组等。但由于造价昂贵，维修费用高，目前国内尚未普及。表 6-1 为各种 CT 扫描方式的主要特征。

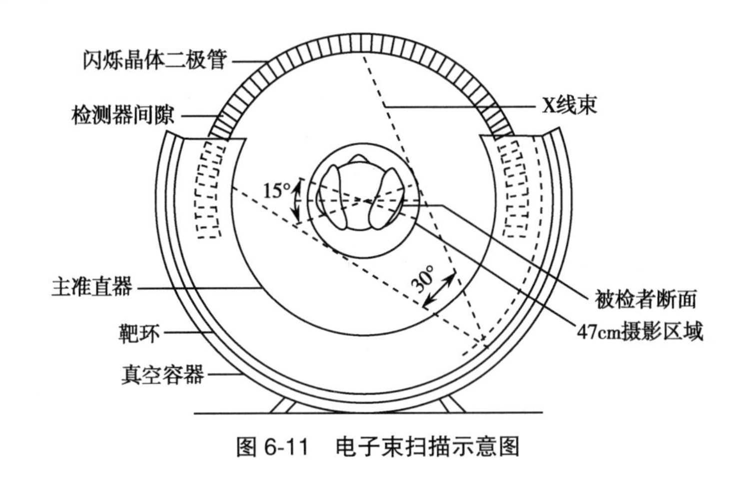


图 6-11　电子束扫描示意图

表 6-1　各种 CT 扫描方式的主要特性

| 名　称 | 单束扫描 | 窄扇束扫描 | 宽扇束扫描 | 宽扇束扫描 | 电子束扫描 |
|---|---|---|---|---|---|
| 扫描方式 | 平移 - 旋转 | 平移 - 旋转 | 旋转 - 旋转 | 静止 - 旋转 | 静止 |
| X 线束张角 | – | 5° ~10° | 30° ~45° | 30° ~45° | 30° ~45° |
| 探测器数量 | 1~2 | 3~30 | 256~350 | 450~1500 | >1500 |
| 探测器排列 | 移动式<br>单个 | 移动式<br>多个 | 旋转<br>圆周式 | 静止<br>圆周式 | 静止<br>半圆周式 |
| 扫描时间 | 5 分钟 | 20~60 秒 | 5~10 秒 | 1~5 秒 | 10 毫秒 |
| 每次扫描层数 | 1 | 1 | 1 | 1 | 8 |
| 主要应用范围 | 头部 | 头部 | 全身 | 全身 | 动态器官 |

### （二）螺旋 CT

1. 单层螺旋 CT　螺旋 CT（spiral CT 或 helical CT）扫描方式产生于 1989 年，是在滑环扫描技术的基础上发展起来的一种新型扫描技术，螺旋扫描方式是容积扫描（Volumetric scan），使 CT 实现了由二维解剖结构图像进入三维解剖结构图像的飞跃。

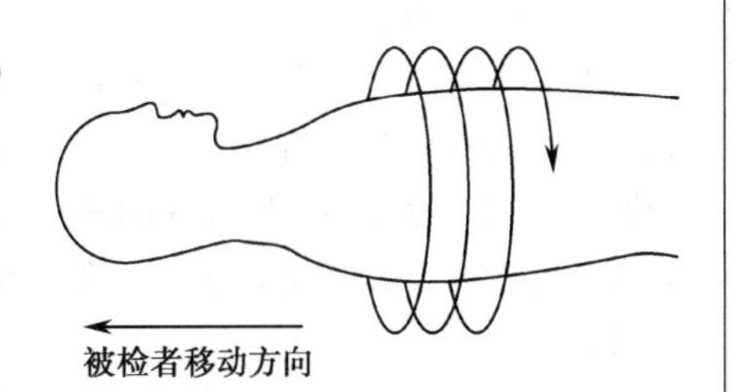


图 6-12　螺旋 CT 扫描方式示意图

螺旋 CT 最重要的突破是滑环技术，去掉了常规 CT 扫描过程中旋转的电缆，以铜制的滑环和导电的碳刷代之，通过碳刷和滑环的接触导电使机架作单向的连续旋转。由此，螺旋 CT 采集数据的扫描方式变为 X 线管向一个方向连续旋转扫描，X 线球管围绕机架连续旋转曝光，X 线管曝光的同时检查床同步匀速移动进行扫描，连续采集人体的容积数据进行各个扫描层面图像的重建。扫描轨迹是螺旋线如图 6-12 所示，又称为螺旋扫描。采集的数据是一个连续的螺旋形空间内的容积数据，获得的是三维信息，因而也称为容积 CT（Volumetric CT）扫描。

螺旋 CT 的滑环方式根据 X 线产生部分传递的电压的高低，分为高压滑环和低压滑环。高压滑环由于通过滑环传递给产生 X 线的电压达上万伏，易发生高压放电导致高压噪声，因而螺旋 CT 多使用电压为数百伏的低压滑环。螺旋 CT 除采用滑环技术外，还采用一个热容量大、散热快的 X 线管和高速的计算机系统以及大容量的硬盘系统。

在螺旋扫描过程中，由于 X 线管和探测器相对于被检者作螺旋形运动，螺旋扫描的覆盖区域和普通 CT 扫描不同，后者针对两平面间一个纯粹圆柱形的层面进行扫描，而前者则由于连续

床进产生位移，是对某一区段进行连续采集如图 6-13 所示。可见，对于任一层面，螺旋扫描轨迹仅有一点与该平面相交，其余各点均落在该平面之外，这就需要对原始螺旋投射数据进行插值处理，才能得到足够多的重建平面投射数据。

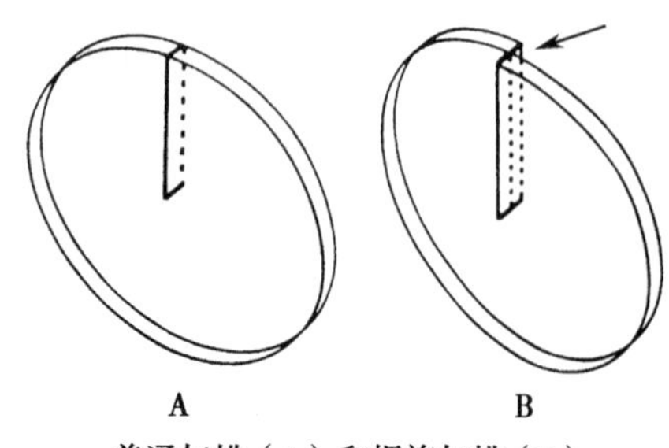


普通扫描（A）和螺旋扫描（B）

图 6-13　普通 CT 与螺旋 CT 扫描

螺旋 CT 由于扫描方式的不同，产生了新的参数：螺距（pitch）定义为床速与扫描层厚的比值，一个无量纲的量。单层螺旋 CT 扫描层厚由准直宽度决定，和准直宽度一致。如果用 $d$ 表示床速，$S$ 表示扫描层厚，则螺距可用下式表示：

$$pitch=\frac{d}{S} \tag{6-2}$$

例如，当扫描层厚为 10mm、床速为 10mm/ 周时，螺距等于 1；若扫描层厚为 10mm、床速为 20mm/ 周，则螺距等于 2。

使用较小的螺距可以增加原始扫描数据量，从而提高重建断面图像的质量，但增加了扫描时间和对被检者的辐射量。使用较大的螺距，可以在相同时间内增加扫描范围，在相同范围的情况下缩短曝光时间，但所获得的原始扫描数据量减少，重建图像质量下降。螺距选择通常介于 1~2 之间，以便获得较快的扫描速度并降低辐射剂量。螺距小于 1 时，类似于非螺旋方式的重叠扫描，在对图像质量要求较高时采用。

螺旋 CT 扫描与常规 CT 扫描相比，其主要优点：一是提高了扫描速度，整个器官或一个部位一次屏气下完成，不会产生病灶的遗漏，并减少了运动伪像；二是由于是容积扫描，即对人体的某一区段做连续的扫描，获得的是某一区段的连续数据（容积数据），在体层与体层之间没有采集数据上的遗漏，因而提高了二维和三维重建图像的质量。三是根据需要任意地、回顾性重建图像，无层间隔大小的约束和重建次数的限制。四是单位时间内的扫描速度提高，提高了增强时对比剂的利用率。

2. 多层面螺旋 CT　1992 年 Elscint 公司率先采用了双排探测器技术，使 X 线管和探测器旋转一周可获得两幅图像，1998 年 11 月底在美国芝加哥召开的北美放射学会年会上有四家公司同时展出了多层面 CT（multislice CT，MSCT）。多层面 CT 同单层螺旋 CT 相比，除了在 Z 轴方向的探测器设置以及数据采集系统不同外，图像重建算法、计算机系统等多个方面都有较大改进。

传统 CT 机是 X 线管和探测器围绕人体旋转一圈获得一幅人体断面图像，而多层面 CT 机则旋转一圈同时可以获得 2 幅以上的图像，因此被命名为多层面 CT。多层面 CT 的核心之一是探测器的结构和数据采集系统（data acquisition system，DAS）。探测器在 Z 轴方向的数目已从一排增加到了几排直至几十排，又称多排探测器 CT（multirow detector CT）。目前探测器的排列方式有两种类型：一种是均等分配的等宽型（对称型排列），即在 Z 轴方向的多排探测器宽度是一致的；另一类是探测器的宽度不均等分配的非等宽型（非对称型排列），如图 6-14 所示。这些组合是由探测器后面的电子开关来实现的，通过电子开关再将信号传递给数据采集系统（DAS）（图 6-15）。

等宽型和非等宽型探测器各有其特点：非等宽型探测器组由于探测器的数量少其相应的探测器间壁及其上方的准直栅也少，对 X 线的吸收就少些，提高 X 线的利用率，可降低 X 线的曝光剂量；而均宽型探测器组则由于探测器的宽度均等，探测器的组合比较灵活、层厚改变方便。各个厂家根据自身的情况，相继开发了双层、4 层、16 层、32 层、64 层、256 层及 320 层螺旋 CT 等。

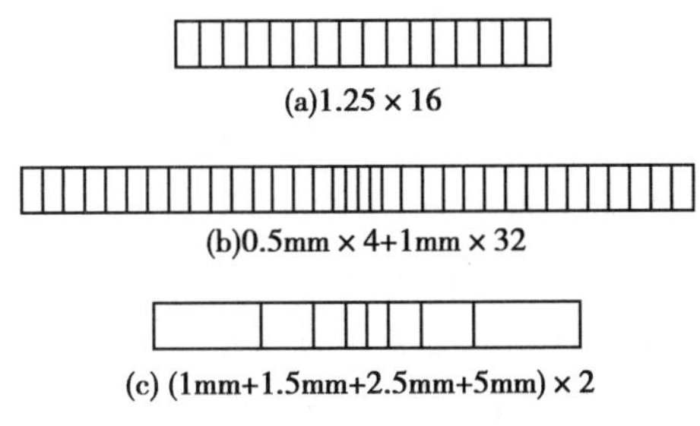


图 6-14　等宽型与非等宽型探测器

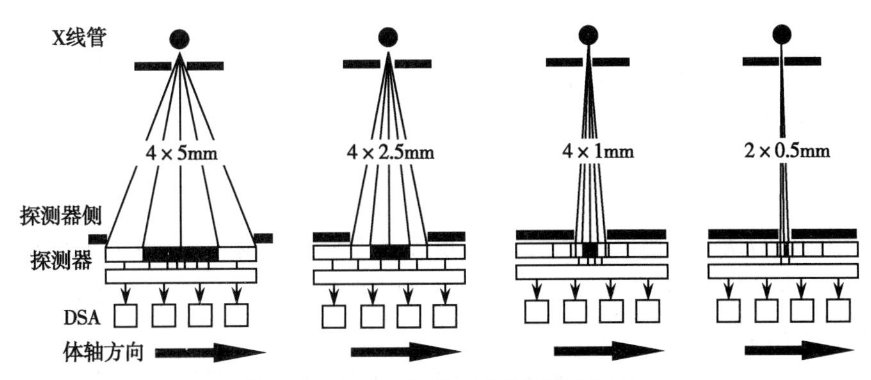


图 6-15　多层面螺旋 CT 数据采集系统

以四层螺旋 CT 为例，说明多层面 CT 的特点。

(1) 探测器阵列：四层螺旋 CT 具有四组通道的多排探测器阵列，分为对称型和非对称型两种。探测器的排列方式主要有以下三种，如图 6-11 所示。

第一种：有 16 排探测器，每排均为 1.25mm 宽、每排 912 个探测器，最大覆盖范围为 20mm。可任意组合成四组通道，以获取不同层厚的四层体层图像。16 排探测器全部利用，可获得四层 5mm 层厚图像；利用后准直器遮盖，可分别获得 1.25mm、2.5mm、3.75mm 层厚的 4 幅图像。因此，层厚的选择有 4 × 1.25、4 × 2.5、4 × 3.75、4 × 5.0 共 4 种。

第二种：探测器有 34 排，中间 4 排为 0.5mm，两侧是 30 排 1.0mm 宽、每排 896 个探测器，最大的 Z 轴覆盖范围为 32mm。利用中央 4 排探测器，可获得 4 幅 0.5mm 层厚图像。34 排全部利用可获得 4 幅 8mm 层厚图像，适当组合各排探测器，可分别获得 2mm、3mm、4mm、5mm、6mm、7mm 层厚的 4 幅图像。因此层厚的选择有 4 × 0.5、4 × 1.0、4 × 2.0、4 × 4.0、4 × 8.0 共 5 种。

第三种：4 对 8 排非对称型探测器，宽度分别为 1mm、1.5mm、2.5mm、5mm，每排 672 个探测器，最大的 Z 轴覆盖范围为 20mm。8 排探测器全部应用，可获得 4 幅 5mm 层厚图像。后准直器遮盖到 1.5mm 探测器的 0.5mm，加上中央两排宽度为 1 mm 探测器，可获得 4 层 1 mm 层厚图像。后准直遮盖 5mm 的一半，并将 1 mm 和 1.5mm 两个探测器组合到一个通道为 2.5mm，可获得 4 层 2.5mm 图像。因此，层厚的选择有 4 × 1.0、4 × 2.5、4 × 5.0 共 3 种。

(2) 数据采集通道：四层螺旋 CT 根据所选层厚的不同，将多排探测器组合成不同的四组，构成四组数据采集通道。四组采集通道在扫描过程中，同时分别对各自连接的探测器接收的 X 线所产生的电信号进行采集、输出。

(3) X 线束：在单层螺旋 CT 中，通过准直器后的 X 线束为薄扇形，因为在 Z 轴方向仅有一排探测器接收信号，故 X 线束的宽度等于层厚。在 MSCT 中，由于 Z 轴方向有多排探测器接收信号，并有四组数据采集通道，故 X 线束的宽度等于多个(或 4 个)层厚之和，为厚扇形 X 线束(或称锥形 X 线束)覆盖探测器 Z 轴方向的总宽度，最厚可达 20cm 或 32cm，使 X 线的利用率大大提高，如图 6-16 所示。

（4）层厚的选择：单层螺旋由于Z轴方向只有一排探测器，因此其层厚是通过X线管端的准直器改变X线束的宽度完成的，使线束的宽度等于层厚。多层螺旋的层厚不仅取决于X线束的宽度，而且取决于不同探测器阵列的组合，因此，其层厚是由X线管端和探测器端的两个准直器共同完成的。由X线管端的前准直调节X线束的宽度，将X线调节成可利用的锥形束，再由探测器端的后准直通过调节覆盖的范围与数据采集通道一起完成多层面CT要求的层厚。

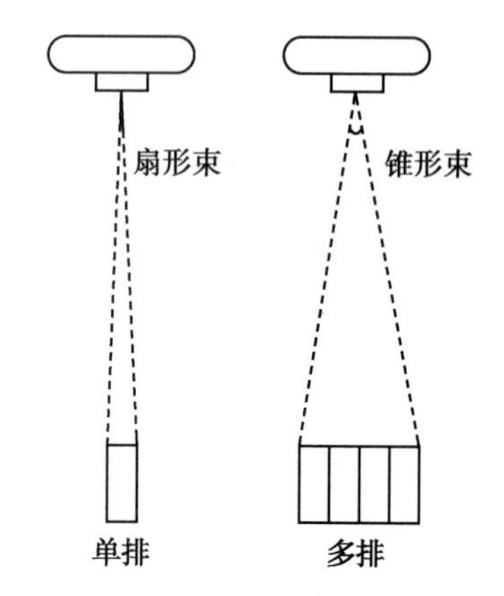

图6-16 Z轴方向的薄扇形束和锥形束

（5）螺距：依据IEC（国际电工委员会）2002年的规定，多层面CT的螺距定义为床速与整个准直宽度的比值。用公式表示为：

$$pitch=\frac{d}{M \cdot S} \tag{6-3}$$

式中，$d$表示床速，$M$表示扫描一周获得的图像层数，S表示层厚，$M \cdot S$表示整个准直宽度。例如，对于4层螺旋CT，若层厚为5mm，床速为20mm，则螺距等于1。当$M$=1时，则式（5-6）实际上就是单层螺旋CT的螺距公式。

（6）图像重建算法：多层面CT的图像重建算法并不是单层螺旋CT的简单扩充，其扫描数据采集量明显增加。主要采用两种方法：优化采样扫描（optimized sampling scan）和滤过内插法（filter interpolation）。优化采样扫描是通过调整采样轨迹的方法来获得补偿信息、缩短采样间隔、增加Z轴上的采样密度来获得图像质量的改善。滤过内插法基于多点加权非线性内插法，即通过改变滤过波形和宽度来自由调整切层轮廓外形的有效层厚及图像噪声，实现Z轴方向的多层重建。

（7）智能扫描：多层面CT可进行长范围的容积扫描，由此会跨越人体体厚、密度相差悬殊的部位。若使用统一高体厚、高密度区曝光条件，会对低体厚、低密度区部位产生过多的辐射。智能扫描可在扫描过程中变化扫描条件，对不同密度、体厚的部位使用不同扫描条件，使图像清晰且辐射剂量降低。

多层面CT与单层螺旋CT相比有很多优点，可以归纳为以下几个方面。

（1）提高了X线利用率：多层面CT的X线管输出的X线可多层同时利用，提高了效率，四层螺旋CT一次曝光可以获得4层图像，使得X线利用率提高到单层扫描的4倍。长期来看，扫描周期仅为单层CT的四分之一，曝光时间缩短。降低了X线管的热量积累，减少了散热等待，延长了X线管的使用寿命。

（2）扫描速度更快：由于多层面CT旋转一周可以产生四层或更多层的图像，其扫描速度可达单层螺旋CT的4倍以上。对相同的曝光时间、螺距和探测器宽度，四层螺旋CT可覆盖的扫描范围可达单层螺旋CT的4倍以上。扫描速度的提高无疑减少了扫描时间，提高了检查的速度，减少了被检者的占床时间，单位时间内可以检查更多的被检者。

（3）提高时间分辨力：单层螺旋CT的旋转一周时间通常是1秒，而多层面CT可提供0.5秒/周甚至更快的转速，是单层螺旋CT的2倍以上，目前使用的64层螺旋CT的旋转时间最快可达0.33秒。当旋转时间分别是1秒/周、0.5秒/周和0.33秒/周时，时间分辨力分别为0.5秒、0.25秒、0.165秒，旋转时间的缩短明显提高了时间分辨力。

（4）提高Z轴空间分辨力，有利于实现各向同性成像：各向同性成像即在所有方向上空间分辨力几乎相同的成像，在非螺旋扫描和单层螺旋扫描时难以实现。非螺旋扫描和单层螺旋扫描的扫描层厚通常在1mm以上，CT图像的断面内空间分辨力明显大于Z轴方向的空间分辨力，

空间分辨力是各向异性而非各向同性。多层面 CT 单个探测器的宽度从 0.5~5.0mm 不等，最薄扫描层厚达到 0.5mm，提高了 Z 轴的空间分辨力，从而实现各向同性分辨力。达到各向同性分辨力的成像可以任意角度重建图像，也可以从一个容积扫描中选择不同的平面或方向成像而没有图像质量的下降，并且无需重新扫描和增加放射剂量。

**（三）双源 CT**

双源计算机体层成像系统（dual source computed tomography，DSCT）是 2005 年在北美放射学会上推出的，它改变了常规使用的一个 X 线源和一套探测器的 CT 成像系统，通过两个 X 线源和两套探测器来采集数据，全面拓展了 CT 的临床应用。

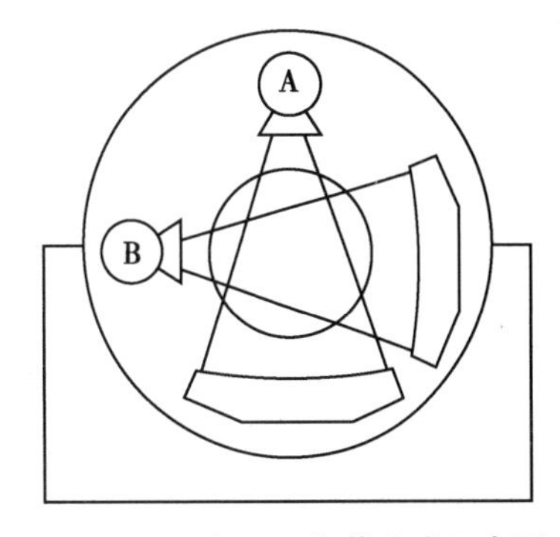

图 6-17　双源 CT 扫描方式示意图

双源 CT 的两套 X 线管和两套探测器在 X-Y 平面上间隔 90°。如图 6-17 所示即通过机架旋转 90° 即可获得 180° 数据，使单扇区采集的时间分辨率达到 83ms。即使在最快的扫描和进床速度下，也能确保极佳的图像质量。

双源 CT 具备 80cm 的大孔径和 200cm 的扫描范围，使移床速度高达 87mm/s 条件下仍可获得小于 0.4mm 的各向同性分辨率，可重建出逼真的图像，并能清晰显示微小的解剖结构，心脏 CT 不再受心率的影响。双源 CT 采用双能量探头技术，扫描时两个 X 线管的管电压分别为 80kV 和 140kV，可同时采集高能和低能的数据。该新型探头由多层探测器和滤线层组成，能够同时探测低能（软射线）和高能（硬射线）X 线，两种射线同时成像可大大改进组织特征区分，全自动减影算法，将血管与骨骼相分离。

尽管双源 CT 系统使用了两套 X 线管系统和两套探测器，但其在心脏 CT 扫描中的放射剂量却只有常规 CT 的 50%，也就是说，50% 剂量得到 100% 的心脏细节。这是由于其具备很高的时间分辨率，能够在一次心跳过程中采集心脏图像，从而降低扫描过程的使用剂量。为了最大程度地降低扫描剂量，可根据心率的快慢自动选择最快的扫描速度。另外，双源 CT 采用了依据心电图的适应性剂量控制，最大程度地降低了心脏快速运动阶段的放射剂量。

**（四）能谱 CT**

能谱 CT 是继多层螺旋 CT 后又一极大型设备。能谱 CT 成像将传统 X 线混合能量分解成 40~140keV 连续不断的 101 个单能量，从而获得不同物质的能谱曲线，在一定程度上实现了物质定性分离和定量测定。主要优势在于其特点为超低的辐射剂量及超高的敏感性。如可以清楚地显示冠脉支架内情况，对于判断支架的通畅情况提供客观、清楚的影像，可消除支架金属伪影的影响，同样也能消除人工髋关节、膝关节等金属伪影的影响，破除了以往传统 CT 及螺旋 CT 在这方面的限制。在实质脏器中，能谱影像可以发现一些多层螺旋 CT 发现不了的病变。利用不同物质能谱 CT 的能谱曲线，可以对物质进行定量及定性分析，对于判断病变的病理变化将有很大的帮助。

# 第三节　CT 成像原理

## 一、CT 机的成像过程

CT 成像的主要工作过程是：自 X 线管发出的 X 线首先经过准直器形成窄的扇形束，用以穿透人体被检测的体层平面。X 线束经人体薄层内器官或组织衰减后射出到达检测器，检测器将含有一定图像信息的 X 线光信号转变为相应的电信号。通过测量电路将电信号放大，再由 A/D 转换器变为数字信号，送给计算机进行运算，计算机系统按照设计好的图像重建方法重建图像。

最后，再由 D/A 转换器将数字信号变成模拟信号，以不同的灰阶形式显示在监视器的屏幕上。或者，再用激光相机打印成 CT 片。

CT 成像是一个复杂的计算机数学演算和数据重建的过程，该过程可理解为以下四步：

1. 数据采集　从 X 线的产生到信息数据的获得，此过程为数据采集，取得大量的数字数据，称其为原始数据。数据采集系统是由 X 线管、滤过器、准直器、探测器、A/D 转换器等器件组成。

2. 数据处理　数据采集过程中，A/D 转换器将模拟信号转换成数字，成为原始图像数据。在进行图像重建之前，为了得到准确的重建图像数据，要对这些数字数据进行处理。如对数变化，通过内插等多种方式对数据进行正常化的处理等。

3. 图像重建　这是数字成像过程中最重要的环节。CT 机中阵列处理器是专门用来重建图像的计算机，计算机将收集到的原始数据经过复杂的重建运算，得到一个显示数据的矩阵，此过程被称为重建过程。图像重建的数学处理过程是一个相当复杂的数学运算过程，而且，采用的数学运算的方法也很多。不同的运算方法，其重建速度和重建后的图像效果也有很大差别，它以不同的扫描方式和诊断的需要而定。

4. 图像存储与显示　重建后的数字图像通过监视器的屏幕显示出来，而且，还可以在监视器上进行图像的各种后处理。重建后的数字图像可以记录在磁带、磁盘或光盘上，同时，也可以直接通过激光相机打印出照片，如图 6-18 所示。

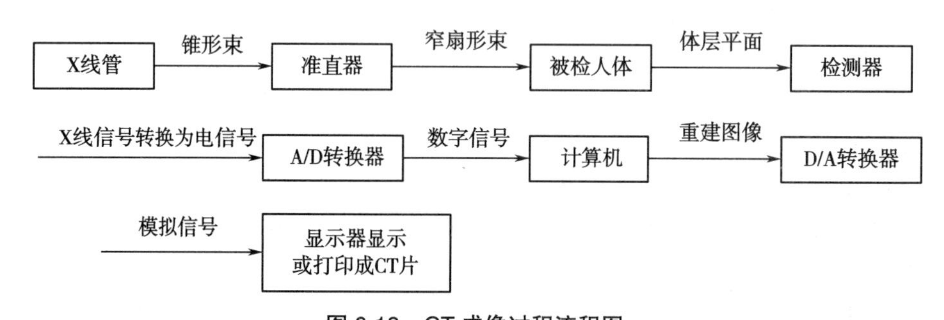


图 6-18　CT 成像过程流程图

## 二、CT 成像原理

### （一）CT 成像物理原理

根据物理学可知，X 线束具有一定的能量和穿透能力，当 X 线束遇到物体时，物体对射入的 X 线有着衰减作用，即物体对 X 线的吸收和散射，如图 6-19 所示。物体对 X 线吸收和散射的多少与物体的密度、物体元素的原子序数及 X 线能量等密切相关。在 CT 成像中，物体对 X 线的吸收起主要作用，因此忽略物体对 X 线的吸收作用及对 X 线的散射作用。

物理实验证明，在均匀物体中，X 线的衰减服从指数规律。如图 6-20 所示，X 线束沿坐标的 X 轴穿透厚度为 $l$ 的一个均匀物体，设入射的 X 线强度为 $I_0$，经物体吸收后射出的 X 线强度为 $I$。如果物体中有一小层面，其厚度为 $\Delta x$，小层面处入射的 X 线强度 $I_i$，小层面的吸收量 $\Delta I_i$ 有：

$$\Delta I_i=-\mu I_i \Delta x \tag{6-4}$$

式中，$\mu$ 是小层面内与物体密度等有关的线性吸收系数（简称吸收系数）。对于均匀物体，吸收系数是一个固定数值。上式中的负号说明入射 X 线强度被物体吸收而减少，$\Delta I_i$ 取负值。由（5-2）式微分式建立积分方程为：

$$\int_{I_0}^{I}\frac{dI_i}{I_i}=-\mu\int_0^l dx$$

求解上式可得到：

$$I=I_0e^{-\mu l} \tag{6-5}$$

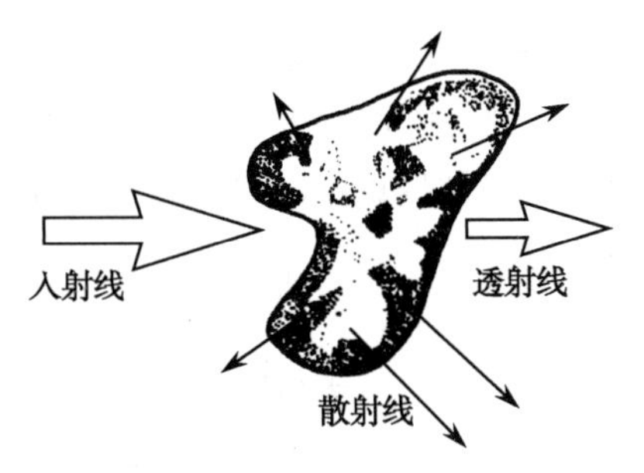


图 6-19　物质对 X 线的衰减作用

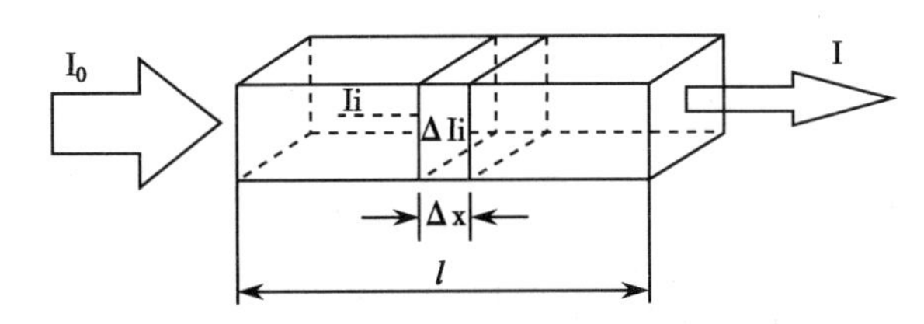


图 6-20　X 线束透过均匀物体

上式是朗勃 - 比尔（Lambert-Beer）吸收定律在 X 线通过物体时吸收衰减的表达式。由（6-3）式可知，$l$ 或 $\mu$ 的值愈大，射出的 X 线强度 $I$ 愈小，即物体对 X 线的吸收愈大。

在 X 线穿透人体器官或组织时，由于人体器官或组织是由多种物质成分和不同的密度构成的，所以各点对 X 线的吸收系数是不同的。为了便于分析，将沿着 X 线束通过的物体分割成许多小的体积单元（即体素），令每个体素的厚度相等，记为 $l$。设 $l$ 足够小，使得每个体素内物质的密度均匀，即为单质均匀密度体，用 $\mu$ 表示体素的吸收系数，如图 6-21 所示。

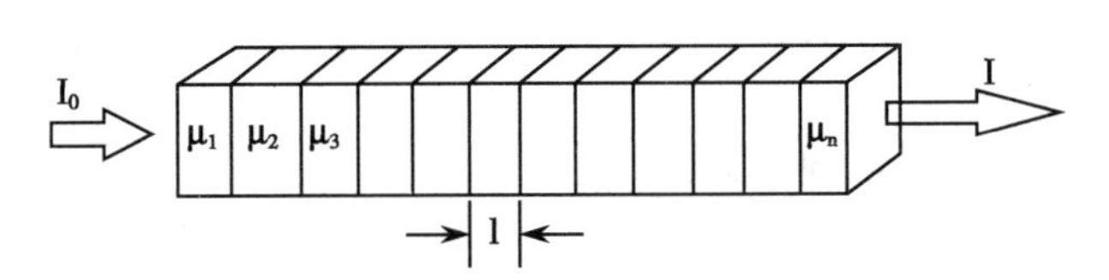


图 6-21　X 线透过 n 个小单元密度体

当入射第一个体素的 X 线强度为 $I_0$ 时，透过第一个体素的 X 线强度 $I_1$ 为：

$$I_1=I_0 e^{-\mu_1 l}$$

$\mu_1$ 是第一个体素的吸收系数。对于第二个体素来说，$I_1$ 就是入射的 X 线强度。设第二个体素的吸收系数为 $\mu_2$，X 线经第二个体素透射出的强度 $I_2$ 为：

$$I_2=I_1 e^{-\mu_2 l}$$

将 $I_1$ 的表达式代入上式，有：

$$I_2=(I_0 e^{-\mu_1 l})\,e^{-\mu_2 l}=I_0 e^{-(\mu_1+\mu_2)l}$$

……

最后，第 $n$ 个体素透射出的 X 线强度 $I_n$ 为：

$$I=I_n=I_0 e^{-(\mu_1+\mu_2+\cdots\cdots+\mu_n)l}$$

将上式中的吸收系数经对数变换，并移至等式的左边得：

$$\mu_1+\mu_2+\cdots\cdots+\mu_n=-\frac{1}{l}\ln\frac{I}{I_0} \qquad (6\text{-}6)$$

从上式可以看出，如果 X 线的入射强度 $I_0$、透射线强度 $I$ 和体素的厚度 $l$ 均为已知，那么沿着 X 线通过路径上的吸收系数之和（$\mu_1+\mu_2+\cdots\cdots+\mu_n$）就可以计算出来。

为了建立 CT 图像，必须先求出每个体素的吸收系数 $\mu_1$、$\mu_2$、$\mu_3$……$\mu_n$。从数学角度上讲，为求出整个图像中的每一个体素的吸收系数，需要建立如 5-4 式那样 n 个或 n 个以上的独立方程。因此，CT 成像装置要从不同方向上进行扫描（scanning），来获取足够的数据建立求解吸收系数的方程。

吸收系数 $\mu$ 受 X 线波长、物质原子序数 $Z$ 和物质密度 $\rho$ 的影响。对于一定能量的 X 线，物质 $Z$ 越小，$\mu$ 越小；反之则越小。对于相同 $Z$ 的物质来说，物质 $\rho$ 越大，$\mu$ 越大；反之则越小。因此，$\mu$ 可反映出物质的原子序数、密度，物质的构成特征。但是，X 线能量也影响 $\mu$，其之间的关系如图 6-22 所示，X 线能量愈低，$\mu$ 愈大，$\mu$ 随 X 线能量的增大而减小。这意味着 X 线在穿透物体的

路径过程中，能量会逐步降低，特别是能量较低的软射线。即低能射线将比高能射线更快地被过滤掉，这种现象称为X线束的硬化效应。所以，即使是X线穿过均匀物质，在单位体积内的吸收系数也会不同，造成图像的不均匀性，如图6-23。因此，必须对CT图像重建过程中的X线硬化效应要进行校正，减小由X线束硬化效应造成的CT图像不均匀性。

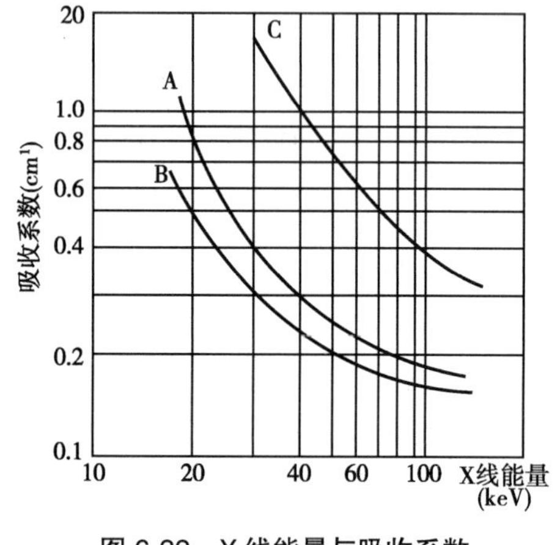


图6-22　X线能量与吸收系数

线衰减系数的线积分 $\ln\frac{I_0}{I}$
无射线硬化
实际情况
均匀吸收材料的厚度

图6-23　硬化效应引起吸收系数非线性

（二）CT数据采集的基本原理与原则

1. 数据采集的基本原理

（1）CT数据采集基本原理：CT成像主要区别于普通X线摄影是要进行复杂的数据采集过程，其由X线管和探测器等的同步扫描来完成，目的是获取重建图像的原始数据。

CT的扫描和数据的采集是指由CT成像系统发出的一束具有一定形状的射线束透过人体后，产生足以形成图像的信号被探测器接收，同时，所产生的扫描数据与最终形成图像的空间分辨率、伪影等密切相关。在成像系统中，基本组成或必备条件是具有一定穿透力的射线束和产生、接收衰减射线的硬件设备。简而言之，CT成像是透射射线按照特定的方式通过被成像的人体某断面，探测器接收穿过人体断面的射线，将射线衰减信号送给计算机处理，经计算机重建处理后形成一幅人体内部脏器的某断面的图像。下面以X线管发出的一直线波束和单一探测器为例，说明数据采集的基本原理。

普通CT扫描方式，被检人体的一个体层平面，其厚度由准直器来限定，如图6-24所示。

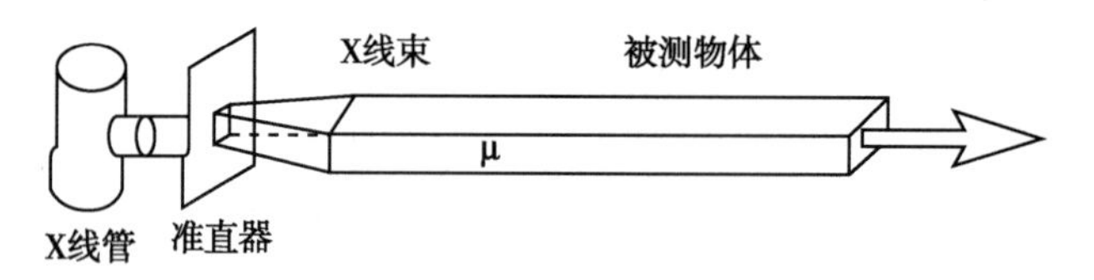


图6-24　X线管发出直射线波束

X线入射强度在进行整个被检体层扫描过程中，始终保持不变而视为一个常值，这时的吸收系数之和只与检测出的X线透射强度有关。如图6-25(a)所示，第一次扫描先采用等间隔的直线平移，令直线平移以单位长度为步长等间隔运动，待被检体层被分割的体素的宽度等于这个单位长度。X线束对被检人体体层每扫描一个间隔，透射出的X线强度被检测后，按6-4式可得到该处吸收系数之和的数值，这个数值不仅与X线束穿透物体的性质有关，而且还与X线束的空间位置有关。当直线平移扫描完一个体层后，就获得一个方向上的一组吸收系数之和的数值与X线束扫描位置的曲线，如图6-25(b)所示。我们把这个曲线称作X线束经被测人体吸收后在该方向上的投影，投影上各点数值称为投影值。第一次直线平移扫描后，扫描系统需要旋转一个小角度来改变方向，作第二次直线平移扫描，又可得到另一个方向上的投影。重复此过程，就能

得到被检人体整个体层平面在所有方向上X线束的投影。从而可获取X线束扫描被检体层的各个方向上的投影数据。设每一方向上直线平移扫描为180次，即一个方向上的投影可得到180个投影值。如果把被检体层分成180×180个单元，就须旋转180次角度，为了不进行重复扫描，则每次旋转角度为1°。因此，从X线束扫描被检体层的过程中，能得到180×180个投影值，相应地可建立180×180个方程，并通过计算求解出180×180个单元体所对应的吸收系数。

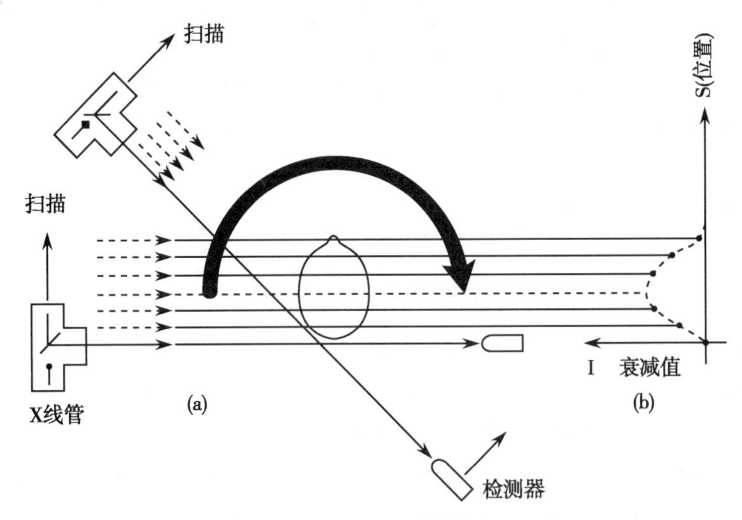


图6-25　X线束平行扫描的数据采集

由此可见，不同组织器官对X线的有不同线性吸收系数，线性吸收系数是CT成像的基础。通过计算机，对获取的投影值进行一定的算法处理，可求解出各个体素的衰减系数值，获取衰减系数值的二维分布（衰减系数矩阵）。再按CT值的定义把各个体素的衰减系数值转换为对应像素的CT值，于是就得到CT值的二维分布（CT值矩阵）。然后图像面上各像素的CT值转换为灰度，就得到图像面上的灰度分布。此灰度分布就是CT影像。

目前，使用的CT机，有两种不同的数据采集方法：一种是一层一层即逐层采集法（非螺旋扫描）；另一种是容积数据采集法（螺旋扫描）。①逐层采集法：是X线管和探测器围绕人体旋转，探测器同时接收采样数据，然后X线管停止旋转，检查床移到下一个扫描层面，重复进行下一次扫描，一直到全部预定的部位扫描完成。期间每一次只扫描一个层面。②容积数据采集法：是螺旋CT扫描时采用的方法，即病人屏住呼吸的同时，扫描机架单向连续旋转X线管和探测器围绕病人旋转X线管曝光，检查床同时不停顿单向移动并采集数据，其采集的是一个扫描区段的容积数据。

在理解数据采样过程中，还必须注意：①X线管与探测器是一个精确的准直系统；②X线管与探测器围绕人体旋转是为了采样；③X线管产生的射线是经过有效滤过的；④射线束的宽度是根据层厚大小设置严格准直的；⑤探测器接收的是透过人体后的衰减射线；⑥探测器接收的衰减射线转换为电信号。

总之，CT扫描成像从数据采集到一幅CT图像形成分为八个步骤：①病人被送入机架后，X线管和探测器围绕病人旋转扫描采集数据，其发射的X线束经过球管端的准直器高度准直；②射线通过人体后，源射线被衰减，衰减的射线由探测器接收。探测器阵列由两部分组成，前组探测器主要是测量射线源的强度，后组探测器记录通过人体后的衰减射线；③参考射线和衰减射线都转换为电信号，由放大电路进行放大，再由逻辑放大电路根据衰减系数和体厚指数进行计算、放大；④电信号经模数转换器（A/D convertor）转换成数字信号，由数据传送器将数据传送给计算机；⑤计算机开始处理数据。数据处理过程包括校正和检验，校正是去除探测器接收到的位于预定标准偏差以外的数据；检验是将探测器接收到的空气参考信号和射线衰减信号进行比较。校正和检验是利用计算机软件重新组合原始数据；⑥通过阵列处理器的各种校正后，计

算机作卷积处理;⑦根据扫描获得的解剖结构数据,计算机采用滤过反投影重建算法重建图像;⑧重建处理完的图像再由数模转换器转换成模拟图像,送到显示器显示,或以数字形式存入计算机硬盘,或送到激光打印机摄制成照片。

2. 数据采集原则　CT 成像的数据采集是为重建图像提供依据的,是 CT 成像整个过程中的第一个环节,也是最关键的环节之一。数据采集应遵循以下原则:

(1) 投影是 X 线束扫描位置的函数:数据采集须按照被测体层平面的空间位置有规律地进行,图像重建过程也是按数据采集中确定好的空间位置来重建 CT 图像的。

(2) 扫描应毫无空隙的覆盖或局部的重叠:X 线束的扫描是实现数据采集的途径。在将被检测体层平面预先划定好各个体素后,X 线束的扫描要通过各个体素一次以上,这样才能保证得到各个位置上的投影值,计算出各个体素的吸收系数,否则,未被扫描的体素将不能确定它的吸收系数,在重建图像中该处将是一个空白点,不能保证 CT 图像的完整性和一致性。

(3) 提高数据采集的扫描速度:根据人体正常的生理状态,这些器官或组织的运动往往是比较缓慢的或有规律的周期变化,只要将扫描速度提到高于这些器官或组织的运动速度,在它们某一段时间内未来得及变化之前,扫描过程已完成了,即可近似认为这些器官或组织的空间位置不变或变化很小,使数据采集受被测体层内的器官或组织的蠕动干扰影响较小。

(4) 数据采集要精确:CT 成像的图像重建和图像处理等都是以数据采集为依据的,图像重建和图像处理等会在数据采集的基础上带来新的误差,例如数据的传递、数据间的计算等,所以提高数据采集过程中的精确度,是保证获取高质量的 CT 图像的关键。

## 第四节　CT 图像重建

CT 图像重建是利用各方向探测采集的数据阵列,求解出图像矩阵中各个像素单元的衰减系数 $\mu$,然后构建出 $\mu$ 的二维分布图像的过程。螺旋 CT 的图像重建需要进行预处理,根据 CT 机的发展,目前图像重建预处理有:单层螺旋 CT 的图像重建;多层螺旋 CT 的图像重建;16 层和 16 层以上螺旋 CT 的图像重建与心电门控。图像重建的计算方法主要有:迭代法(包括代数重建法与逐线校正法)、反投影法和解析法(包括滤波反投影法、傅里叶变换法与褶积反投影法)。其中滤波反投影法是目前比较常用的方法。

CT 图像重建的基本要求:①真实反映被测体层的解剖结构信息,采集的数据要准确,图像重建要不失真,并求解还原出图像矩阵分布,再现被测体层的图像信息,提供清晰的 CT 图像;②重建时间要短,一方面由于 CT 图像重建是经过计算机重建图像,因此,计算时间要尽可能短,达到快速即时成像;另一方面又可以对某些缓慢运动的器官进行动态成像,观察它们在缓慢运动中的变化情况;③理论技术可靠,图像重建从理论上讲是一个数学问题,在实际应用中应根据现有的工程技术和计算机水平进行图像重建,以满足临床诊断要求为原则。

### 一、螺旋 CT 的图像重建预处理

#### (一) 单层螺旋 CT 的图像重建

根据奥地利数学家 Radon 的二维图像反投影重建原理,被重建的一幅二维图像平面上的任意点,必须采用一周扫描全部角度的扫描数据,传统的非螺旋扫描方式满足了此要求。

由于非螺旋扫描,X 射线是以不同的方向通过病人获取投影数据,并利用平面投影数据由计算机重建成像,因此非螺旋扫描每一层的投影数据是一个完整的圆形闭合环,而螺旋扫描每一层的圆形闭合环则有偏差,如图 6-10 所示。

螺旋扫描是在检查床移动中进行,覆盖 360° 的数据用常规方式会出现运动伪影。为了消除运动伪影,必须采用数据预处理后的图像重建方法,从螺旋扫描数据中合成平面数据,这种数

据预处理方法被称为线性内插法。线性内插的含义是:螺旋扫描数据段的任意一点,可以采用相邻两点扫描数据通过插值,然后再采用非螺旋 CT 扫描的图像重建方法,重建一幅断面图像。

目前,常用的插值方法为线性内插法(linear interpolation,LI),线性内插法包括全扫描(full-scan with interpolation,FI)和半扫描内插法(half-scan with interpolation,HI),FI 和 HI 法又分别称作 360° 线性内插(360° linear interpolation,360° LI)和 180° 线性内插(180° linear interpolation,180° LI)。所谓 360° 线性内插法是采用 360° 扫描数据向外的两点通过内插形成一个平面数据。其主要缺点是由于层厚敏感曲线(SSP),增宽,使图像质量有所下降。而 180° 线性内插法是采用靠近重建平面的两点扫描数据,通过内插形成新的平面数据。180° 线性内插法与 360° 线性内插法两者的区别是:180° 线性内插采用了第二个螺旋扫描的数据,并使第二个螺旋扫描数据偏移了 180° 的角,从而能够靠近被重建的数据平面。这种方法能够改善层厚敏感曲线(SSP),提高成像的分辨力,进而改善了重建图像的质量。

**(二)多层螺旋 CT 的图像重建**

多层螺旋 CT 的图像重建预处理,基本是一种线性内插方法的扩展应用。但因为多层螺旋扫描探测器排列数增加,在重建断面没有可利用的垂直射线,另外,由于采用多排探测器和扫描时检查床的快速移动,如果扫描螺旋距比值选择不当,会使一部分直接成像数据与补充成像数据交叠,使可利用的成像数据减少,图像质量衰减。为避免图像质量衰减,多层螺旋扫描和图像重建,一般要注意螺距的选择并在重建时做必要的修正。

多层螺旋 CT 扫描与单层螺旋 CT 相比,扫描采用的射线束已超越扇形束的范围,被称之为锥形束。由于射线束的形状改变,因此在图像重建中产生一些新的问题,最主要是扫描长轴方向梯形边缘射线的处理。

目前多层螺旋 CT 的图像重建预处理主要有两种处理方法:一种是图像重建预处理不考虑锥形束边缘的预处理;另一种是图像预处理中将锥形束边缘部分的射线一起算。在应用中,4 层螺旋 CT 扫描仪大部分采用不考虑锥形束边缘的预处理 。

根据各生产厂家采用方法的不同,通常有四种即:扫描交叠采样的修正重建预处理方法、Z 轴滤过长轴内插法、扇形束重建及多层锥形束体层重建。

1. 扫描交叠采样的修正　又称优化采样扫描,是通过扫描前的螺距选择和调节缩小 Z 轴间距,使直接成像数据和补充成像数据分开。

2. Z 轴滤过长轴内插法　是一种基于长轴方向的 Z 轴滤过方法。该方法是在扫描获得的数据段内确定一个滤过段,滤过段的范围大小根据需要选择,选择的范围大小又被称为滤过宽度,在选定的滤过段内所有扫描数据都被作加权平均化处理。其滤过参数宽度和形状,通常可影响图像 Z 轴的分辨力、噪声和其他方面的图像质量。

3. 扇形束重建　单排探测器扫描所获得的数据,一般都采用扇形束重建算法。在多排探测器扫描方法中,是将锥形束射线平行分割模拟成扇形束后,再使用扇形束算法进行图像的重建。

4. 多层锥形束体层重建(multilayer cone-beam computed tomography reconstruction)　该方法又被称为 MUSCOT(Multi-slice cone-beam tomography)。多层螺旋 CT 扫描由于外侧射线束倾斜角度增大,在射线束螺距小于 1 或者层厚螺距小于 4,会出现数据的重叠,所以 4 层螺旋层厚螺距选择往往要避免使用 4 或 6 之类的偶数整数,但是为了避免误操作,多数厂家已在螺距设置中采用限制措施避免这种选择出现。

**(三)16 层和 16 层以上螺旋 CT 的图像重建**

16 层以上螺旋 CT 的图像重建与 4 层螺旋 CT 不同,都已经将锥形束边缘部分射线一起计算。目前图像重建预处理方法有三种:①自适应多平面重建(AMPR)法;②加权超平面重建方法;③ Feldkamp 重建算法。

1. 自适应多平面重建(AMPR)法　是将螺旋扫描数据中两倍的斜面图像数据分割成几个

部分。重建时，各自适配螺旋的轨迹并采用240°螺旋扫描数据。经过上述的预处理后，最终图像重建的完成还需要在倾斜的、不完整的图像数据之间采用适当的内插计算。优点：采用AMPR重建方法后其内插函数的形状、宽度均可自由选择，实现了扫描螺距自由选，并且Z轴分辨力和病人的射线量与螺距大小无关。

2. 加权超平面重建方法　概念上有点类似AMPR重建方法，但起始步骤有些不同。其先将三维的扫描数据分成一个二维系列，然后再用凸起的平面作区域重建。如先收集全部投影数据中的1~9，然后再2~10、3~11，最后再将所有扫描数据加权平均处理。经过参数优化后，可改善图像的质量。优点：采用AMPR重建方法后其内插函数的形状、宽度均可自由选择，实现了扫描螺距自由选，并且Z轴分辨力和病人的射线量与螺距大小无关。

3. Feldkamp重建算法　是一种近似非螺旋扫描三维卷积反投影的重建方法。此方法是沿着扫描测量的射线，将所有的测量射线反投影到一个三维容积，以此计算锥形束扫描的射线。三维反投影法对计算机的要求较高，需配置专用的硬件设备来满足重建的速度和时间要求。

**（四）心电门控**

心电触发序列扫描和心电门控螺旋扫描，目前分别用于4层和16层以上的心脏成像。

1. 心电触发序列扫描　是根据心电监控预设的扫描时机，在病人心电图R波的间期触发序列扫描，触发方式既可以选择R－R间期的百分比，也可以选择绝对值毫秒。这种方式又被称为前瞻性心电门控触发序列。

2. 心电门控螺旋扫描　又被称为回顾性心电门控螺旋扫描，目前用于16层以上螺旋CT的心脏成像。心电门控方法是在记录心电监控信号的同时，采集一段时间、全部心动周期的扫描数据，采用回顾性图像重建的方法，将心动周期舒张期的图像重建用于诊断，如图6-26所示。

回顾性心电门控的图像重建分两个步骤：第一步：采用多层螺旋内插，以修正扫描时检查床移动的影响；第二步：根据所需图像的位置，采用部分扫描数据重建横断面图像。采用一周扫描的部分数据重建图像，可提高心脏扫描的时间分辨率。

回顾性心电门控螺旋扫描可采用单个或多个扇形区重建心脏图像，目的是为了提高心脏成像的图像质量。

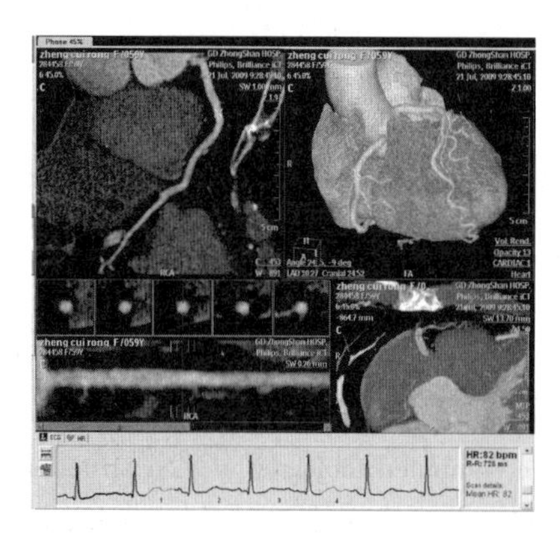

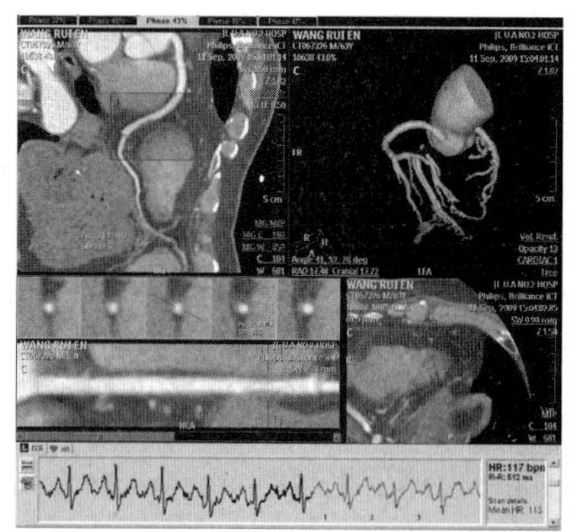

图6-26　行冠状动脉CTA时的心电门控

## 二、CT图像重建方法

CT重建算法，即解一个数学问题的程序。根据CT发展的历程，CT的图像重建曾经使用过数种方法，但不管是非螺旋CT和螺旋CT，目前多数CT机的图像重建基本方法仍是滤波反投影法。下面将使用的几种图像重建方法进行简单介绍。

**（一）迭代法**

迭代法包括代数重建法、迭代最小平方方法和联立方程重建法。代数重建法是一种迭代型方法，在一次迭代过程中，将近似重建得到的影像的投影同实际测得的剖面进行比较，然后将比较得到的差值再反向投影到影像上，每一次反射之后得到一幅新的近似影像。

当对所有投影方向都这样做了之后，一次迭代便告完成，并用前一次迭代的重建结果作为初始值，以便开始下一轮迭代。在进行一定次数迭代以后，认为结果已足够精确，重建过程便告结束。

这种算法耗时很长，但确实是一种精确的方法。这种方法由于必须等到全部测量数据求出后才能开始迭代运算，因此，重建一幅影像要在扫描终结之后才能进行，且运算繁琐，故此方法在现代 CT 机中已很少采用。

**（二）反投影法**

反投影法（back projection）又称总和法和线性叠加法。它是利用所有射线的投影累加值计算各像素的吸收值，从而形成 CT 图像，或者说是某一点（像素）的（吸收）值正比于通过这一点（像素）射线投影的累加。

此法是利用投影值近似地复制出 $\mu$ 值的二维分布。它的基本原理是将测得的投影值按其原路径 $l$ 平均分配到每一个点上，各个方向上投影值反投影放回矩阵后，在像素点处进行叠加，从而推断出原层面的 $\mu$ 值二维分布图像。我们考察一个矩形被测体在 $x$、$y$ 轴上的投影（图 6-27）。在重建图像时，根据反投影法的原理，从 $x$、$y$ 轴方向上分别按原路径平均分配投影值，其结果在像素点处是两个方向反投影的叠加，加重了影像部位的显像值；再经过处理或调整原显像灰度值，突出了投影相重叠部分，使影像近似地重现原来的组织对 X 线的衰减值分布。

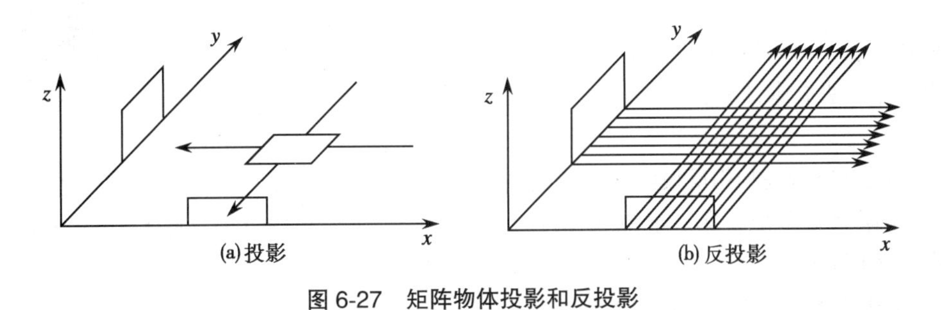


图 6-27　矩阵物体投影和反投影

下面以四个体素（设为 $\mu1=1$，$\mu2=2$，$\mu3=3$，$\mu4=4$）矩阵图像重建作为例子说明。

对四体素矩阵作 0°、45°、90°、135° 投影（即扫描），再将投影值反投回原矩阵的对应位置（扫描过的各个体素）上，即可将原矩阵中的四体素的特征参数 $\mu$ 值解出，其过程如图 6-28 所示。

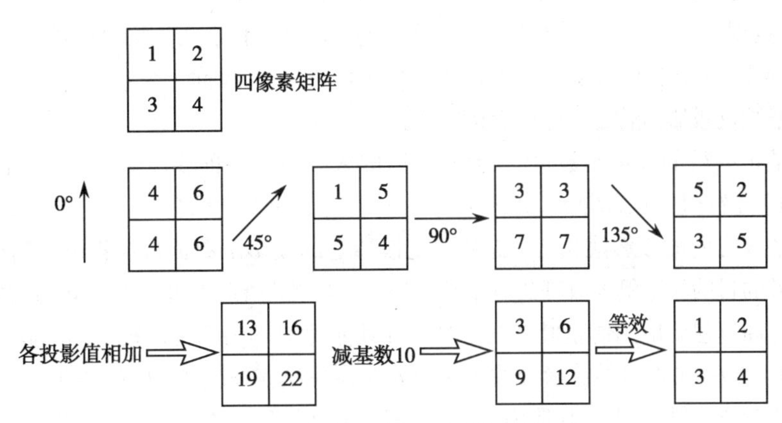


图 6-28　四体素矩阵的反投影法图像重建

运算中的基数等于所有体素的特征参数之和，所有体素同时减去基数，重建出的图像更锐利，这也是简单的图像过滤方式。

反投影法应用：若层面中间有一固定CT值的像素单元（图6-29），图中分别沿0°、45°、90°、135°投射X线，获得投影值后叠加回矩阵重建图像。但重建图像出现边缘失锐现象，即重建的正方形图像变成了“星状物”，中心吸收系数$\mu$值最大，离中心越远，$\mu$值越低。

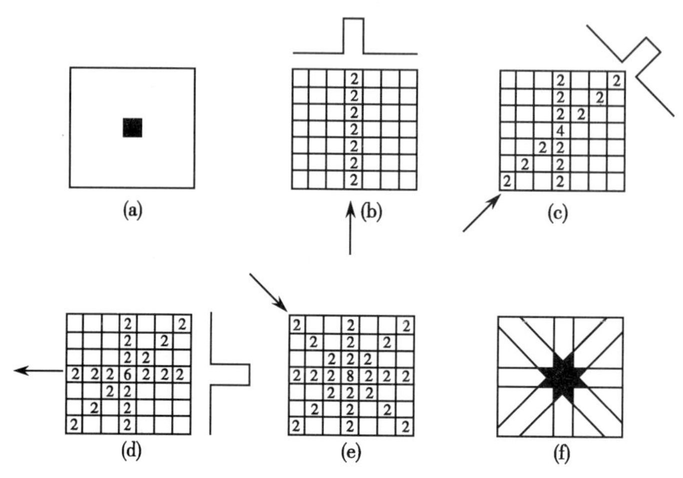

图6-29　反投影法重建图像的边缘失锐

反投影法的缺点是会造成图像边缘的不清晰。如果在一均匀组织密度内，存在吸收系数特异的部分时，反投影图像与真实图像会出现伪差。由于此方法需花大量的计算时间并且分辨力不够，目前已不采用这种算法成像，但这种方法是CT其他成像算法的基础。

如图6-30所示是利用反投影法重建圆柱体水模的图像，结果呈现星形伪影。显然各角度反投影范围越广，重建图像愈接近于圆形，但由于存在星形伪影，而使重建圆形图像的边缘部分模糊不清。

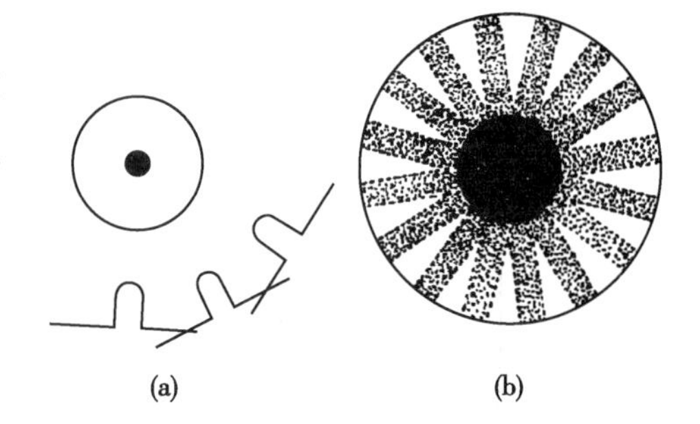

图6-30　圆形单密度体反投影的边缘失锐

**（三）滤波反投影法**

滤波反投影法是解析法中的一种，采用卷积计算的滤波反投影法在当前CT成像装置中应用最为广泛，也称卷积反投影法，只进行一次傅里叶变换。其成像过程大致可分（预处理—卷积—反投影）三步：第一步将全部投影数据（衰减吸收值）作预处理，经过预处理数据称为原始数据，该原始数据存入硬盘，在需要时再取出为重建图像采用；第二步将原始数据的对数值与滤波函数进行卷积，由于空间滤波函数选取是卷积计算的关键，故称之为卷积核；第三步是经滤波后的原始数据被反投影成像，并通过显示器显示。

此方法是把获得的投影函数进行卷积处理，即人为设定一种滤波函数$h(x)$，用它对投影函数$P\theta(R,\theta)$进行卷积处理，消除由于投影方向$\theta$改变而使$P\theta(R,\theta)$变动的影响（$R$一定时，对均匀圆柱体各$\theta$方向的投影值相等），然后再把改造过的投影函数进行反投影处理，就可以达到消除星状伪影的目的。卷积函数算法有平滑、高对比、标准等算法，可根据不同的扫描部位选择，卷积的具体处理过程要应用傅里叶变换。图6-31所示为对均匀圆柱体投影的滤波改造过程，（b）是原投影$P\theta(R,\theta)$在$R$时的波形经滤波函数$h(x)$卷积改造成$q\theta(R,\theta)$波形。

图像重建前把投影1、2、3改造为1′、2′、3′，再进行反投影，相当于反投影前把相邻三角重叠区（不同角度的重复投影）的投影数据减去，达到去除星状伪影的目的，最后显示接近原来黑色的圆形（图6-32）。当然，边缘的锐利程度还与卷积函数$h(x)$的选取以及矩阵数列的投影数据有关。

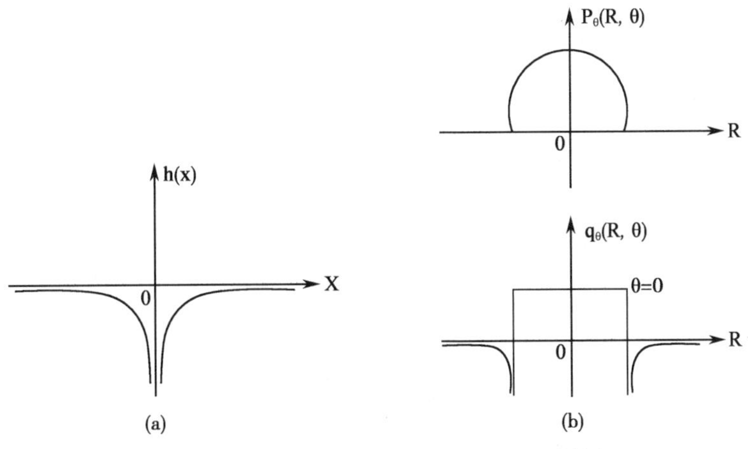


图 6-31　均匀圆柱体投影的滤波（卷积计算）

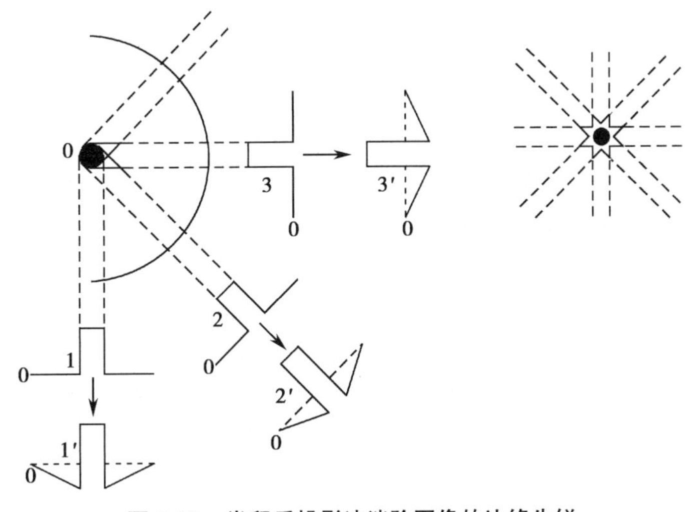


图 6-32　卷积反投影法消除图像的边缘失锐

如图 6-33 所示，若层面中心有一高密度正方体，分别做 2、4、8、16、64 均匀方向投影后，重建图像显示对比。显然没有经过卷积的图像边缘模糊，卷积后在反投影重建的图像中高密度体边缘比较锐利清晰，但两者都不是正方形，只有用更大阵列卷积反投影后，才能重建出无限接近正方形的 CT 图像。64 均匀方向滤波反投影显示的图像边缘锐利清晰。

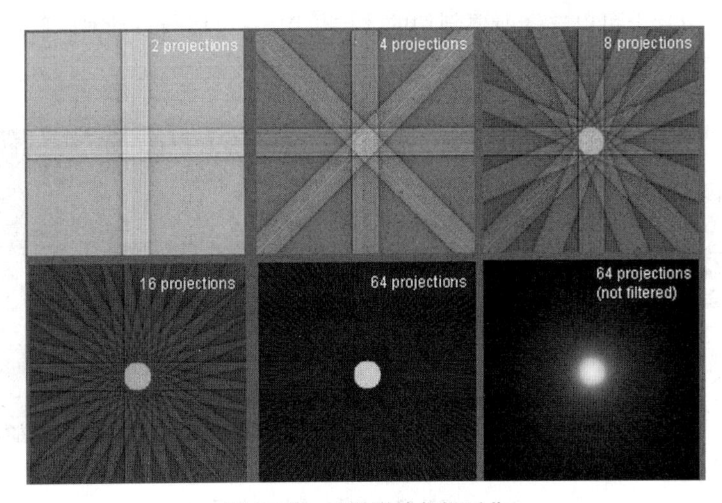


图 6-33　反投影的数据采集

**（四）傅里叶变换法**

傅里叶变换法（FT）是解析法中的一种，傅里叶重建法是解析法中的一种。傅里叶重建的基本方法是利用空间和频率的概念表达一幅图像的计算方法。是基于图像矩阵的求解与图像投影的傅里叶变换间建立确定的关系，或为修正反投影法中模糊因子，从频域上校正图像模糊部分的图像重建方法。

采用傅里叶方法重建图像的优点：首先，一幅频率图像可采用改变频率的幅度来做图像的处理，如边缘增强、平滑处理；其次，这种处理方法能被计算机的工作方法接受；第三，频率信号便利于图像质量的测试，如调制传递函数（MTF）的方法。但因需进行二维傅里叶变换，计算量较大，在实际应用中难度大于卷积反投影法。

解析法与迭代法相比有两个优点：①在成像速度方面，因为图像重建的时间与被重建图像的大小和投影有关系，解析法要快于迭代法；②在精确性方面，根据数据利用情况，解析法也优于迭代法。但迭代法能够用于不完整的原始数据，而解析法则不能。

# 第五节　CT图像处理

经图像重建出来的二维CT值矩阵，还需进行数字加工或再处理，才能转变为可利用的图像信息。CT图像的处理，是根据一定的数学方法应用计算机技术、电子技术，对已获取的各像素CT值数字矩阵进行有的放矢的再加工处理，使图像能被人眼识别，以便快速准确获得层面信息。

当CT成像装置重建CT值图像矩阵后，计算机将它们作为一个数据文件存储在存储器上，以备处理和加工。计算机执行相应的处理程序，得出符合诊断要求的CT图像。图像处理是由主控计算机对CT图像信息进行显示和再处理，它是计算机在图像处理中应用的一些软件程序，用户在使用中只要学会各种处理功能的命令、参数设置及命令的执行，就可操作各种图像处理技术。

## 一、CT定位及显示功能处理

**（一）定位片**

在临床应用时为了对某一横断面定位，常采用X线管和检测器相对静止、使被检体纵向随扫描床均匀移动，且在运动中曝光，进行多幅（每幅厚度2mm）单方向扫描（图6-34），然后将这些线条数据合成全貌定位片。定位片有些类似于传统的X线照片，常在人体正面（PAT）和侧面（LAT）定位，从定位片上可以选择所要剖切的体层位置，它可以与自动CT等功能相配合，自动完成一组选择体层的扫描工作。

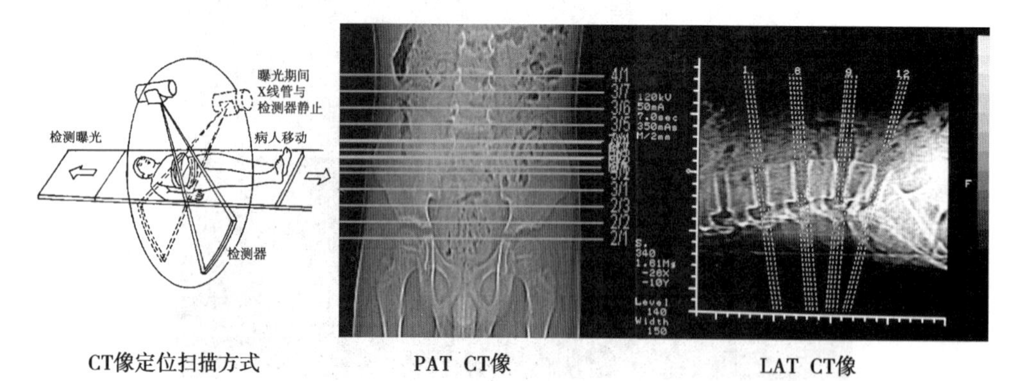


图6-34　CT定位像扫描方式及显示

### （二）显示功能处理

是利用计算机技术，对已建成的CT图像进行有的放矢的加工处理，使显示的CT图像更加符合诊断要求。

1. 窗口技术　CT图像用灰度显示，人体中不同密度的组织CT值介于-1000HU~+1000的2000个分度之间，如果图像从全黑到全白用2000个灰阶来表示，每个CT值对应显示一个灰阶，其图像层次非常丰富，但人眼只能分辨出16个灰阶，每个灰阶对应的CT值125个，也就是相邻两灰阶间CT值相差125HU时，人眼才能分辨。为了能观察出CT值所具有的高密度分辨力，CT显示图像时，根据所观测人体不同组织的CT值范围，作出与现实灰阶相对应的安排，使之更符合人眼观测。将体层某局部范围内CT值分布用相对应的16灰阶显示。CT值分布与16灰阶一一对应，把局部范围内CT值的上限增强为全白（灰度为0），把CT值的下限压缩为全黑（灰度为16），灰阶对应的CT值数目减小，灰阶间的CT值相差变小，人眼能分辨出这些细微差异，这相当于放大或增强了局部CT值范围内灰度显示的黑白对比，只关注所感兴趣范围组织的显示，更容易区分出CT值分布的细微差异。被放大或增强的CT值灰度显示范围叫做窗口，上限CT值和下限CT值之差称为窗宽（WW），也就是显示器所显示的CT值范围。CT值范围的中心CT值叫窗位（WL），窗宽窗位分别用W、L表示：

$$W=CT_{\max}-CT_{\min} \tag{6-7}$$

$$L=\frac{CT_{\max}+CT_{\min}}{2} \tag{6-8}$$

如图6-35所示的某一选定的窗宽、窗位及显示灰阶，图中所示CT值“+”的方向是显示亮的方向；“-”的方向显示暗的方向。图中骨窗显示WW=1500，WL=450。

窗位通常以欲观察组织的CT平均值为参考；选择窗宽要考虑窗口中组织结构密度差异，窄窗显示的CT值范围小，每级灰阶代表的CT值跨度小，有利于低对比组织或结构（如脑组织）的显示；宽的窗宽每级灰阶代表的CT值跨度大，适用于密度差别大的组织或结构（如肺、骨质等）的显示。 例如，欲观察脑部的血液（CT值约为12HU）及凝血（CT值约为60HU）时，把CT值的上限定为80HU，下限定为0HU，即WW、WL为80，40，这时CT图像中的血液和凝血灰度差异很明显，很容易区分；若选取WW、WL为300，40，这时还可以区分，但不如第一种锐利；若WW、WL为40，-20，凝血和血混在一起，不能区分。

人体不同的病变组织需不同的窗口显示技术，CT机设计和设置了许多窗口显示方法，如肺窗、软组织窗、骨窗，以便分段观察CT值范围差异较大的复杂组织结构；对于胸腔、纵隔和肺可用肺窗和软组织纵隔窗双窗显示，也可设窗中窗以迅速捕捉到CT值范围不同段的病变组织；还可在窗宽范围内重点强调某CT值（调整WL）并给以明显标记等。

需要明确窗口技术纯属一种显示技术。合理地使用窗口技术，只是能获取组织结构差异的最佳显示方式，不会改变人体组织或结构上的真实差异。

2. CT测量技术　为了具体观察图像中的某一区域，可以设定某一区域作为感兴趣区（region of interest，ROI），ROI可以选择矩形、圆形、椭圆形或任意形状，然后进行区域内图像放大、CT值分析、距离测量，面积或体积计算等。CT成像装置提供ROI数据测量及分析功能，使图像可以进行定量分析，这和数字图像功能一样。还可以进行夹角、面积测定及分析，以及标注箭头等，这些功能是数字图像的共性，而体积的分析计算是CT图像相对于一般数字图像具有的特点。

3. 其他　除上述功能外CT还可以进行图像的放大与缩小；随意选择感兴趣区域；在图像任何位置测量或显示该位置的CT值；在兴趣区域内进行统计学评价；同时存储几个测量区；图像中以某一基线作出镜面像；图像位移、旋转；多幅图像画面显示；图像相加或相减；图像过滤（多达10种不同的过滤功能）等。

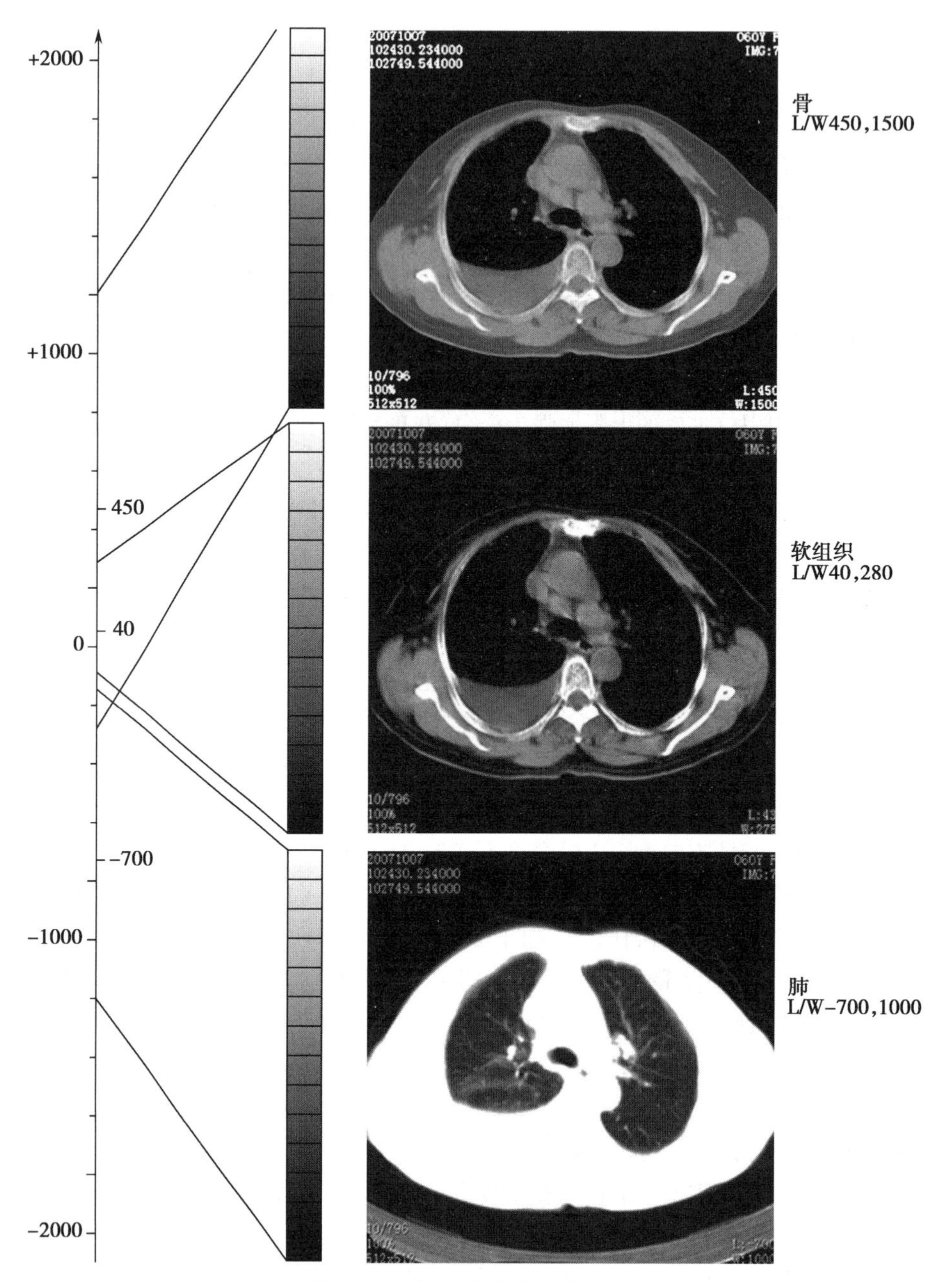


图 6-35　窗宽、窗位及灰阶显示

## 二、CT 图像后处理技术

CT 图像的后处理技术主要是对 MSCT 容积扫描的图像数据通过一定的计算机软件进行处理和重组，形成人体的表面、任意切面，甚至曲面图像，以弥补 CT 断面图像的局限，进行多方位观察。使图像具有一定的解剖形象，尤其是对于比较复杂的部位，可表示出各个组织器官在三维空间上的位置关系，适用于神经外科、矫形外科手术、模拟手术效果等，主要方式有多层面重组（multiplanar reconstruction，MPR）技术、曲面重组（curved multiplanar reformation，CMPR）技术、最大密度投影（maximum intensity projection，MIP）、最小密度投影（minimum intensity projection，MinIP）、表面阴影显示（surfaces haded display，SSD）、容积再现（volume rendering，VR）和仿真内镜（virtual endoscopy，VE）等。

### （一）多层面重组

多层面重组（multiplanar reconstruction，MPR）技术是在横断面图像上，任意画线使横断面的二维体素单元重组，得到该断面的二维重建图像，主要有冠状面、矢状面及任意角度的图像，通常采用 MSCT 进行小间隔重叠处理的容积扫描信息，得到的多层面图像比重组的多层面图像清晰。曲面重组技术（CMPR）是沿感兴趣器官画一曲线，体素沿此曲线重建，从而形成曲面的图像，用于行走迂回的血管、支气管等器官，使它伸展在同一平面上，便于观察。图 6-36 是对结肠进行多平面重组及仿真内镜显示的图像。

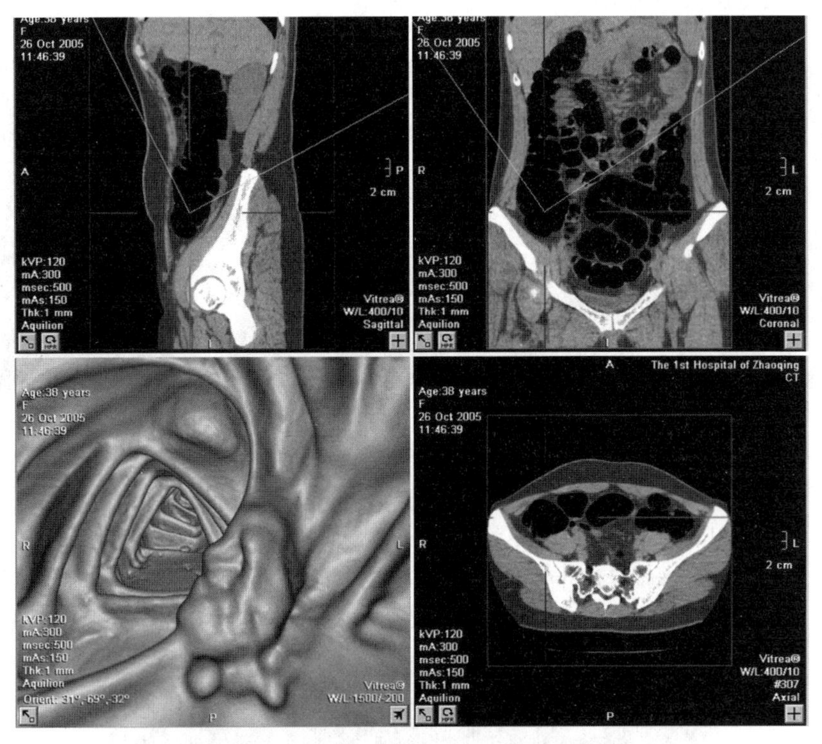


图 6-36　结肠多平面重组及仿真内窥镜显示

### （二）最大密度投影与最小密度投影

最大密度投影（MIP）是指对容积数据中，以视线方向作为投影线，把该投影线上遇到的最大像素值，投影到与视线垂直的平面上，把全部投影数据通过计算机重组处理，形成 MIP 图像，常用于有相对高密度的组织结构，如 CT 血管造影、骨骼等，能区别血管壁上的粥样硬化斑和血管腔内的造影剂，如图 6-37（a）所示为冠状动脉 MIP，箭头所指处为钙化斑。反之，最小密度投影（MinIP）是对通过的容积组织中最小像素值（CT 值）进行编码、投影观察，主要用来显示含气组织如气管、肺、充气结肠等，图 6-37（b）所示为气灌肠道 MinIP 图像。

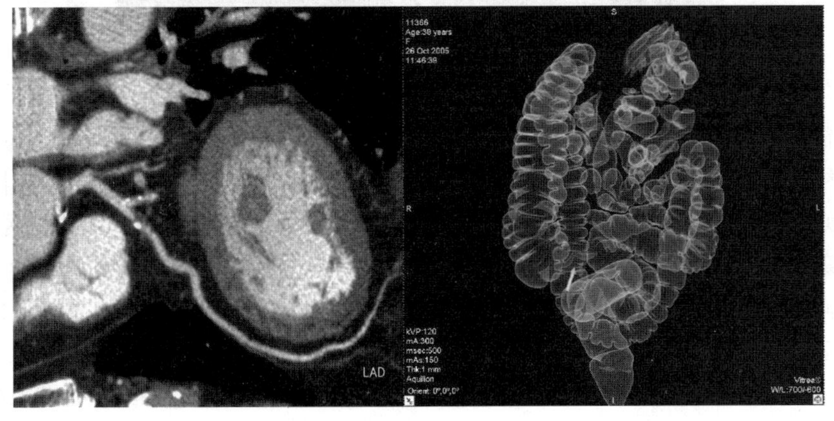


图 6-37　冠状动脉 MIP 图像与气体灌肠 MinIP 图像

### （三）表面阴影显示

表面阴影显示（SSD）：预先确定ROI内组织结构的最高和最低CT阈值，然后标定ROI内的组织结构，经计算机重建图像。此图像是组织结构的反映，是以图像灰阶编码描绘而成的表面显示图像。SSD可设定不同的CT阈值，对应不同CT值的结构组织，描绘出复杂的三维解剖结构重叠的关系，常用于颌面部、骨盆、脊柱等解剖结构复杂的部位，其立体感强，解剖关系清楚，有利于手术中的定位（图6-38）。

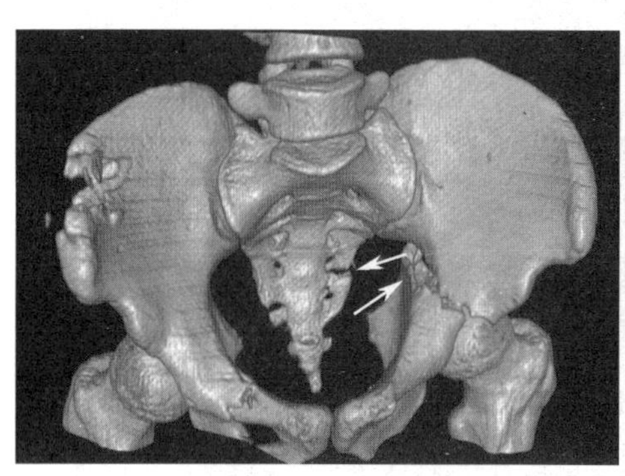
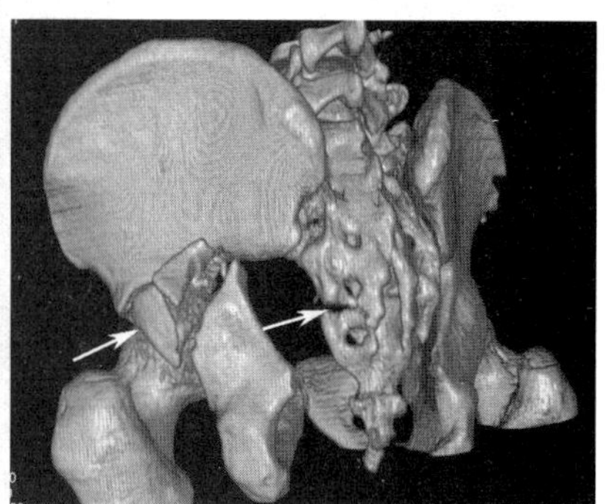

图6-38　骨盆表面阴影显示

### （四）容积再现

容积再现（VR）技术是利用全部体素的CT值，通过功能转换软件，进行表面遮盖技术并与旋转相结合，加上假彩色编码与不同程度的透明化技术，使表面与深部结构同时立体的显示。常用于支气管、肺、纵隔、肋骨和血管的成像，图像清晰、逼真。图6-39所示为冠状动脉全容积再现。

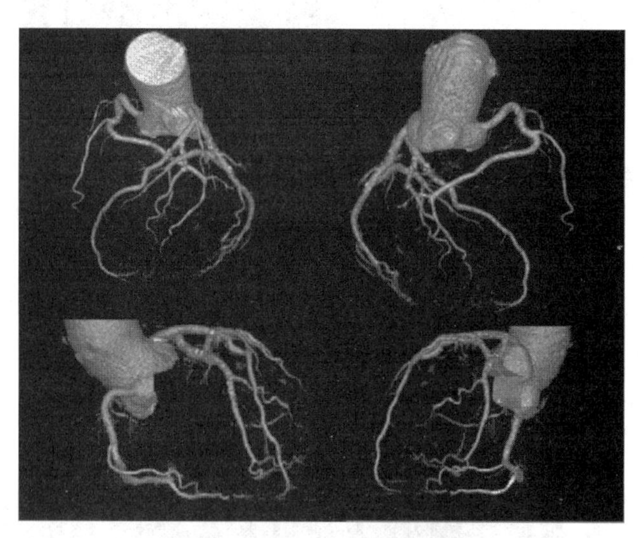

图6-39　冠状动脉容积再现图像

### （五）仿真内镜显示

仿真内镜（VE）技术是计算机与CT结合而开发出仿真内镜功能。容积数据与计算机领域的虚拟现实结合，如管腔导航技术或漫游技术可模拟内镜检查的过程，即从一端向另一端逐步显示器官管腔内的情况。再加以伪彩色编码，使内腔显示更为逼真。有仿真血管镜、仿真支气管镜、仿真喉镜、仿真鼻窦镜、仿真胆管镜和仿真结肠镜等，效果较好（见图6-35）。目前几乎所有管腔器官都可行仿真内镜显示，无痛苦，易为患者所接受。仿真结肠镜可发现直径仅为5mm的息肉，尤其是带蒂息肉。缺点是受伪影的影响会有假阳性、假阴性结果给诊断带来难度，也不能进行活检。图6-31为仿真内镜显示。

# 第六节　CT 图像质量

影响 CT 图像质量的因素很多，除 CT 成像系统整机性能的固有因素外，还有其他变量因素，如检查前的准备工作、图像重建算法的选择、机器噪声、部分容积效应、伪影等，均可直接影响 CT 图像质量。作为放射工作人员，要能及时分析、判断及检测出影响 CT 图像质量的因素，利用各种合理的参数及处理功能，有效改善 CT 图像质量，以避免由此而引发医疗差错、事故发生。我们要了解评价 CT 图像质量的标准及方法、影响图像质量的因素及技术环节，对 CT 图像质量的评价和检测，就是对 CT 成像系统整体性能的评价。

## 一、CT 图像质量评价

CT 图像质量评价比较复杂，它应该满足以下标准：

1. 诊断学标准　必须满足临床提出的诊断学要求，这些标准可通过解剖特征的“可见度”和“清楚显示”来表述。

2. 物理学标准　即通过客观方法进行测试，包括图像噪声、对比度和空间分辨率、CT 值的均匀性和稳定性，它是优秀 CT 影像质量的保证。

3. 成像技术条件　CT 检查的成像技术条件包括扫描时间、计算时间、层厚、层间距、视野（FOV）、扫描架倾斜角度、曝光参数、检查体积、重建方法、窗宽、窗位等参数。

4. 临床和相关的性能参数　它包括 CT 检查应在受过严格培训医师的现场监视下执行、患者预备（包括合作、交流、禁食、体位、运动、对比剂的服用、防护屏蔽等）、检查技术方法、影像观察条件、照片冲洗、PACS 传输等。

5. 受检者辐射剂量　由于 CT 检查的辐射剂量相对较高，受检者的辐射剂量大小越来越受到重视。因此，检查中对受检者辐射剂量的约束，应予以特别重视。在不影响单次检查的诊断价值的条件下，应尽量减低辐射剂量。

CT 影像质量可通过体模、水模测试对以上参数进行量化测定，通过伪影的显现来评估。为了保证在整个使用期间 CT 设备性能的保持，以上这些测试必须按常规，对 CT 设备的 CT 值等进行校准。具体量化指标如表 6-2 所示：

表 6-2　CT 图像质量评价指标

| 项目 | 指标范围 |
|---|---|
| 扫描时间 | 0.5~10 秒 |
| 计算时间 | 10~30 秒 |
| 摄影区域 | 40~50cm |
| 体层厚度 | 1~10mm |
| 对比度 | 2~4HU |
| 对比度分辨力 | 0.1%~1% |
| 空间分辨力 | φ0.5~1mm（5~10LP/cm） |
| 噪声 | ±4HU |
| 均匀度 | ±2HU |

## 二、影响 CT 图像质量的因素

CT 成像是一个复杂的过程，影响其成像的因素很多，归纳起来有以下几方面：

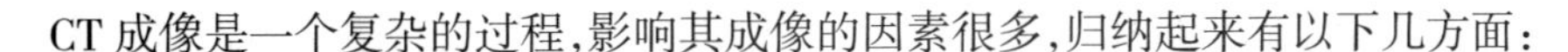

**（一）扫描时间和扫描周期**

CT 成像系统的扫描时间越短，人体器官的运动对获取高质量的 CT 图像影响越小。但是，扫描时间太短，也会带来 X 线照射量不足，数据采集时量子统计涨落会影响图像的清晰度。

1. 扫描时间（scan time）　是指完成某体层数据采集 X 线束扫描所需要的时间。目前比较好的多层螺旋 CT 最快的单层扫描时间是 0.27 秒，屏气一次可完成胸、腹部的连续多层扫描。单排螺旋 CT 的扫描时间在 1~1.5 秒之间，若行胸、腹部大范围扫描时需要长时间屏气，应得到病人密切配合，才能避免呼吸运动伪影。

2. 扫描周期（scan cycle）　是指一个体层扫描开始，完成一次扫描到下一次扫描开始所需要的时间。扫描周期通常包括扫描时间、数据采集系统的数据处理和恢复时间、扫描床重新定位时间等（上述时间同时进行），其中扫描时间在扫描周期中占的比重最大，约为 60%。目前，单排螺旋 CT 扫描周期在 1~1.5 秒，每分钟可在一个体层进行 30~60 次连续扫描。

**（二）扫描范围和体层厚度**

1. 扫描范围　是指 CT 扫描受检体的最大区域。临床上在保证不降低 CT 图像质量的前提下，总希望最大扫描范围。然而由于 X 线束是以扇形束照射被照射体层，射线到达体层中心与边缘处的距离不等，随着扫描范围增大将会使 X 线强度在受检体上的分布不均匀，从而产生图像噪声。从临床角度上看，一般检查被测人体的胸部和脊柱等部位，扫描范围在 $\varphi$400~500mm 即能满足。

2. 体层厚度　是指受检体 CT 扫描的成像厚度。普遍 CT 的体层厚度由准直器宽度决定，一般将体层厚度选择在 5~10mm，对微细组织结构（如听小骨）扫描，可将体层厚度选到 1~2mm。螺旋 CT 的体层厚度是由螺距和准直器宽度共同决定。若体层厚度选择很小，层面内的 X 线量也减小，这样会引起 X 线量子统计涨落，造成量子斑点，所以必须增加层面内 X 线量毫安秒（mAs 实际操作时增加管电流），才能减小量子斑点，最终受检体的总照射剂量也随之增加。所以，一般薄层扫描要增加管电流才能体现出效果。

**（三）对比度与密度分辨力**

1. 对比度　CT 图像对比度表示组织器官的密度差异。组织器官对 X 线吸收差异，在 CT 图像上表现为灰度差异，数值上用 CT 值差异表示。

2. 密度分辨力　也称低对比分辨力。

（1）定义：为物体与均质环境的 X 线衰减系数差别的相对值小于 1% 时，CT 图像能分辨该物体的能力。通常用能分辨的最小差异数值来表示。可观察对比度低的组织器官结构是 CT 的优势，典型的 CT 对比度分辨力为 0.1%~1.0%，这比普通 X 线摄影要高得多。密度分辨力主要由 CT 成像装置的噪声状况决定，影响噪声的因素同样会影响密度分辨力。噪声增大会降低影像的密度分辨力；反之，噪声降低则密度分辨力升高。

国家 GB 标准对上述两种分辨力的检测方法，是通过对适合于直接进行图像视觉评价的各种规格体模进行扫描（图 6-40）。然后对所得图像进行视觉评价。验收检测、状态检测以及稳定性检测都有合格标准和具体的数值规定。按国家标准每月都要进行检测一次，检测中，要求单次扫描的 X 线剂量≤50mGy（脑组织扫描）。

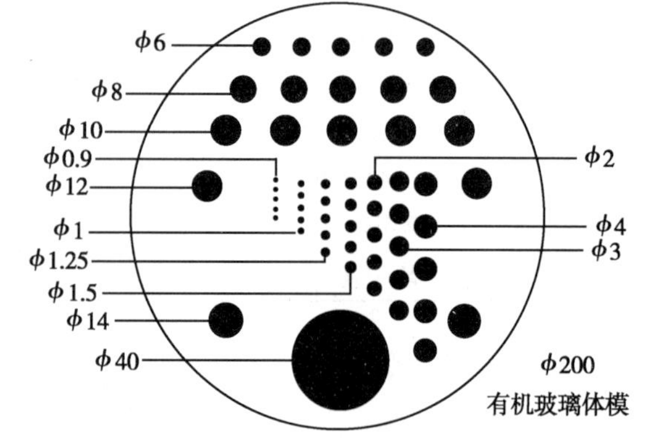


图 6-40　检测对比度分辨力的低密度体模

（2）影响密度分辨力的因素

影响密度分辨力的主要因素有：①剂量：剂量影响噪声，进而影响低密度分辨力；②扫

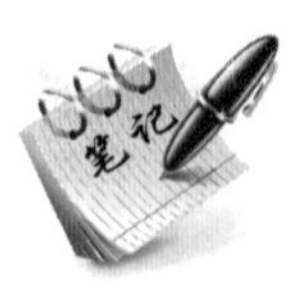

描层厚：随着层厚减薄，图像空间分辨力越高，但由于探测器所获得的X线光子数减少，CT图像密度分辨力下降；③体素：影像像素对应的体素大，密度分辨力高，反之降低；④重建算法：软组织算法有利于提高密度分辨力高，但影像空间分辨力低。

**（四）空间分辨力**

1. 定义　也称高对比分辨力，是指CT图像能分辨断层面上相邻两点的能力，常用能分辨两个点间的最小距离来表示，普通CT图像的空间分辨力约为1~2mm。空间分辨力的表示方法，在机器的技术指标中大都以线对数/厘米来表示，也有用毫米表示的。这两种表示方法本质上是相同的。一般所说的空间分辨力是指表现在断层面上的横向空间分辨力，与表现在沿断层轴向上的纵向空间分辨力不同，纵向空间分辨力主要由层厚决定，传统CT的纵向分辨力约为3~15mm，多层CT的纵向和横向空间分辨力相近，如16层CT纵向为0.6mm，横向为0.5mm。

CT图像的空间分辨力主要决定于探测器的有效受照宽度（传统CT与扇束宽度相对应）和有效受照高度（传统CT与扇束高度相对应）的大小，或者说取决于后准直器的准直孔径。准直器的宽度和高度越小，探测器的有效受照宽度和有效受照高度越小，则相应的空间分辨力越高。探测器的有效受照宽度基本上决定了在体层上的横向空间分辨力；而探测器的有效受照高度决定了层厚，也就基本决定了沿体层轴向上的纵向空间分辨力。

传统的空间分辨力检测方法是选用一个带有不同孔径的测试体模，这种测试体模通常是直径为200mm，厚为15mm的有机玻璃上，排列直径0.5~4.0mm的圆孔（图6-41），各排圆孔之间孔距与圆孔直径一样，每组圆孔按彼此间的中心距离等于该组圆孔径的两倍的方式排列。利用这种测试体模可以检测出CT扫描装置对测试体模上圆孔的分级，其分级的程度也就决定了该装置的空间分辨力。CT成像装置能区别的最小孔径，即为该装置的最高空间分辨力。

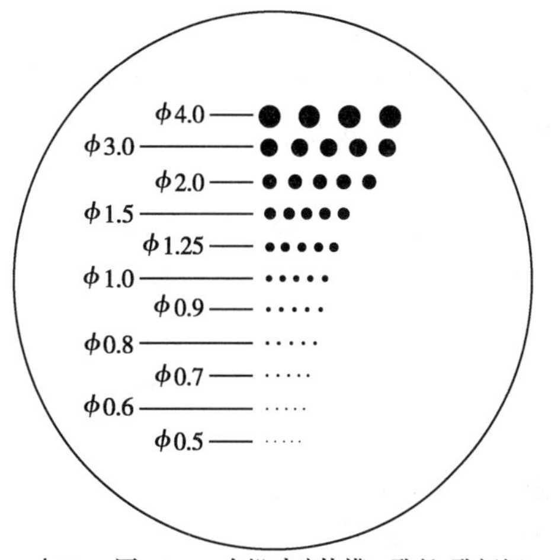


ϕ20cm 厚1.5cm，有机玻璃体模，孔径=孔间矩

图6-41　检测空间分辨力的高密度体模

除了用上述测试体模检测空间分辨力以外，还有许多方法来评价CT扫描装置的空间分辨力，其中比较有代表性的是调制传递函数（MTF）。选择矩形波测试卡测试如图6-42（a），这种测试卡条纹与条纹间隙对X线吸收有差异，并且随着条纹宽度变小，在单位距离（mm）内的条纹数越多。用CT成像装置照射测试卡时，可以测量出条纹和条纹间隙的CT值，设条纹的CT值为a，条纹间隙的CT值为b，两者CT值得相对比值即为相对对比度。

$$M=\frac{(a-b)}{(a+b)}\times 100\% \qquad (6-9)$$

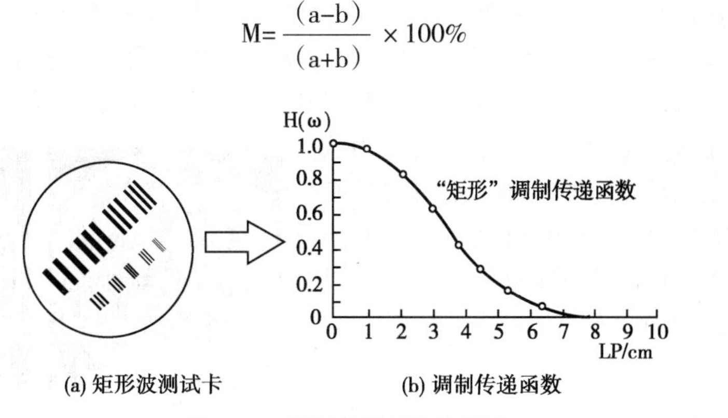


(a) 矩形波测试卡　　(b) 调制传递函数

图6-42　调制传递函数的测试

测试卡调制对比度随着单位距离内的条纹数多少而成的函数关系变化称为调制传递函数。设CT扫描装置照射测试卡在空间频率很小时,反映出调制对比度为100%,随着测试卡单位宽度内条纹数不同,以所得的调制对比度描绘出调制传递函数曲线如图6-42(b)所示。在CT成像过程中随着检测出的调制对比度的降低,调制传递函数也降低,当调制对比度减低到5%时,所对应的空间频率(截止频率)就是空间分辨力的极限。

目前,CT成像系统用传统测试卡测出空间分辨力最好可达到直径0.35mm,一般可达到直径0.5~0.7mm;用MTF方法的截止频率表示空间分辨力,在调制对比度为5%时,空间分辨力可达10LP/cm以上。

2. 影响空间分辨力的因素　比较典型的有:①焦点大小:焦点小,测量精度高,重建的影像空间分辨力高。②X线束与检测器受照有效宽度:或者说取决于检测器前方准直器的准直孔径对于相同的扇形X线束,排列的检测器数越多,受照有效宽度越小,则图像分辨力越高。或者说准直器的宽度和高度越小,检测器的有效受照宽度和高度越小,则相应的空间分辨力越高。检测器的有效受照宽度基本上决定了在体层上的横向空间分辨力。而检测器内的有效受照宽度决定了层厚,也就基本决定了沿体层轴向上的纵向空间分辨力。③重建范围和重建矩阵:重建范围和重建矩阵共同影响着像素大小。图像矩阵是显示图像的组成要素,图像矩阵越大,组成图像像素点越多,图像的空间分辨力也越好。目前CT图像重建常用的矩阵是512×512。④扫描层厚:随着层厚减薄,体积元减小,部分容积效应降低,CT值准确度高,影像空间分辨力高。⑤螺距:在中低端CT,螺距增大,层厚膨胀明显,Z轴空间分辨力降低。⑥图像重建算法:分骨算法、软组织算法、标准算法以及若干中间算法。选用不同的图像处理方法能够得到不同质量的图像,采用标准算法的CT图像要比用高分辨力算法(骨算法)的图像空间分辨力低(图6-43),骨算法空间分辨力高,但密度分辨力低;软组织算法密度分辨力高,但空间分辨力低。故应根据不同影像效果需要,选择相应算法。

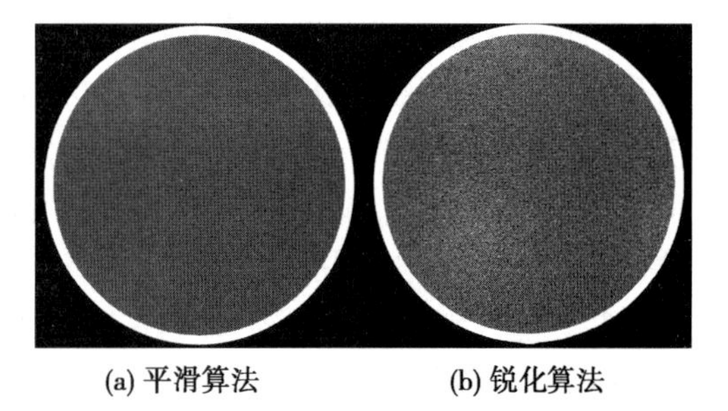

(a) 平滑算法　　(b) 锐化算法

图6-43　图像重建算法对CT图像的影响

**(五)噪声**

1. 定义　噪声是单位体积(体素)之间光子量不均衡,导致采样过程中接受到的某些干扰正常信号的信息,表现为图像的均匀性差,呈颗粒性,密度分辨力明显下降。影响因素有:扫描条件(X线量子噪声)、电气元件及测量系统形成的噪声、层厚、螺距,还有重建矩阵、重建范围、重建算法等。

2. 影响CT图像噪声的因素　主要影响因素有:①管电流量:探测器接受的有效光子数与图像噪声成反比。因此随着mAs增加,探测器接受的有效光子数也增加,CT图像噪声降低;反之,图像噪声增加(图6-44);②管电压:当X射线穿透被检体时,由于光电吸收及康普顿效应使得X射线产生衰减,而低能X射线更易被吸收,所以当提高管电压时,射线穿透力增加,管电流不变的情况下射线量也增加,从而使影像噪声减小;③层厚:当扫描层厚增加时,探测器接受的有效光子数也增加,因而图像噪声相应减小。对于多层螺旋CT,薄层扫描后,采用厚层重建也可以降低图像噪声;④重建滤过算法:高空间分辨力算法比其他重建算法会引起更大的噪声;软组织算法属于平滑重建算法,重建图像的噪声小;⑤FOV和矩阵:两者共同决定了像素大小,像素增大,像

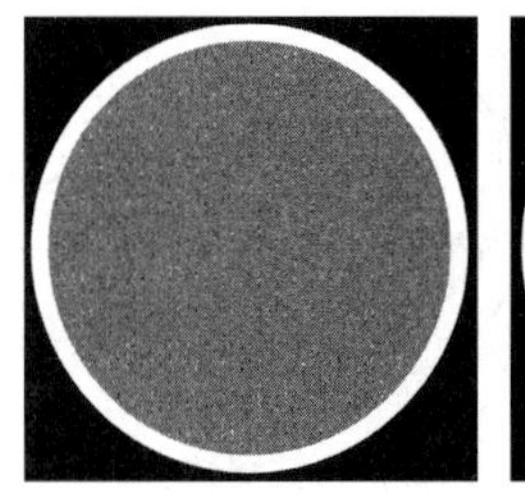

(a) 200mAs

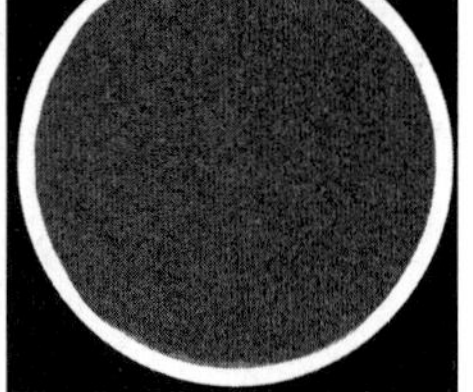

(b) 50mAs

图6-44　管电流量对CT图像的影响

素内所包含的光子数增加，因而图像噪声减小；⑥螺距：一般地，当螺距增加时，扫描速度增大，采集数据的探测器接受的光子数减少，因而噪声增加。但某些多层螺旋CT采用了管电流随着螺距的增加而相应增加的自动补偿控制技术，表现为有效mAs不变，即每层图像的mAs是相等的，图像的噪声不再随螺距改变而变化。

此外，噪声大小还与物体的大小和物体的对比度有关。适当提高X线剂量可以减小噪声的影响，剂量越小，噪声越大，特别是在薄层扫描时，一定要适当加大管电流量。

### （六）伪影

主要有运动伪影和高密度伪影。运动伪影是由于病人不合作，脏器的不自主运动引起。常产生粗细不等、黑白相间的条纹伪影和叉状伪影。扫描中有金属、坚硬骨组织、相邻部位密度差太大（气泡）会引起高密度伪影。

### （七）部分容积效应

CT影像各像素的CT数值代表相应体积元中各种组织的平均密度。同一体积元中含有多种不同密度的组织，CT值不能真实地反映其中任意一种组织的CT值，这种现象称为部分容积效应。体积元越大，部分容积效应越明显。

### （八）均匀度

均匀度（或均匀性）是描述同一种组织在断面上的不同位置成像时，是否具有同一个平均CT值。国际对均匀度的定义是：在扫描野中，匀质体各局部在CT图像上显示出CT值的一致性。

由图像噪声的讨论可知，事实上匀质体CT图像上各处的CT值表现不一致，此种不一致表现在图像上的各局部区域内的平均CT值上也是不一致的。后一种不一致到底与本应该的一致之间有多大的偏离程度，可由均匀度定量给出。偏离程度越大，均匀度越差；反之，则均匀度越好。均匀度在进行图像的定量评价时具有特殊意义。

按国家GB标准规定，每月都要对CT图像的均匀度做检测。检测方法是：配置匀质（水或线性衰减系数与水接近的其他均匀物质）圆形测试模（仲裁时用水模），使模体圆柱轴线与扫描层面垂直，并处于扫描野的中心；采用头部和体部扫描条件分别进行扫描，获取体模CT图像；在图像中心处取一大于100个像素点并小于图像面积10%的区域，测出此区域内的CT值；然后在相当于钟表时针3、6、9、12时的方向、距模体边缘1cm处的四个位置上取面积等于上述规定的区域，分别测出四个区域的CT值，其中与中心区域CT值最大的差值表示图像的均匀度（图6-45）。可见，最好的均匀度是0HU。在测出图像均匀度的同时，也获得CT值或噪声值。国际上对均匀度的验收检测要求为 ±2HU，状态检测要求为 ±6HU，稳定性检测要求与基础值偏差 ±2HU。

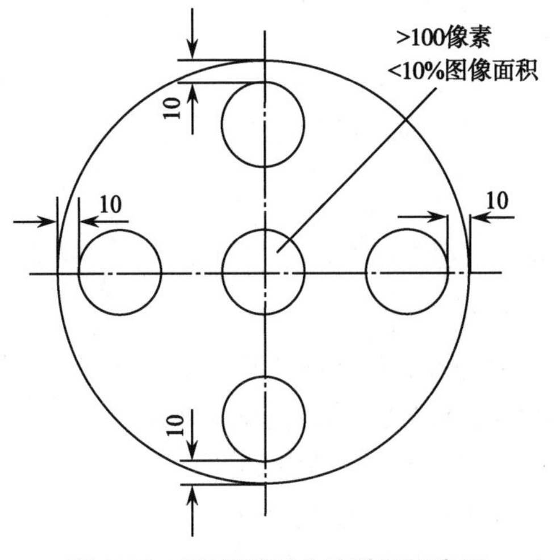


图6-45　CT图像均匀度检测示意图

均匀度除受图像噪声影响外，还受X线束硬化影响。硬化在图像上的分布越不均匀，则图像的均匀度越差。因此，校正硬化将有助于提高均匀度。但校正不充分或校正过度也会使均匀度变差。

此外，如果在体层范围内有部分物体越出了测量区，则会出现类似错误的硬化校正的现象，即在不同的投照方向上得出的测量值之间会出现矛盾，表现在图像上，是在物体越出测量区的图像区域出现渐晕现象，且越是靠向测量区边缘越严重，从而使密度的定量测量成为可能。显然，这是均匀度误差造成的。

## 小　结

本章对CT硬件特点、成像过程、成像原理、图像重建、图像处理及质量评价等进行有序阐述。重点叙述CT成像理论中的物理成像原理、数据采集的基本原理与原则，单层螺旋CT、多层螺旋CT、16层和16层以上螺旋CT及心电门控的图像重建。阐述了CT图像所反映的人体横断面的组织器官信息，可以利用CT值数字图像显示功能，进行兴趣区CT值测试、面积、体积测量等，多层螺旋CT还可以利用图像处理软件，进行三维重组以及容积再现等；对于优质CT图像质量进行评价与分析，提出双源CT及能谱CT可以进行分子影像学的开发研究，而平板探测器技术应用于多层螺旋CT，将开创容积扫描的新纪元。

（张卫萍　张　欣　王晓艳）

### 思考题

1. 与X线平片比较CT成像有何优缺点？
2. 何为体素、像素、CT值、部分容积效应？
3. 简述CT基本硬件特点与成像过程。
4. 简述CT物理原理、数据采集基本原理与原则。
5. 简述CT图像的重建方法及原理。
6. 何为CT窗口技术？有何临床应用价值？
7. CT常用后处理技术有哪些？有何临床价值？
8. 单层螺旋CT与多层螺旋CT的图像特点是什么？
9. 简述CT图像质量评价指标。

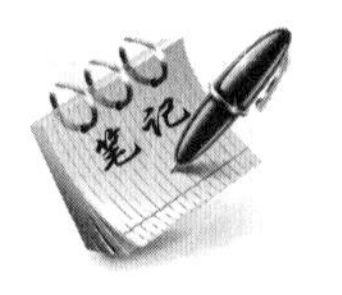

# 第七章　磁共振成像

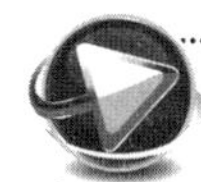

学习目标

1. 掌握磁共振成像的物理基础，图像信息的产生及图像的空间定位。
2. 熟悉磁共振成像的概念、特点及磁共振的血流信号特点。
3. 了解脉冲序列的构成及其特点，影响磁共振图像质量和信号强度的因素。

自 20 世纪 40 年代发现磁共振现象以来，科学家们经过努力探索，借助计算机技术和图像重建技术，成功地在医学领域实现了磁共振成像（magnetic resonance imaging，MRI）。磁共振成像与以 X 线为能源的成像方式、超声成像方式及核医学成像方式不同，它是一种以完全不同的成像原理显示人体组织、结构影像的成像方式。磁共振的成像原理涉及量子物理学等内容，但对于其中基本原理的了解是理解磁共振成像的基础。

## 第一节　磁共振成像工作流程

### 一、磁共振成像定义及特点

磁共振成像是利用特定频率的射频脉冲（radio frequency pulse）对置于磁场中含有自旋不为零的原子核的物质进行激发，而产生磁共振现象，用感应线圈采集磁共振信号，按一定数学方法进行处理而建立数字图像的成像方法。

磁共振成像与其他成像技术相比，具有以下显著的特点：①以射频脉冲作为成像的能量源，而不使用电离辐射，因而对人体安全、无创；②图像对脑和软组织分辨力极佳，能清楚地显示脑灰质、脑白质、肌肉、肌腱，脂肪等软组织以及软骨结构，解剖结构和病变形态显示清楚、逼真；③多方位成像，能对被检查部位进行轴位、冠状位、矢状位以及任何倾斜方位的层面成像，能得到其他成像技术所不能显示或难以显示部位的图像，便于再现体内组织结构和病变的空间位置及相互关系；④多参数成像，多序列成像，通过分别获取 $T_1$ 加权像（$T_1$ weighted image，T1WI）、$T_2$ 加权像（$T_2$ weighted image，$T_2$WI）、质子密度加权像（proton density weighted image，PDWI）以及 $T_2^*$WI、重 $T_1$WI、重 $T_2$WI，在影像上取得组织之间、组织与病变之间在 $T_1$、$T_2$、$T_2^*$ 和 PD 上的信号对比，可以提高兴趣区组织结构的显示及病变显示的敏感性，多层次、大幅度地增加诊断信息；⑤选择性成像，通过参数、成像序列的选择或应用特殊成像技术，可以选择或抑制人体组织的磁共振信号，进行选择性成像。如水成像、脂肪或水的抑制成像；不使用对比剂即可进行非创伤性血管成像，且成像质量可与数字减影血管造影相媲美；⑥除了能进行形态学研究外，还能进行功能；组织化学和生物化学方面的研究。正是由于这些特点，使该项技术在 30 余年的时间内得到了广泛的应用并显示出它的强势。由于该技术所具有的潜力，也使它成为目前发展最为迅速的医学成像技术之一。

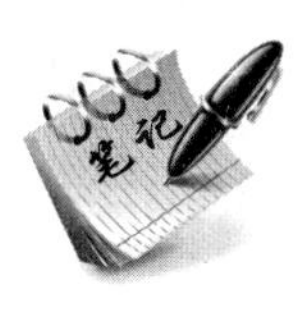

然而磁共振成像也有其局限性，主要有：①空间分辨力低，与X线摄影、CT等成像技术相比，磁共振图像的空间分辨力较低。细小病变不易显示，不适宜对微小病变的观察。②成像速度慢，不利于对危重患者及不合作患者检查。③禁忌证多，装有心脏起搏器、动脉瘤夹、金属假肢等患者不宜进行磁共振检查。④不能进行定量分析，磁共振成像不能对成像参数值进行有效测定，所以不能像CT那样在图像上进行定量分析和诊断。⑤多种伪影因素，导致磁共振图像产生的伪影因素较其他的成像技术多。⑥磁共振成像设备价格相对昂贵。

## 二、磁共振成像基本硬件

磁共振成像仪通常由主磁体、梯度线圈、脉冲线圈、计算机系统及其他辅助设备等五部分构成。

### （一）主磁体

主磁体是磁共振成像仪最基本的构件，是产生磁场的装置。根据磁场产生的方式可将主磁体分为永磁型和电磁型。永磁型主磁体实际上就是大块磁铁，磁场持续存在，目前绝大多数低场强开放式磁共振成像仪采用永磁型主磁体。电磁型主磁体是利用导线绕成的线圈，通电后即产生磁场，根据导线材料不同又可将电磁型主磁体分为常导磁体和超导磁体。常导磁体的线圈导线采用普通导电性材料，需要持续通电，目前已经逐渐淘汰；超导磁体的线圈导线采用超导材料制成，置于液氦的超低温环境中，导线内的电阻抗几乎消失，一旦通电后在无需继续供电情况下导线内的电流一直存在，并产生稳定的磁场，目前中高场强的磁共振成像仪均采用超导磁体。

主磁体最重要的技术指标包括磁场强度、磁场均匀度及主磁体的长度。

主磁场的磁场强度又称为场强可采用高斯（Gauss，G）或特斯拉（Tesla，T）来表示，特斯拉是磁场强度的法定单位。距离5安培电流通过的直导线1cm处检测到的磁场强度被定义为1高斯。特斯拉与高斯的换算关系为：1T=10 000G。一般把0.5T以下的磁共振成像仪称为低场机，0.5T~1.0T之间的称为中场机，1.0T~2.0T之间的称为高场机（1.5T为代表），大于2.0T的称为超高场机（3.0T为代表）。

高场强磁共振成像仪的主要优势：①主磁场的场强高可提高质子的磁化率，增加图像的信噪比；②在保证信噪比的前提下，可缩短磁共振成像信号采集时间；③增加化学位移使磁共振频谱对代谢产物的分辨力得到提高；④增加化学位移使脂肪饱和技术更加容易实现；⑤磁敏感效应增强，从而增加血氧饱和度依赖效应，使脑功能成像的信号变化更为明显。

主磁场均匀度对磁共振成像的影响表现为：①高均匀度磁场有助于提高图像信噪比；②磁场强度均匀是保证磁共振信号空间定位准确性的前提；③磁场强度均匀可减少伪影（特别是磁化率伪影）；④高均匀度磁场有利于进行大视野扫描，尤其肩关节等偏中心部位的磁共振成像检查；⑤高均匀度磁场能充分利用脂肪饱和技术进行脂肪抑制扫描；⑥高均匀度磁场可有效区分不同代谢产物。

为保证主磁场均匀度，以往磁共振成像仪多采用2m以上的长磁体，近几年伴随磁体技术的进步，各厂家都推出磁体长度为1.4~1.7m的高场强（1.5T）短磁体，使病人更为舒适。

### （二）梯度线圈

梯度线圈是磁共振成像仪最重要的硬件之一，主要作用有：①进行磁共振信号的空间定位编码；②产生磁共振回波（梯度回波）；③施加扩散加权梯度场；④进行流动补偿；⑤进行流动液体的流速相位编码。

在磁共振成像技术中，我们把主磁场方向定义为Z轴方向，与Z轴方向垂直的平面为XY平面。而梯度线圈是特殊绕制的线圈，由X轴、Y轴、Z轴三个线圈构成。我们以Z轴线圈为例，通电后线圈头侧部分产生的磁场与主磁场方向一致，因此磁场相互叠加，而线圈足侧部分产生

的磁场与主磁场方向相反，因此磁场相减，从而形成沿着主磁场长轴，头侧高足侧低的梯度场，梯度线圈的中心磁场强度保持不变。X 轴梯度场与 Y 轴梯度场的产生机制与 Z 轴方向相同，只是方向不同而已。

梯度线圈的主要性能指标包括梯度场强和切换率（slew rate）。梯度场强是指单位长度内磁场强度的差别，通常用每米长度内磁场强度差别的毫特斯拉量（mT/M）来表示。

梯度场强（mT/M）＝梯度场两端的磁场强度差值 / 梯度场的长度。

切换率是指单位时间及单位长度内的梯度磁场强度变化量，常用每秒每米长度内磁场强度变化的毫特斯拉量（mT/M·S）来表示，切换率越高表明梯度磁场变化越快，也即梯度线圈通电后梯度磁场达到预设值所需要时间越短。

切换率＝梯度场预定强度 / 时间。

梯度线圈性能的提高对于磁共振超快速成像至关重要。

梯度磁场的剧烈变化会对人体造成一定的影响，可引起周围神经刺激，因此梯度磁场场强和切换率不是越高越好，应有一定限制。

**（三）脉冲线圈**

脉冲线圈也是磁共振成像仪的关键部件，脉冲线圈有发射线圈和接收线圈之分。发射线圈发射射频脉冲激发人体内的质子发生共振；接收线圈接收人体内发出的磁共振信号。有的线圈可同时作为发射线圈和接受线圈，如装在扫描架内的体线圈和头颅正交线圈。大部分表面线圈只能作为接受线圈，而由体线圈来承担发射线圈的功能。

磁共振成像要求发射线圈应尽可能均匀地发射射频脉冲，激发感兴趣容积内的质子。发射线圈所发射的射频脉冲的能量与其强度和持续时间有关。

与磁共振图像质量密切相关的是接收线圈，接收线圈离检查部位越近，所接收到的信号越强，线圈内体积越小，所接收到的噪声越低，因此工作中常根据检查部位选择不同的接收线圈，以提高图像质量，如心脏线圈、肩关节线圈、直肠内线圈、脊柱线圈等。

表面相控阵线圈是脉冲线圈技术的一大飞跃。一个相控阵线圈由多个子线圈单元构成，同时需要有多个数据采集通道与之匹配。利用相控阵线圈可明显提高磁共振图像的信噪比，有助于改善薄层扫描、高分辨率扫描及低场机的图像质量。

**（四）计算机系统**

计算机系统属于磁共振成像仪的大脑，控制着脉冲激发、信号采集、数据运算和图像显示等功能。

**（五）其他辅助设备**

磁共振成像仪还需要一些辅助设施方能完成病人的检查，例如检查床、液氦及水冷却系统、空调、胶片处理系统等。

## 三、磁共振成像工作流程

患者躺在检查床上进行准备，将射频线圈放置在患者身体的相应部位。患者准备好后，通过初始扫描来准确定位所需检测的区域，然后利用软件提供的拖拽功能，选用扫描协议列表中预先设定的协议进行扫描，或者根据实际情况自行调整参数并保存作为病人自定义的扫描协议以备将来使用，接着就可以进行磁共振扫描成像。通常情况下扫描序列越多整个扫描时间就越长。

人体经磁共振扫描得到的原始数据，通过计算机并应用专业数据处理软件处理后，就可得到所需图像并进行诊断。

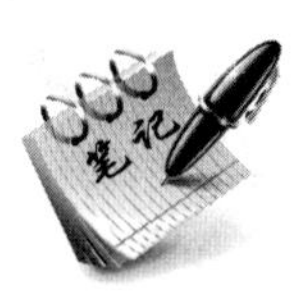

# 第二节　磁共振成像原理

## 一、发生磁共振现象的基本条件

将物质中具有磁矩的自旋原子核置于静磁场(外磁场、主磁场,用 $B_0$ 表示)中并受到特定频率的射频脉冲作用时,原子核将吸收射频脉冲的能量而在它们的能级之间发生共振跃迁,这就是磁共振现象。当电磁波的作用消失后,发生共振跃迁的原子核会逐渐恢复到初始状态并在这一过程中释放出电磁能量,这就是磁共振信号。磁共振信号的产生必须满足三个条件:①具有磁矩的自旋原子核;②稳定的静磁场;③特定频率的射频脉冲。

### (一)原子核的自旋与磁矩

1. 原子核的自旋和电磁场　原子是由原子核及位于其周围轨道中的电子构成的,电子带有负电荷。原子核由中子和质子构成,中子不带电荷,质子带有正电荷。任何原子核都有一个特性,就是总以一定的频率绕着自己的轴进行高速旋转,原子核的这一特性称为自旋(spin)。由于原子核带有正电荷,原子核的自旋就形成电流环路,从而产生具有一定大小和方向的磁化矢量。这种由带有正电荷的原子核自旋产生的磁场称为核磁。并非所有原子核的自旋运动均能产生核磁,根据原子核内中子和质子的数目不同,不同的原子核产生不同的核磁效应。如果原子核内的质子数和中子数均为偶数,则这种原子核的自旋并不产生核磁,这种原子核为非磁性原子核。反之,自旋运动能够产生核磁的原子核称为磁性原子核。

磁性原子核需要符合以下条件:

(1) 中子和质子均为奇数。

(2) 中子为奇数,质子为偶数。

(3) 中子为偶数,质子为奇数。

根据美国斯坦福大学布洛赫(Felix Bloch)建立的自旋带电粒子会产生电磁场的理论,某些自旋的原子核周围有电磁场存在,这个磁场成分就使这些原子核产生类似于小磁铁的效果,也就是由 S 极发出到 N 极的磁场。

带有正电荷的质子自旋也类似于一个小磁体,产生一个与自旋同轴的电磁场,具有大小和方向(图 7-1)。磁场的方向可由环形电流的法拉第右手螺旋法则确定。

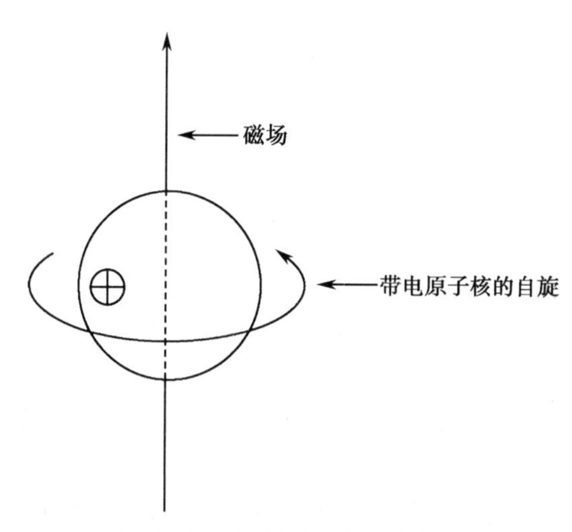


图 7-1　带电原子核的自旋产生磁场

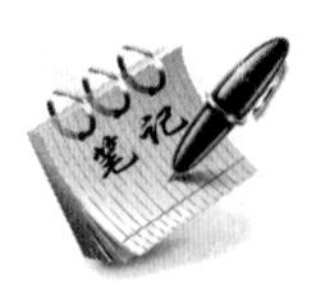

2. 原子核的磁矩　磁矩(magnetic moment)是一个矢量,有大小和方向。并非所有的原

子核均可发生磁共振现象，只有具备磁矩不为零的原子核才能在一定的条件下发生磁共振现象。

每个原子核都具有特定的能级，它与自旋量子数S的特性有关。例如，氢原子核（单个质子）的自旋量子数s为1/2：

$$s(^{1}H)=1/2 \qquad (7-1)$$

原子核的能态数用下式求出：

$$能态数=2s+1 \qquad (7-2)$$

对于自旋的氢质子s＝1/2，可以计算出：

$$能态数=2(1/2)+1=2 \qquad (7-3)$$

因此，氢质子具有两个能态，用-1/2（低能态）和1/2（高能态）表示。这意味着一些氢质子绕自身轴进行自旋，同时产生一个磁场。另外一些氢质子以相反的方向自旋，并产生相反方向的磁场（图7-2）。图7-2显示氢质子的自旋方向是氢质子的两个能态。这两个能态方向相反，一个自旋磁场方向向上，而另一个磁场方向向下。如果原子核内有偶数个质子，那么每个质子都将会配对排列，每一个磁场方向向上的自旋质子都会与另一个磁场方向向下的质子配对，这些配对质子的磁场将会抵消，总磁场为零（图7-3）。当原子核内有奇数个质子时，总会剩下一个未配对的质子。无论这个质子的旋转方向或磁场方向如何，都会产生一个净磁场（图7-4），使原子核具有磁矩。实际上，任何存在奇数质子、中子或者质子数与中子数之和为奇数的原子核均存在磁矩。

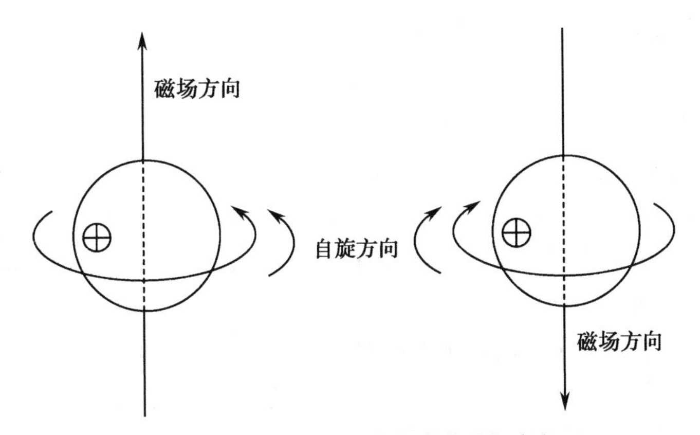


图7-2 质子的自旋方向决定磁场方向

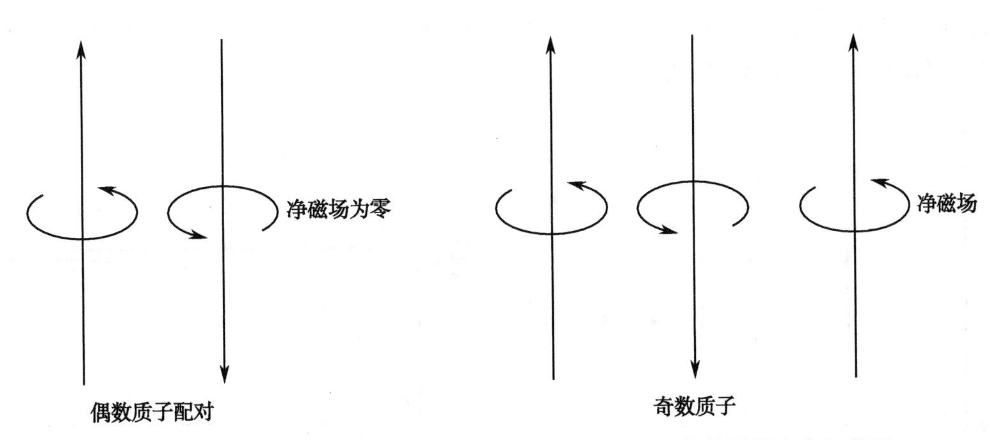


图7-3 配对质子自旋产生的磁场相互抵消

图7-4 奇数质子产生净磁场

氢（$^{1}H$）原子核内只有一个质子，因而氢原子核具有磁矩。水（$H_2O$）和脂肪（$-CH_2$）中都有氢原子，人体的含水量大约60%，有丰富的氢原子。所以，我们选择氢原子进行磁共振成像。因为氢原子核内只有质子没有中子，我们把氢原子又称为氢质子，因此，人体的磁共振成像又称为

质子成像。

**（二）静磁场**

1. 静磁场的作用　人体中有很多氢质子，质子都有自身的一个小磁场，并且绕自己的轴进行旋转，具有磁矩。自然状态下磁矩的轴以随机方式排列，彼此之间的磁场相互抵消。如果把所有质子的磁矩进行叠加，净磁场强度为零（图 7-5）。

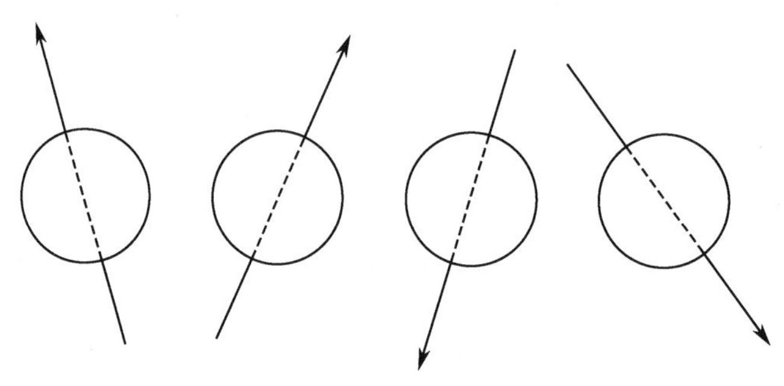

图 7-5　无静磁场时质子随机运动不产生净磁场

如果把人体放入一个强大的静磁场（$B_0$）中将会出现下述现象：①质子将沿着 $B_0$ 的方向排列，产生净磁化矢量；②质子在自旋的同时，以 $B_0$ 的磁力线为轴进行“进动”（precession）或称为“旋进”。

（1）净磁化矢量的形成：没有静磁场（$B_0$）存在时，质子的自旋是随机分布的。当我们开启一个静磁场（$B_0$）时，处于 $B_0$ 的氢质子会像小磁棒一样与大的 $B_0$ 方向排列一致。然而，并非所有的质子都排列在相同的方向上。其中，大约有一半的低能态质子沿着 $B_0$ 的方向排列，与 $B_0$ 的方向一致，指向 N 极。另一半高能态的质子与 $B_0$ 的相反方向排列，指向 S 极。此时，质子间的磁化矢量相互抵消，净磁化矢量为零（图 7-6）。经过一段时间之后一些逆静磁场方向排列的质子（约百万分之一）发生翻转，这些质子的磁化矢量叠加后就形成了一个净磁化矢量 $M_0$（图 7-7）。如果画出 $M_0$ 与时间 t 的关系曲线（图 7-8），可以看到 $M_0$ 以指数曲线的形式进行增长。这条曲线的时间常数取决于成像组织的类型和静磁场的强度。

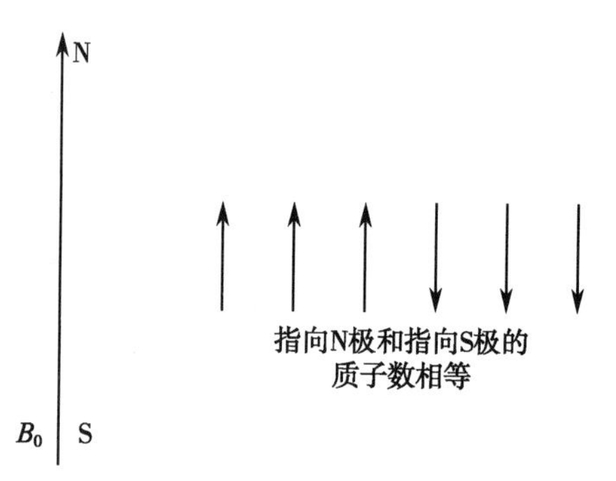


图 7-6　开启静磁场的瞬间无净磁化矢量产生

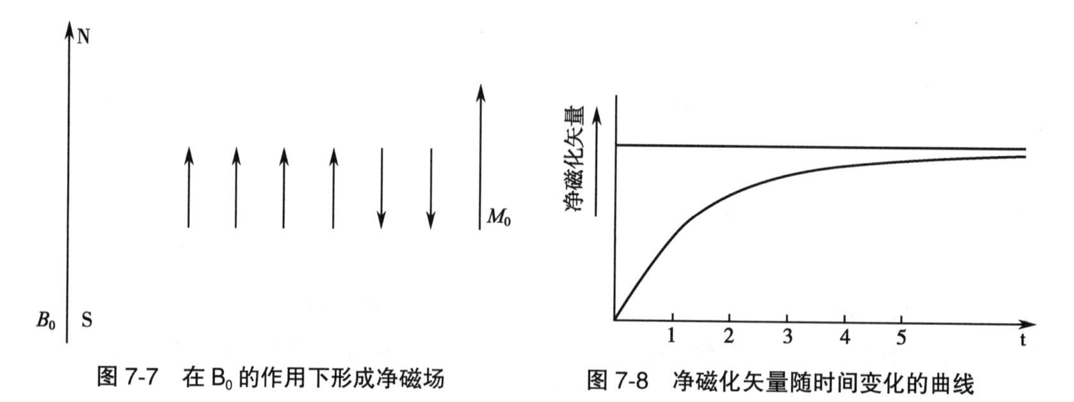


图 7-7　在 $B_0$ 的作用下形成净磁场

图 7-8　净磁化矢量随时间变化的曲线

（2）质子在静磁场中的进动：无静磁场（$B_0$）时，质子绕自身的轴旋转，产生一个自身的小磁场。当自旋质子进入 $B_0$ 内时，质子开始“摇摆”，不仅绕自身的轴进行自旋，同时也绕 $B_0$ 的轴进

行旋转，这样的运动状态称之为“进动”（图 7-9）。

质子绕静磁场轴的进动频率可以通过拉莫方程计算：

$$\omega = \gamma \cdot B_0 \tag{7-4}$$

式中：ω 为质子进动的角频率，γ 为旋磁比，$B_0$ 为静磁场强度。角频率 ω 可以用赫兹或弧度数 / 每秒表示，根据 γ 的单位决定，如果 γ 采用 MHz/T，ω 则用 MHz 表示。γ 是一个由原子核所决定的比例常数，对于氢质子，γ（′H）=42.6MHz/T。$B_0$ 的单位采用特斯拉（T）。如果 $B_0$ 的强度是 1.5T，氢质子的进动频率为：ω =42.6（MH/T）× 1.5（T）≈ 64MHz。

质子在静磁场（$B_0$）中的进动，使质子的旋转轴与 $B_0$ 轴存在着进动角，因而质子的磁化矢量在垂直于 $B_0$ 的方向 XY 平面上有一个磁分量的投影。但质子的运动是随机的，其在 XY 平面上的投影相互抵消而没有横向磁场分量存在。如图 7-10 所示，两个质子以相同的频率进动，在 XY 平面上具有同样大小的横向磁分量，但方向相反，横向磁分量被抵消。质子的纵向磁分量则叠加在一起，在 Z 轴上合成一个净磁化矢量：即纵向磁化矢量 Mz。Mz 稳定的指向 $B_0$ 方向，$Mz=M_0$。

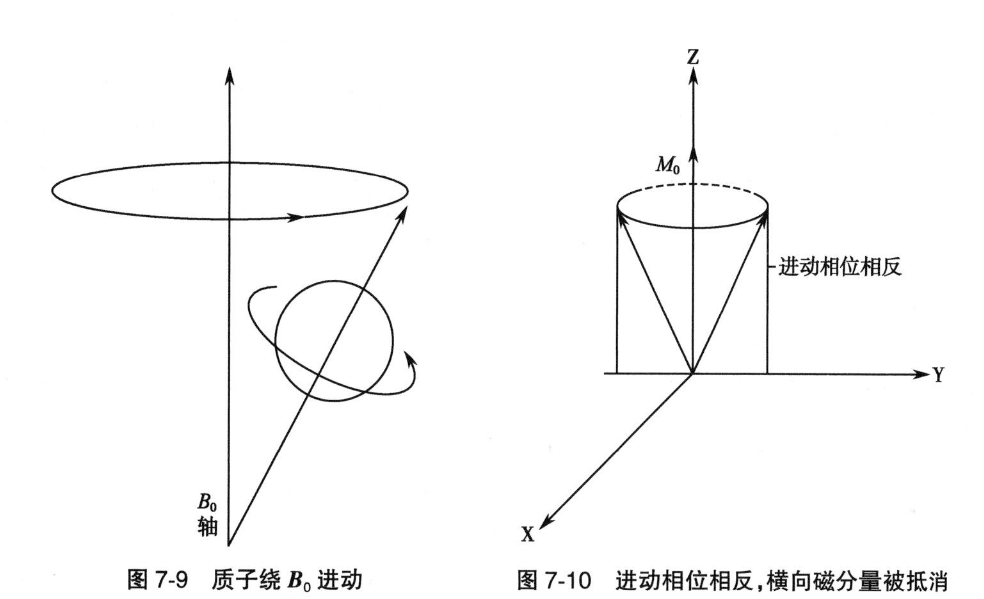


图 7-9　质子绕 $B_0$ 进动　　图 7-10　进动相位相反，横向磁分量被抵消

2. 静磁场的类型

（1）根据磁体的设计分类：①常导型磁体：是根据线圈内的环形电流产生磁场的原理设计，磁场可以开启和关闭。②超导型磁体：是根据用超导材料制成的导线在绝对零度（–270°）条件下，导线内的电阻趋向于零，因而可以承载很大的电流，产生一个强大磁场的原理设计，使用液氮或液氦作为制冷剂。磁场可以开启和关闭。③永磁型磁体：磁体由铁磁性物质组成，磁场持续存在，不能关闭。

（2）根据磁体的场强分类：磁共振扫描仪的磁场强度用特斯拉（T）来表示，1 特斯拉等于 10 000 高斯（地球的磁场强度为 0.5 高斯）。根据磁体的场强分为：①超高场（4.0 ~ 7.0T）；②高场（1.5 ~ 3.0T）；③中场（0.5 ~ 1.4T）；④低场（0.2 ~ 0.4T）；⑤超低场（< 0.2T）。

超高场主要应用于研究，高、中场常见于超导型扫描仪，低场见于常导型和永磁型扫描仪。

**（三）射频脉冲**

射频（radio frequency，RF）脉冲是一种交变电磁波（磁场分量用 $B_1$ 表示），当静磁场（$B_0$）的场强为 0.2 ~ 3.0T 时，根据拉莫方程，处于 $B_0$ 中自旋质子的进动频率为 8.5 ~ 127MHz，它属于电磁波谱内无线电波的频率范围，又因为它在 MR 中仅做短暂的发射，因此，我们把它称为射频脉冲。

1. 射频脉冲的作用

（1）翻转纵向磁化矢量：处于静磁场（$B_0$）中的自旋质子发生进动并形成一个纵向磁化矢量

Mz。由于 Mz 不发生进动，因而不能获取其信号。如图 7-11 所示，如果沿 X 轴，即垂直于 Mz 的方向发射一个 RF 脉冲，并且 RF 脉冲的频率与质子的进动频率相同，则会造成沿 $B_0$ 磁场（Z 轴）以 $\omega_0$ 的频率进动的质子，又要绕 $B_1$ 磁场（X 轴）以 $\omega_1$ 的频率进动。这将导致质子绕 Z 轴的快速进动，逐步的螺旋向下翻转到 XY 平面，这种运动方式为“章动”（图 7-12）。章动是两个进动同时进行的结果，导致 Mz 向 XY 平面翻转，与 Z 轴形成一定的角度（$\theta$）：

$$\theta = \omega_1 \cdot t \qquad (7\text{-}5)$$

式中：$\omega_1$ 为射频脉冲进动频率（$\omega_1 = \gamma \cdot B_1$），t 为 RF 脉冲的作用时间。我们可以通过控制 RF 脉冲的强度和作用时间，确定 Mz 的翻转角度。

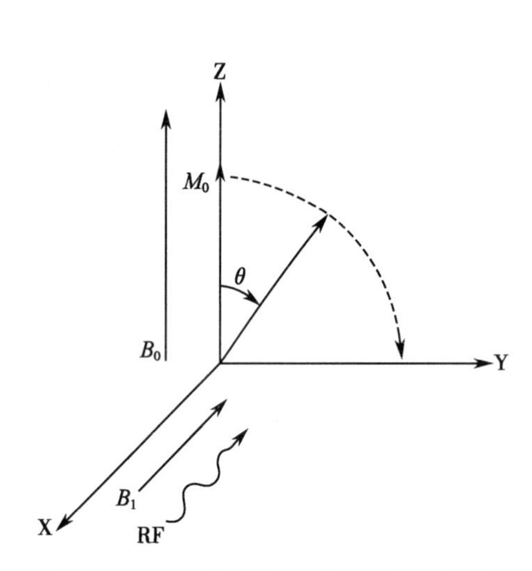


图 7-11　RF 脉冲使 $M_0$ 向 XY 平面翻转

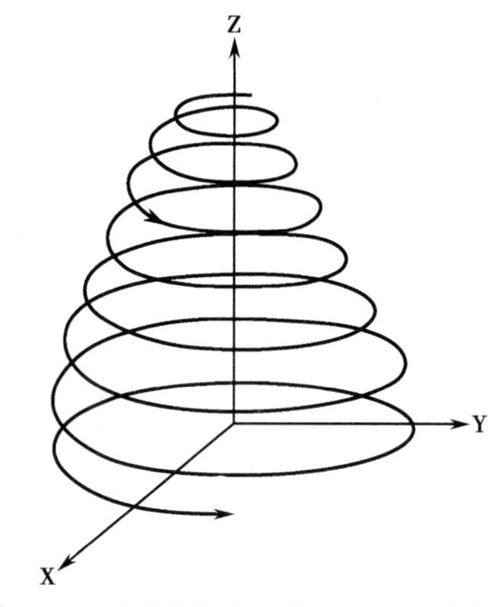


图 7-12　RF 脉冲激发后 $M_0$ 向 XY 平面的螺旋运动

① 90° 翻转：当 RF 脉冲的能量一定时，由式（7-5）可知：

$$\theta = \omega_1 \cdot t = \gamma \cdot B_1 \cdot t$$

因为 $\theta = 90^\circ = \pi/2$

所以 $t_{\pi/2} = (\pi/2)/\gamma \cdot B_1 \qquad (7\text{-}6)$

如果保持射频脉冲的作用时间为 $t_{\pi/2}$，Mz 就会翻转 90°。产生 90° 翻转的脉冲称为 90° RF 脉冲。

② 180° 翻转：用公式可以计算出 Mz 产生 180° 翻转所需要的脉冲持续时间：

$$t_\pi = \pi/\gamma \cdot B_1 \qquad (7\text{-}7)$$

为了实现 Mz 的 180° 翻转，可以使用一个相同强度射频脉冲但具有 90° 射频脉冲两倍的作用时间，或者具有 90° 射频脉冲两倍的强度但作用时间相同的脉冲。

③ 部分翻转：Mz 的翻转角度小于 90°，可以通过降低射频脉冲的强度或持续时间来实现。

上述 Mz 的三种翻转形式在磁共振成像中都有具体的应用，它决定 MR 成像序列，影响图像显示病变的敏感性及图像的质量。

（2）形成横向磁化矢量：处于静磁场（$B_0$）中的自旋质子所建立的纵向矢量 Mz 在受到 90° 射频脉冲作用后，翻转到 XY 平面，每一个质子仍然以一定的频率绕 $B_0$ 轴进动，并且所有质子的磁矢量指向同一方向。因此，在 XY 平面内质子同步运动，使每个质子的磁矢量叠加而在宏观上形成了一个新的磁化矢量，即横向磁化矢量 $M_{XY}$（图 7-13）。$M_{XY}$ 绕 $B_0$ 轴进动。

90° 射频脉冲使整个 $M_Z$ 翻转到 XY 平面，因此 $M_{XY}$ 的大小就等于 Mz。如果使用一个小于 90° 的射频脉冲，Mz 仅有部分翻转，$M_0$ 是 Mz 投影在 XY 平面上的一个分量（图 7-14）。如果使用一个 180° 的射频脉冲，Mz 被颠倒 Z 轴的负方向，没有 $M_{XY}$。

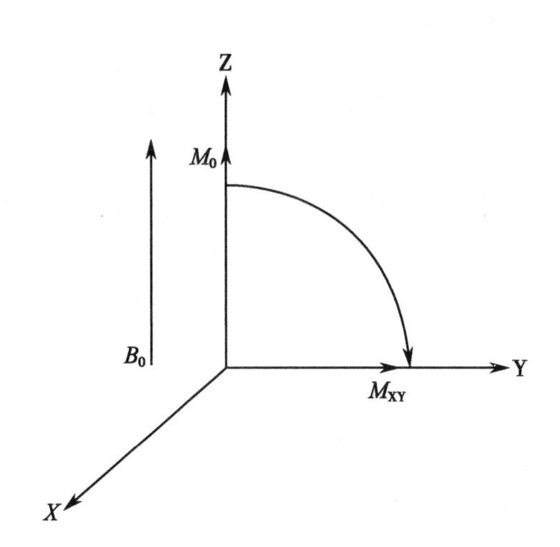


图 7-13　纵向磁化矢量全部翻转 $M_{XY}$ 等于 $M_0$

图 7-14　纵向磁化矢量部分翻转 $M_{XY}$ 小于 $M_0$

2. 射频脉冲的特征

（1）频率：使进动频率与 RF 脉冲频率相同的质子发生磁共振。

（2）带宽：频率的范围，决定扫描时的层面厚度及预饱和。

（3）强度和作用时间：决定 Mz 的翻转角度。

综上所述，当人体置于一个强大的静磁场（$B_0$）中，体内的氢质子将会沿 $B_0$ 的方向排列，且质子绕 $B_0$ 轴进行进动产生纵向磁化矢量 Mz。如果向人体发射一个 90° 射频脉冲，Mz 被翻转到 XY 平面，形成 $M_{XY}$。如果我们在 XY 平面内设置一个线圈，进动的 $M_{XY}$ 将在线圈内产生电流，这就是磁共振信号（图 7-15）。

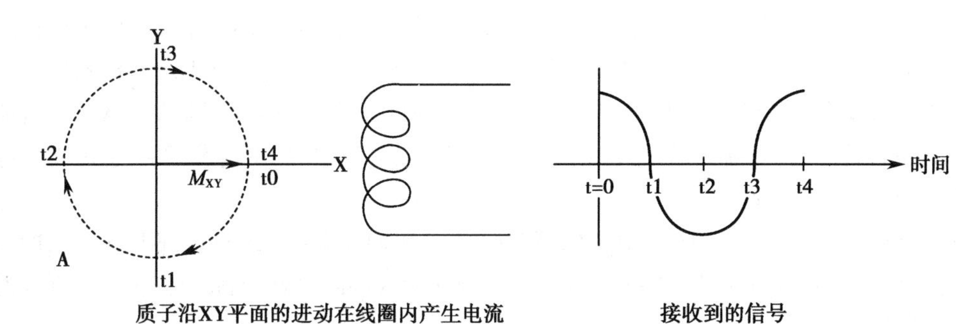


图 7-15　在不同时刻 $M_{XY}$ 与 MRI 信号之间的关系

## 二、磁共振信号的产生

在 90° 射频脉冲的作用下，纵向磁化矢量 $M_Z$ 被全部翻转到 XY 平面形成横向磁化矢量 $M_{XY}$，90° 射频脉冲停止后的 $T_0$ 时刻，所有质子的进动在 XY 平面内处于同步状态。此时，接收线圈将接收到一个强度很大的信号。如果能够在 $T_0$ 时刻采集信号，则重建的图像将有最大的信噪比。然而实际情况并非如此，因为电子系统还没有做好准备，还需要对信号进行编码，以确定磁共振信号在二维扫描矩阵中的位置，完成这些工作需要一定的时间。经过一定的时间后，磁共振系统内将会出现一些变化，同步的发生 $M_Z$ 的恢复和 $M_{XY}$ 的衰减，这将造成磁共振信号强度在短时间内经历一个由最大到逐步消失过程。为了便于理解这些变化，需要了解相位的概念。

### （一）相位的概念

1. 相位　平面内旋转的矢量与某一参照轴的夹角称为相位。多个矢量在空间的方向一致时称同相位（in-phase）；多个矢量在空间的方向不一致时称离相位（out of phase）；由不同相位达

到同相位的过程称聚相位（re-phase）；由同相位变成不同相位的过程称失相位（de-phase）。

2. 磁场中自旋之间的相位　在静磁场（$B_0$）中"进动"的自旋质子的磁矩与 $B_0$ 轴存在着进动角，因此自旋磁矩可分解为 Z 轴与 XY 平面的两个矢量。在任意时刻，自旋质子的磁矩在 Z 轴的矢量将始终指向同一方向（即同相位），因而磁矢量叠加形成宏观纵向磁化矢量 Mz。XY 平面内的矢量则随机分布处于不同的方向（即离相位），因而磁化矢量在 XY 平面内相互抵消，不能形成宏观磁化矢量。在射频脉冲的作用下，$M_0$ 被翻转到 XY 平面的同时，绕 Z 轴进动的自旋磁矩的相位趋于一致（即聚相位），磁化矢量的叠加形成宏观横向磁化矢量 $M_{XY}$（图 7-16）。

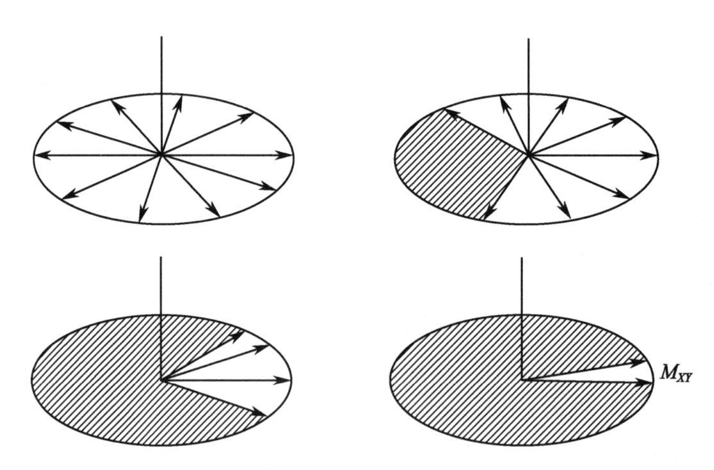


图 7-16　聚相位产生横向磁化矢量 $M_{XY}$

**（二）自旋质子弛豫**

1. 弛豫的概念　磁共振现象是处于静磁场（$B_0$）中的自旋质子在吸收了射频脉冲的能量后，由低能态跃迁至高能态的过程。而热力学的一个基本原理就是所有的原子都趋向于比自己低的能态（稳定态），因此处于高能态的自旋质子是不稳定的。我们把系统吸收射频能量后的不稳定状态称为激发态。当射频脉冲停止后，处于激发态的自旋质子将返回到原来的状态。所谓弛豫（relaxation）就是指自旋质子的能级由激发态恢复到它们稳定态（平衡态，平衡态定义为可能达到的最低状态）的过程。

弛豫过程包含同步发生但彼此独立的两个过程：①纵向弛豫（longitudinal relaxation），即纵向磁化矢量 Mz 逐步恢复的过程；②横向弛豫（transverse relaxation），即横向磁化矢量 $M_{XY}$ 逐步消失的过程（图 7-17）。

2. 纵向弛豫　射频脉冲停止以后，纵向磁化矢量 Mz 由最小恢复到原来大小的过程称纵向弛豫。在弛豫过程中总的净磁化矢量呈螺旋形运动（图 7-18），但与射频激发后的运动正好相反。

（1）纵向弛豫机制：纵向弛豫过程中，吸收了射频脉冲能量跃迁到高能级的自旋质子要把能量释放到周围的晶格（晶格是指原子之间相互配对形成的晶体框架）中，以回到它们的稳定状态。因而，纵向弛豫也称为自旋－晶格弛豫（spin-lattice relaxation）。纵向弛豫是 Mz 逐步恢复的过程，在这一过程中 Mz 恢复的程度是随时间的变化而逐步增长，我们用 $T_1$ 来表示 Mz 恢复速率特征的时间常数（Mz 恢复到某一程度时所需要的时间）。因此，纵向弛豫又称为 $T_1$ 弛豫。

$T_1$ 弛豫也需要一个磁场的激发，这个磁场来源于组织内部的晶格磁场。晶格磁场最常见的来源是周围组织中磁性核和电子产生的偶极磁场，这是原子的局部磁场。这种晶格磁场的波动频率有无数种，其中只有与氢质子的拉莫频率一致的磁场才能激发氢质子回到平衡状态。

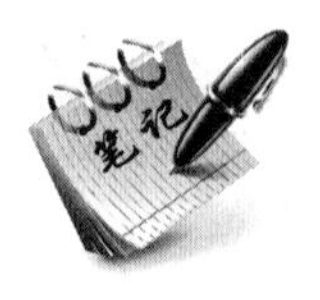


（2）纵向弛豫时间：90° 射频脉冲之后，所有的净磁化矢量被翻转到 XY 平面，随后以 $T_1$ 速率特征进行恢复，呈指数曲线增长形式。

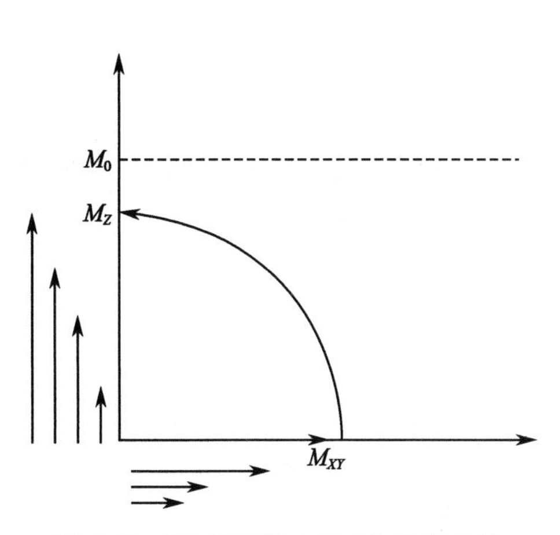


图 7-17　RF 脉冲停止后，$M_0$ 逐步恢复，$M_{XY}$ 逐步衰减

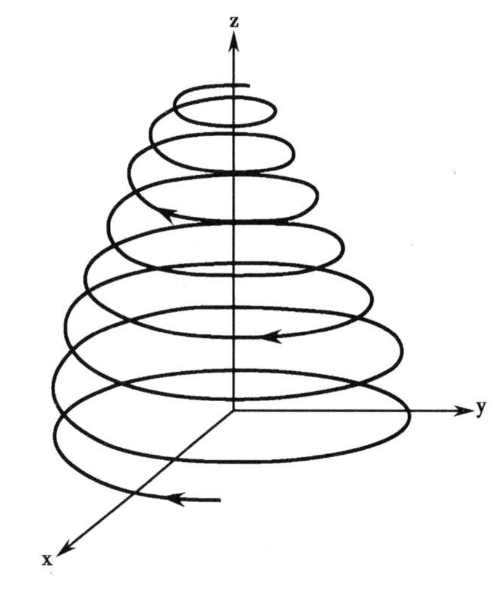


图 7-18　RF 脉冲停止后纵向磁化矢量的弛豫过程

$T_1$ 弛豫过程中 Mz 是时间的函数，符合公式：

$$Mz(t)=M_0(1-e^{-t/T1}) \tag{7-8}$$

式中：Mz 为 t 时刻的纵向磁矢量值，$M_0$ 为平衡态时的净磁化矢量值，t 为弛豫时间，$T_1$ 为纵向弛豫时间常数。上式中当 $t=T_1$ 时，$Mz=M_0(1-e^{-1})=63\% M_0$，即 Mz 恢复至平衡态的 63% 时所经历的时间等于 $T_1$ 值（图 7-19）。在磁共振成像中 $T_1$ 并不代表纵向弛豫的全过程，而是规定：

$T_1$＝纵向磁化矢量从最小恢复到平衡态磁化矢量 63%的时间。

不同组织的 $T_1$ 值是不同的。静磁场（$B_0$）强度不同，同一组织的 $T_1$ 值也是不同的（表 7-1）。$B_0$ 场强越大，组织的 $T_1$ 值越大。

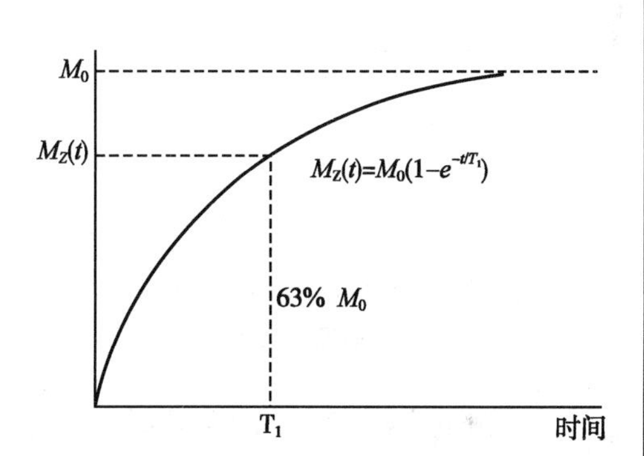


图 7–19　以 $T_1$ 为增长率的纵向弛豫曲线

表 7-1　常见组织在不同磁场强度下的 $T_1$ 弛豫时间

| 组织 | 1T 场强的 $T_1$ 值（ms） | 1.5T 场强的 $T_1$ 值（ms） |
|---|---|---|
| 脂肪 | 220 | 250 |
| 肝 | 420 | 490 |
| 肾 | 587 | 650 |
| 脾 | 680 | 778 |
| 肌肉 | 730 | 863 |
| 脑白质 | 680 | 783 |
| 脑灰质 | 809 | 917 |
| 脑脊液 | 2500 | 3000 |

以上我们讨论了使用 90° RF 脉冲时的 $T_1$ 弛豫过程。如果在 90° 脉冲之前再施加一个 180° RF 脉冲，这将使纵向磁化矢量 Mz 被翻转 180° 至 Z 轴的负方向，然后按照组织的 $T_1$ 速率进行恢复（图 7-20）。

图 7-20 所示在施加 180° 射频脉冲以后，Mz 被翻转 180°，指向 Z 轴的负方向。随后纵向磁化矢量从 -Mz 开始恢复为：

$$Mz(t)=M_0(1-2e^{-t/T1}) \quad (7-9)$$

在 t=0 时，$2e^{-t/T1}=2$，$Mz(t)=M_0(1-2)=-M_0$

所以，在 180° 射频脉冲之后的 t=0 时刻再施加一个 90° RF 脉冲，信号强度的大小等于 $-M_0$。

在 t=∝时，$2e^{-t/T1}=0$，$Mz(t)=M_0(1-0)=M_0$

所以，在 180° 反向 RF 脉冲之后的 t= ∝时刻再施加一个 90° RF 脉冲，信号强度的大小等于 $M_0$。

在 $t=0.693T_1$ 时，$2e^{-t/T1}=1$，$Mz(t)=M_0(1-1)=0$

所以，在 180° 射频脉冲之后的 $t=0.693T_1$ 时刻，Mz 为零，如在此时施加一个 90° 射频脉冲，则 XY 平面内无 $M_{XY}$，信号强度的大小为零（图 7-21）。因此，180° 反向脉冲至 90° 射频脉冲间隔时间为任何组织 $T_1$ 的 0.693 倍时，该组织的磁共振信号被抑制。

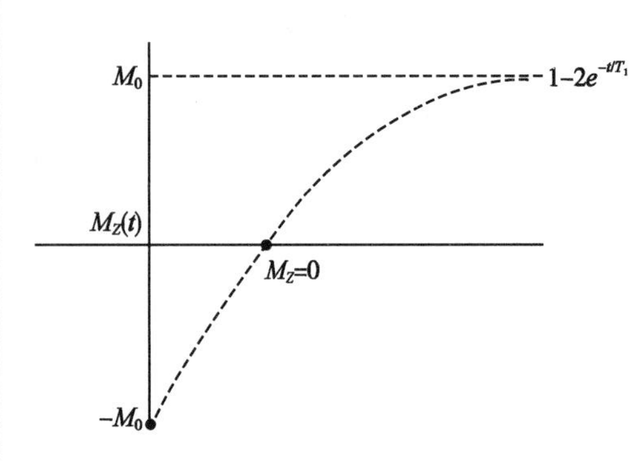


图 7-20　180° 反向 RF 脉冲后的 $T_1$ 弛豫曲线

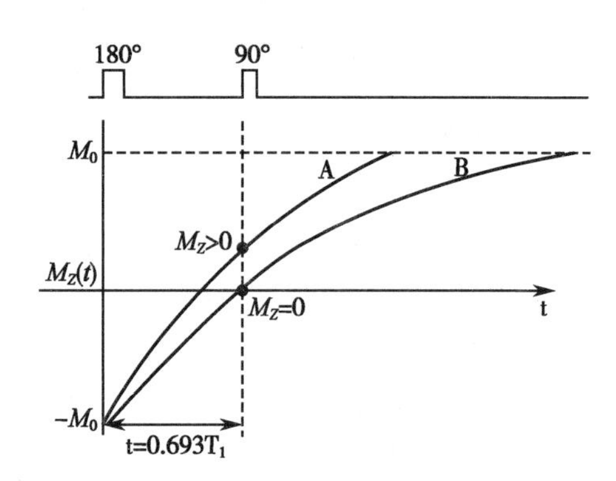


图 7-21　施加 90° RF 脉冲时 $M_Z=0$ 不产生横向磁化矢量（信号被抑制）

3. 横向弛豫　射频脉冲停止后，横向磁化矢量 $M_{XY}$ 由最大逐步消失的过程称横向弛豫。横向弛豫和纵向弛豫不同，没有能量交换。而是因质子进动频率的差异，导致质子间运动的不同步所致。

（1）横向弛豫机制：$M_{XY}$ 的形成是由于射频脉冲激发后，自旋质子处于激发态并在 XY 平面继续绕 Z 轴进动，其相位趋于一致而叠加形成宏观磁化矢量。在磁场中，每个自旋都受到静磁场（$B_0$）和邻近自旋磁矩产生的局部磁场的影响。

① 静磁场的不均匀性：由于静磁场（$B_0$）的不均匀性，一些质子以拉莫频率 $\omega_0$ 进动；一些质子以稍快于拉莫频率 $\omega_0^+$ 进动；一些质子以稍慢于拉莫频率 $\omega_0^-$ 进动。经过一段时间以后，三种质子在 XY 平面内的运动将处于不同相位，$M_{XY}$ 变小。当所有自旋相位完全相反时，$M_{XY}$ 为零（图 7-22）。

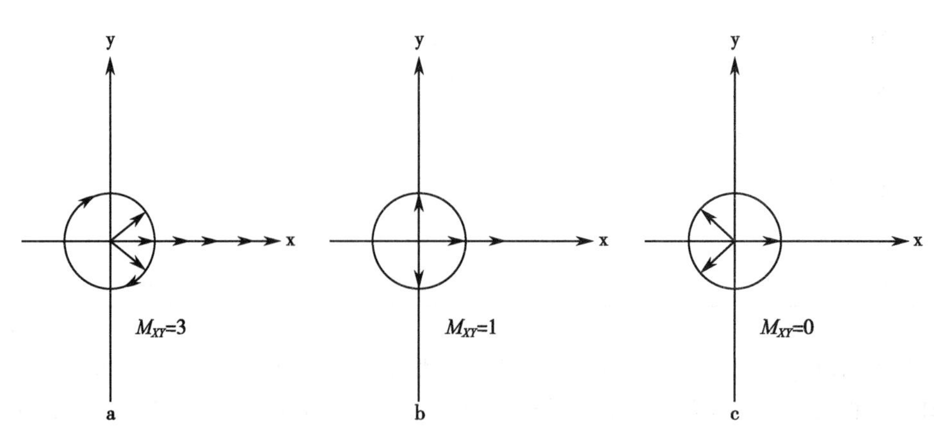


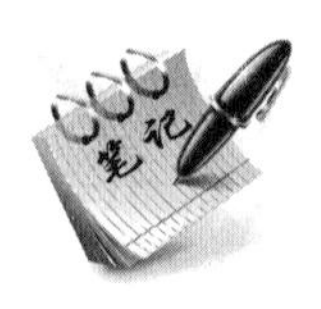

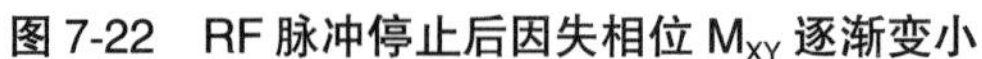

图 7-22　RF 脉冲停止后因失相位 $M_{XY}$ 逐渐变小

②自旋质子间的相互作用：两个自旋相邻时，一个为 $\omega_{(1)}$的自旋顺静磁场($B_0$)方向排列，另一个为 $\omega_{(2)}$的自旋逆 $B_0$ 方向排列。由于这两个自旋之间的相互作用，$\omega_{(1)}$受到磁场 $B_0$ 加上另一个质子所产生的小磁场($\Delta B$)的影响，其进动频率将会略微增加：

$$\omega_{(1)} = \gamma (B_0+\Delta B)$$

$\omega_{(2)}$受到与 $B_0$ 相反的略低磁场的影响，总磁场强度有所减小，因而其进动频率也将减小：

$$\omega_{(2)} = \gamma (B_0-\Delta B)$$

正是由于自旋质子间的相互作用引起的磁场均匀性的改变，造成质子进动频率的差异，导致在XY平面内进动的净磁化矢量的失相位。

因为上述原因横向弛豫也称为自旋-自旋弛豫(spin-spin relaxation)。横向弛豫是横向磁化矢量$M_{XY}$逐步衰减的过程，我们用$T_2$来表示$M_{XY}$衰减速率特征的时间常数(Mxy衰减到某一程度时所需要的时间)。因此，横向弛豫又称为$T_2$弛豫。

(2)横向弛豫时间：90° RF脉冲关闭后，在XY平面内建立的$M_{XY}$以$T_2$速率特征进行弛豫(图7-23)，呈指数衰减曲线形式。

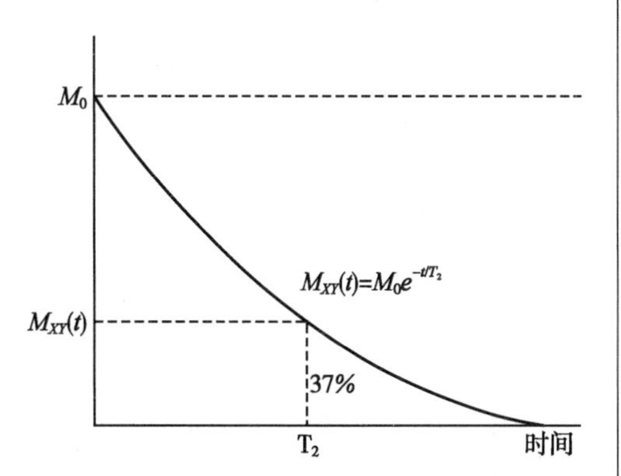

图 7-23　以 $T_2$ 为衰减率的横向弛豫曲线

$T_2$弛豫过程符合公式：

$$M_{XY}(t)=M_0\,e^{-t/T2} \tag{7-10}$$

式中：$M_{XY}$为t时刻的横向磁化矢量值，$M_0$为平衡态的磁化矢量值，t为弛豫时间，$T_2$为弛豫时间常数。

上式中当$t=T_2$时，$M_{XY}=M_0\,e^{-1}=37\%\,M_0$，即$M_{XY}$衰减至最大值的37%时所经历的时间等于$T_2$值。在MR成像中$T_2$并不代表横向弛豫的全过程，而是：

$T_2$=横向磁化矢量衰减至最大值37%的时间

不同组织的$T_2$值不同(表7-2)。

表 7-2　常见组织的 $T_2$ 弛豫时间

| 组织 | $T_2$(ms) | 组织 | $T_2$(ms) |
|---|---|---|---|
| 肝 | 43 | 脂肪 | 84 |
| 肌肉 | 47 | 脑白质 | 92 |
| 肾 | 58 | 脑灰质 | 101 |
| 脾 | 62 | 脑脊液 | 1400 |

不同组织$T_2$值的差异是由于自旋质子间的相互影响环境不同所致，自旋-自旋相互作用的效果取决于质子间的距离。水中质子的密度小于固体组织，自旋-自旋造成的失相位不如固体组织明显，因而具有较长的$T_2$值。

比较表7-1和表7-2，我们发现同一组织的$T_2$值比$T_1$值小。在相同的场强下，$T_2$的衰减速度要比$T_1$的恢复速度快5~10倍。

(3)$T_2^*$弛豫：$T_2^*$称为准$T_2$或有效弛豫时间。前面所讨论的组织的$T_2$是在绝对均匀的静磁场($B_0$)中的弛豫，$T_2$衰减主要取决于自旋自旋相互作用。但是任何磁体产生的磁场都不可能是绝对均匀的，因此横向弛豫受到不均匀的静磁场($B_0$)和自旋-自旋相互作用的双重影响，我们把在不均匀的$B_0$中的横向弛豫称为$T_2^*$弛豫。

我们不能控制质子之间的相互作用，所以组织的$T_2$值为固定值。$T_2^*$还要受到静磁场($B_0$)

不均匀性的影响，所以是不固定的，随 $B_0$ 的均匀性而改变。$T_2^*$ 衰减速度总是快于 $T_2$ 衰减速度（图 7-24），它们之间的关系可用下述等式表示：

$$1/T_2^* = 1/T_2 + \gamma \cdot \Delta B \tag{7-11}$$

式中：1/T 是弛豫率，单位是秒 $^{-1}$。上式表明 $T_2^*$ 取决于 $T_2$ 和静磁场（$B_0$）的不均匀程度 ΔB。如果 $B_0$ 是一个绝对均匀的理想磁场，ΔB=O，$T_2^*=T_2$。

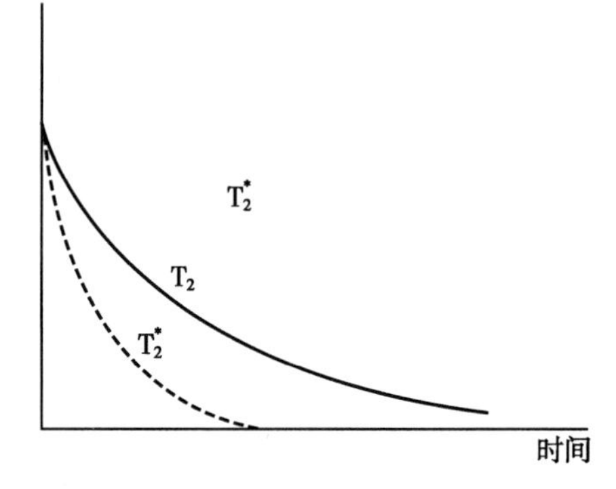

图 7-24　$T_2^*$ 和 $T_2$ 衰减率比较曲线

在实际磁共振成像中，使用匀场线圈来提高静磁场（$B_0$）的均匀性。但是，完全均匀的磁场是不可能的，因此总是存在一定程度的 $T_2^*$ 效应。

**（三）自由感应衰减信号**

使用一个 90° RF 脉冲来激发自旋质子，使纵向磁化矢量 Mz 翻转到 XY 平面。90° RF 脉冲关闭后，自旋质子在 XY 平面内进动，并且处于相同的相位；横向磁化矢量 $M_{XY}$ 开始随时间衰减；自旋在接收线圈内感应产生一个电流。

当 t=0 时，信号有最大值；t=1 时，信号为零；t=2 时，信号有反向最大值；t=3 时，信号为零。因此，产生震荡磁场，在接收线圈内产生震荡的感应电流，即磁共振信号。信号的强度取决于 $M_{XY}$，可用下式表示：

$$M_{XY}(t) = M_0 e^{-t/T2^*}(\cos \omega_0 t) \tag{7-12}$$

$\cos \omega_0 t$ 说明它是一个震荡波形，频率为 $\omega_0$。$e^{-t/T2^*}$ 说明此信号为一个衰减信号，指数函数的时间常数由 $T_2^*$ 决定。因此接收到的信号的主要形态如图 7-25 所示。

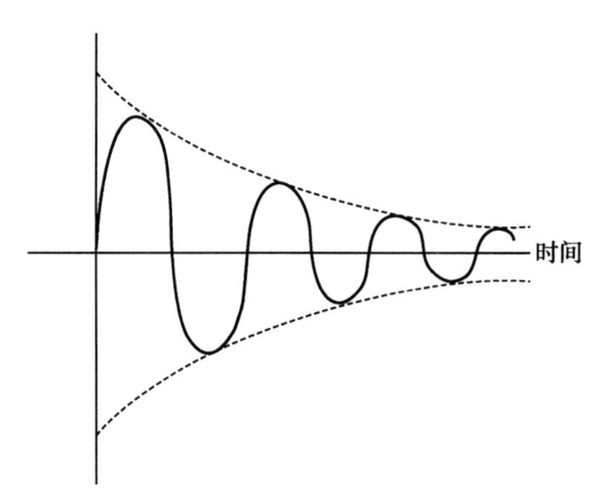

图 7-25　接收到的 FID 信号

我们把呈指数衰减的震荡信号称为自由感应衰减（free induction decay，FID）信号，信号的强度与组织的 $T_1$、$T_2$ 及组织的质子密度有关。FID 信号是在 90° RF 脉冲之后采集的信号，该信号的衰减符合 $T_2^*$ 方式。

## 三、磁共振信号的空间定位

**（一）梯度磁场的概念**

因为人体内所有自旋质子具有相同的拉莫频率，受射频脉冲激发后接收到的信号包含受检体整个身体的信息，我们不能够确定信号每个成分的特定起源点，即空间位置信息。为了获取信号的空间位置信息，在磁共振成像中采用了梯度磁场的方法。梯度磁场是个随位置并以线性方式变化的磁场，与静磁场（$B_0$）叠加后，可以暂时造成磁场的不均匀（图 7-26），使沿梯度方向的自旋质子具有不同的磁场强度，产生不同的共振频率，因此获得关于位置的信息。

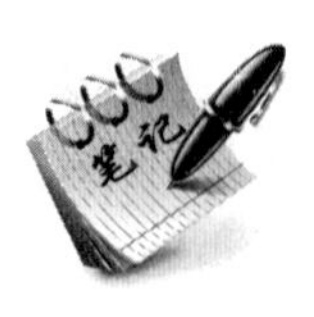

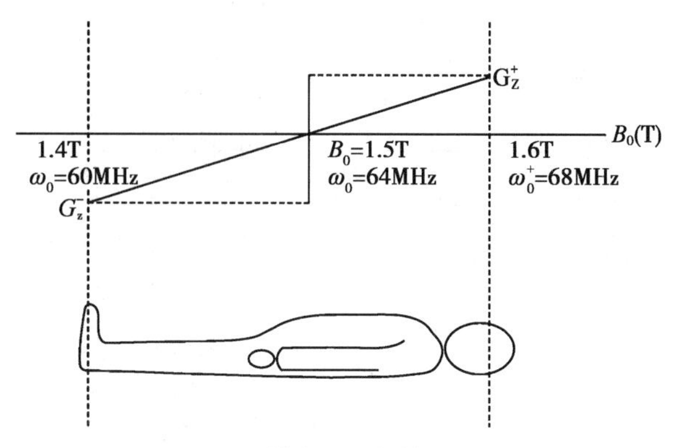


图 7-26　梯度磁场与静磁场叠加

梯度磁场是由置于磁体内的额外线圈所产生的,这种线圈叫做梯度线圈。位于磁体内的梯度线圈一般为成对线圈。每对线圈内的电流大小相等,但极性相反。一对线圈在一个方向上产生一个强度呈线性变化的梯度磁场,一个线圈产生的磁场使静磁场增加一定的强度,而另一个线圈则使静磁场减小同样的程度。

为获得各个方向的空间位置信息,需要在 X、Y、Z 方向上分别施加一个梯度,根据它们的功能,这些梯度被称为:①层面选择梯度($G_Z$);②频率编码或读出梯度($G_X$);③相位编码梯度($G_Y$)。习惯上我们取层面选择方向为 Z,频率编码方向为 X,相位编码方向为 Y。对于不同的成像平面,X、Y、Z 的取向是不同的(图 7-27)。

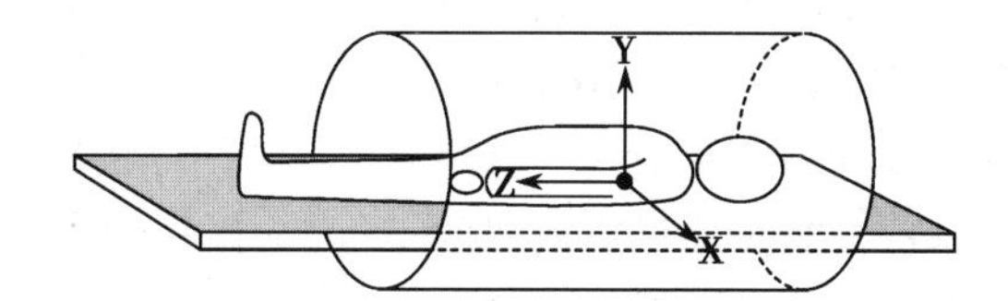


图 7-27　对于不同的成像平面,可以任意指定 X、Y、Z 轴的方向

**(二)层面选择**

1. 层面位置选择　应用层面选择(slice selection)梯度之后,磁场强度随位置而变化,在 Z 轴方向上,磁场的强度在足侧稍小,向头侧逐渐增大,因而每个位置上的自旋质子都具有自己的共振频率。$B_0$ 为 1.5T,假定我们使用的层面选择梯度为 0.2T,在梯度磁场的作用下,足部为 1.4T,质子的共振频率为 60MHz,头部为 1.6T,共振频率为 68MHz,中央的磁场强度为 1.5T,共振频率为 64MHz。如果向受检体发射一个特定频率的射频脉冲,沿 Z 轴方向上只有与射频脉冲具有相同频率的自旋质子才能被激发,我们将会接收到来自于人体内,与 Z 轴方向垂直的相应位置层面的信号。改变射频脉冲的频率或线性梯度磁场的斜率,可以移动被激发层面的位置。实际成像中,通过改变射频脉冲的中心频率,就可以按照我们所需要的顺序激发不同的层面。

2. 层面厚度选择　在梯度磁场的作用下,如果发射一个单一频率的射频脉冲,将会激发以该频率进动的相应磁场位置的信号,但它是一个无限薄的平面。为获得一定厚度的层面,需要射频脉冲具有一定的频率范围,这个频率范围称作带宽(band width)。如图 7-28 所示,射频脉冲的带宽为 0.02MHz 时,被激发的层面具有一定的厚度。

当层面选择梯度的斜率增加时,沿 Z 轴跨越给定距离的频率范围减小了,结果是具有固定带宽的射频脉冲只能激发较小距离内的自旋质子,获得一个较薄的层面。相反,使用较小的层面选择梯度和同样大小的射频脉冲,可以激发一个较厚的层面。因此,改变射频脉冲的带宽或梯度磁场的斜率,可以选择不同层面的厚度。

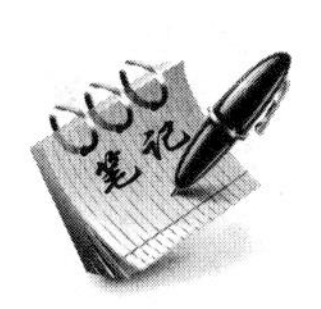

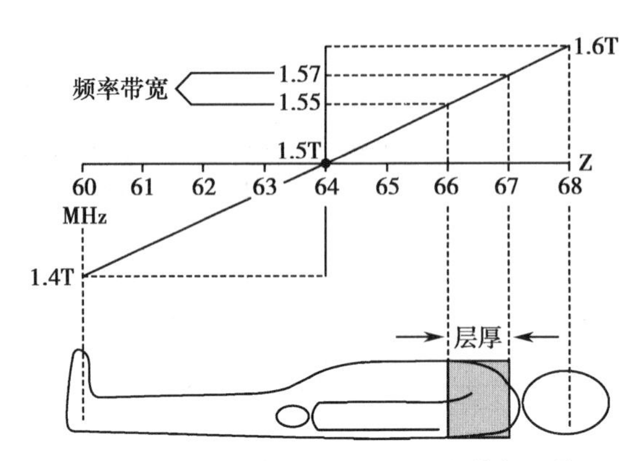


图 7-28　频率和梯度、层厚和位置间的相互关系

（三）空间编码

现在我们已经知道如何选择层面和层厚，但是还不能在选定的层面内确定信号来源的空间位置。为了能够进行层面的图像重建，还需要知道扫描矩阵内每个体素所产生信号的位置和大小。解决这一问题的方法，就是对信号进行空间编码，它包括：①频率编码；②相位编码。

1. 频率编码　频率编码（frequency encoding）的目的就是为了区分信号来自于扫描矩阵中的那一列。在读出信号之前，沿 X 轴施加一个频率编码梯度，如图 7-29 所示。由于梯度磁场的作用：①磁场在右边一列有最大值，检测到的信号为 $A\cos\omega_0^+t$，自旋质子有较快的进动频率；②磁场在左边一列有最小值，检测到的信号为 $A\cos\omega_0^-t$ 自旋质子有较慢的进动频率；③中间一列磁场无变化，检测到的信号为 $A\cos\omega_0t$ 自旋质子按照原来的频率进动。$A$ 表示检测到的信号振幅的大小。

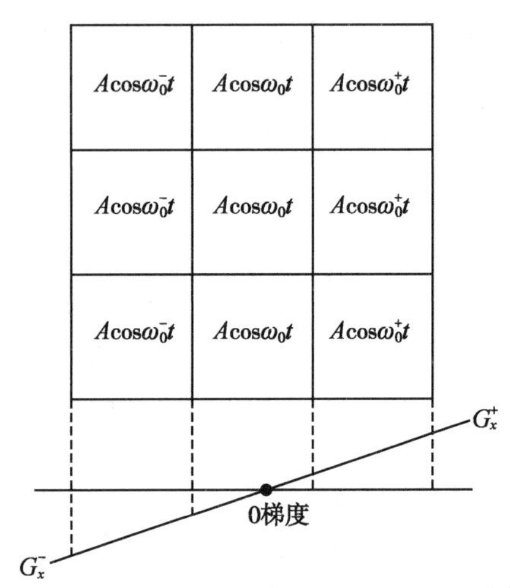


图 7-29　在 $G_X$ 的作用下每列有不同的频率

因此，频率编码梯度使沿 X 轴的空间位置信号具有频率特征而被编码，最终产生与空间位置相关的不同频率的信号。这种类型的编码方式称为频率编码。因为频率编码梯度也用于读取信号，所以也叫做读出梯度。

现在我们已经对信号进行了频率编码，可以确定信号来自于扫描矩阵中的那一列。但是仍然不能确定信号究竟来自于哪一个体素。为了能够确定每一体素产生的信号位置和大小，目前使用的方法是二维傅里叶变换（2D-FT）技术。

2. 相位编码　在二维傅里叶变换技术中，除了使用层面选择和频率编码两个梯度进行层面选择及在 X 方向上进行编码以外，还需要在 Y 方向上施加一个梯度，对信号进行编码，以确定信号来自二维空间的行的位置。这个梯度称为相位编码梯度。相位编码梯度应用于层面激发之后，频率编码读出信号之前。

如图 7-30 所示，90° 射频脉冲之后，选定层面内的所有自旋都以相同的频率进动，像素内的质子在任一时刻都指向同一方向，没有相位差存在。当我们在此层面沿 Y 轴方向施加一个梯度磁场时，上面一行像素处于较高的磁场强度，以较快的速度进动。下面一行像素处于较低的磁场强度，以较慢的速度进动。中间一行像素所处的磁场强度没有改变，以原有的速度进动。因此，在梯度磁场的作用下，各行之间出现了相位差，但每一行的质子保持同相位。

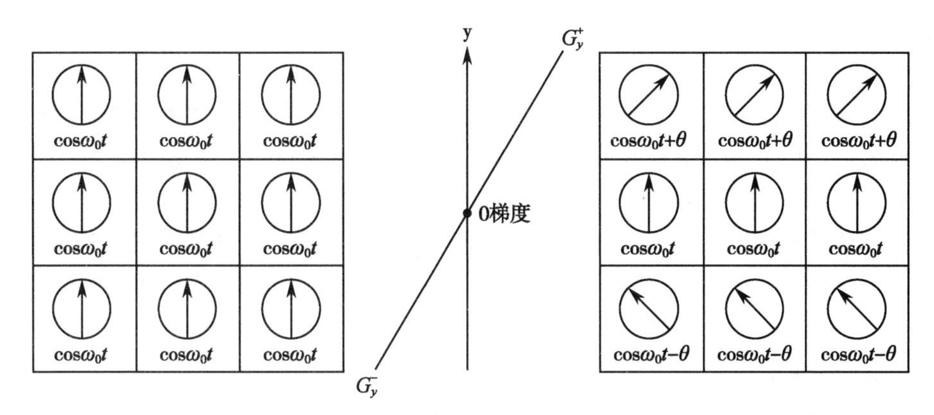


图 7-30　在 $G_y$ 的作用下每行有不同的相位

相位编码梯度关闭以后，质子又会以相同的频率进动，但是各行质子之间已经有一个因相位编码梯度形成的相位差。由于对二维空间的信号进行了相位编码和频率编码，在信号读出时，每个像素产生的信号就具有唯一的一个相位和频率的组合。

MR 系统对相位的识别有限，每次激发只能识别一种相位，所以要完成多行的数据采集，必须对同一个层面重复进行多次激发和相位编码，例如二个 256×256 的扫描矩阵，就需要进行 256 次激发和相位编码，这就是 MR 成像需要较长时间的原因。每次使用的相位编码梯度的大小和时间都有一定的改变，而频率编码梯度恒定不变，并且可以一次完成所有列的频率编码。

需要注意的是：相位编码和频率编码的方向是可以变换的，一般取图像矩阵中数值小的方向作为相位编码方向。

## 四、磁共振的加权成像

不同的组织存在质子数量的差别、$T_1$ 值差别及 $T_2$ 值的差别，这是磁共振成像能够显示正常解剖结构及病变的基础。

### （一）“加权”的含义

在成像过程中，组织的各方面特性均对磁共振信号有贡献，几乎不可能得到仅纯粹反映组织一个特性的磁共振图像，但可调整成像参数，使图像主要反映组织某方面特性，而尽量抑制组织其他特性对磁共振信号的影响，这就是“加权”。加权是指重点突出某方面特性。$T_1$ 加权成像（$T_1$ weighted imaging，T1WI）重点突出组织纵向弛豫差别；$T_2$ 加权成像（$T_2$ weighted imaging，T2WI）重点突出组织的横向弛豫差别；质子密度加权成像（proton density weighted imaging，PDWI）则主要反映组织的质子密度的差异。

### （二）$T_1$ 加权成像

以甲、乙两种组织为例，假设这两种组织质子密度相同，但甲组织的纵向弛豫比乙组织快（即甲组织的 $T_1$ 值短于乙组织）。进入主磁场后由于质子密度一样，甲乙两种组织产生的纵向磁化矢量大小相同，90° 射频脉冲后产生的宏观横向磁化矢量的大小也相同，我们先不去理会这种横向磁化矢量，也不马上检测 MR 信号。射频脉冲关闭后，甲乙两种组织将发生纵向弛豫，由于甲组织的纵向弛豫比乙组织快，过一定时间以后，甲组织已经恢复的宏观纵向磁化矢量将大于乙组织。由于接收线圈不能检测到这种纵向磁化矢量的差别，必须使用第二个 90° 射频脉冲。第二个 90° 射频脉冲后，甲、乙两组织的宏观纵向磁化矢量将发生偏转，产生宏观横向磁化矢量，因为甲组织的纵向磁化矢量大于乙组织，其产生的横向磁化矢量将大于乙组织，这时马上检测磁共振信号，甲组织产生的磁共振信号将高于乙组织，这样就实现了 T1WI。在 T1WI 上，组织的 $T_1$ 值越小，其磁共振信号强度越大。

**（三）$T_2$ 加权成像**

以甲、乙两种组织为例，假设这两种组织质子密度相同，但甲组织的横向弛豫比乙组织慢（即甲组织的 $T_2$ 值长于乙组织），进入主磁场后由于质子密度一样，甲乙两种组织产生的宏观纵向磁化矢量大小相同，90° 射频脉冲后产生的宏观横向磁化矢量的大小也相同，我们不马上检测磁共振信号；甲乙两种组织的质子将发生横向弛豫，由于甲组织横向弛豫比乙组织慢，到一定时刻，甲组织衰减掉的宏观横向磁化矢量少于乙组织，其残留的宏观横向磁化矢量将大于乙组织，这时检测磁共振信号，甲组织的磁共振信号强度将高于乙组织，这样就实现了 $T_2$WI。在 $T_2$WI 上，组织的 $T_2$ 值越大，其磁共振信号强度越大。

**（四）质子密度加权成像**

以甲、乙两种组织为例，甲组织质子密度高于乙组织质子密度，进入主磁场后，质子密度高的甲组织产生的宏观纵向磁化矢量大于乙组织；90° 射频脉冲后甲组织产生的宏观横向磁化矢量就大于乙组织，这时马上检测磁共振信号，甲组织产生的磁共振信号将高于乙组织。即质子密度越高，磁共振信号强度越大，这就是质子密度加权成像。

## 五、K 空间的基本概念

K 空间的概念对于理解磁共振成像技术，特别是快速成像技术至关重要。

**（一）K 空间的基本概念**

K 空间也称傅里叶空间，是带有空间定位编码信息的磁共振信号原始数据的填充空间。每一幅磁共振图像都有其相应的 K 空间数据。对 K 空间的数据进行傅里叶转换，就能对原始数据中的空间定位编码信息进行解码，得到磁共振的图像数据，把不同信号强度的磁共振信息分配到相应的空间位置上（即分配到各自的像素中），即可重建出磁共振图像了。

**（二）K 空间的基本特性**

二维 K 空间又称为 K 平面。二维 K 空间的两个坐标 Kx 和 Ky 分别代表磁共振信号的频率编码和相位编码方向。在二维图像的磁共振信号采集过程中，每个磁共振信号的频率编码梯度场的大小和方向保持不变，而相位编码梯度场的方向和场强则以一定的步级发生变化，每个磁共振信号的相位编码变化一次，采集到的磁共振信号填充 K 空间 Ky 方向的一条线，因此把带有空间信息的磁共振信号称为相位编码线，也称 K 空间线或傅里叶线。

一般的 K 空间是循序对称填充的。填充 Ky=−128 的磁共振信号的相位编码梯度场为左高右低，梯度场强最大。填充 Ky=−127 的磁共振信号的相位编码梯度场仍为左高右低，但梯度场强有所降低。保持梯度场方向不变，但梯度场强逐渐降低。到填充 Ky=0 的磁共振信号时，相位编码梯度场等于零。此后相位编码梯度场方向变为右高左低，梯度场强逐渐升高，到采集填充 Ky=+128 的磁共振信号时，相位编码梯度场强达到最高。K 空间相位编码方向上 Ky=0 的两侧的各磁共振信号是镜像对称的，即 Ky=−128 与 Ky=+128 的相位编码梯度场强一样，但方向相反，Ky=−127 与 Ky=+127 的关系也是如此，以此类推。

从 Ky 方向看，填充在 K 空间中心的磁共振信号的相位编码梯度场为零，这时磁共振信号强度最大，主要决定图像的对比，而不能提供相位编码方向上的空间信息，我们把这一条 K 空间线称为零傅里叶线（Ky=0）。而填充 K 空间最周边的磁共振信号的相位编码梯度场强度最大（Ky=−128 和 Ky=+128），得到的磁共振信号中各体素的相位差别最大，能提供相位编码方向的空间信息，而由于施加的梯度场强度大，磁共振信号的幅度很小，因而其磁共振信号主要反映图像的解剖细节，对图像的对比贡献较小。从 K 空间中心（Ky=0）到 K 空间的最周边（Ky=−128 或 Ky=+128），其间各条 K 空间线的相位编码梯度场是逐渐递增的，越靠近 Ky=0 的磁共振信号幅度越大，越决定图像的对比，但能提供的空间信息越少；越靠近 K 空间周边的磁共振信号所含的空间信息越多，越决定图像的解剖细节，但磁共振信号的幅度越小，能提供的对比信息越

少。简单地说，就是填充K空间中央区域的相位编码线主要决定图像的对比，而填充K空间周边区域的相位编码线主要决定图像的解剖细节。另外从Ky=0向Ky=-128和Ky=+128的这两个方向上，各个磁共振信号的相位编码梯度场递增的步级是一样的，仅梯度场的方向相反，因此这两个方向上的磁共振信号或称相位编码线是镜像对称的，即Ky=-128与Ky=+128对称，Ky=-127与Ky=+127对称，依此类推。

从Kx方向看，即在每一条相位编码线的频率编码方向上，其数据是由从回波信号的采样得到的。因为回波信号在时序上是对称的，因此K空间的Kx方向也是对称的。

K空间的数据阵列与图像的阵列易混淆，两者之间不是一一对应的，K空间阵列中每一个点上的信息均含有全层磁共振信息，而图像阵列中的每个点（即像素）的信息仅对应层面内相应体素的信息。

K空间的特性主要表现为：(1)K空间中的点阵与图像的点阵不是一一对应的，K空间中每一点包含有扫描层面的全层信息；(2)K空间在Kx和Ky方向上都呈现镜像对称的特性；(3)填充K空间中央区域的磁共振信号（K空间线）主要决定图像的对比，填充K空间周边区域的磁共振信号（K空间线）主要决定图像的解剖细节。

#### （三）K空间的填充方式

常规磁共振成像序列中，K空间最常采用的填充方式为循序对称填充，即先填充Ky=-128，然后是Ky=-127，……，Ky=0，……，Ky=+127，最后为Ky=+128。实际上，K空间中相位编码线的填充顺序是可以改变的，可以采用K空间中央优先采集技术，即扫描一开始先编码和采集填充Ky=0附近的一部分相位编码线，决定图像的对比，然后再采集决定图像解剖细节的K空间周边的相位编码线。除了循序对称填充的方式外，K空间还可以采用迂回轨迹、放射状轨迹和螺旋状轨迹等其他多种填充方式。

## 第三节　磁共振成像序列

磁成振成像的序列是为了在成像中突出显示组织磁共振信号特征而施加相应射频脉冲、梯度脉冲及数据采集的方式。

### 一、脉 冲 序 列

脉冲序列（pulse sequence）是指具有一定带宽、一定幅度的射频脉冲与梯度脉冲组成的脉冲程序。脉冲序列是磁共振成像技术的重要组成部分，由于磁共振成像可调整的参数很多，对某一参数进行不同的调整将得到不同的成像效果，在实际工作中用户可根据不同的需要选择各种成像脉冲序列，特别是常用脉冲序列。

一般脉冲序列由五个部分构成，即射频脉冲、层面选择梯度场、相位编码梯度场、频率编码梯度场及磁共振信号。

#### （一）时间相关的概念

每个脉冲序列都将会有时间相关的概念，主要包括重复时间、回波时间、有效回波时间、回波链长度、回波间隙、反转时间、激励次数、采集时间等。

1. 重复时间　两个激发脉冲间的间隔时间称为重复时间（repetition time，TR）。激发脉冲停止后，开始纵向弛豫，纵向磁化矢量随时间逐渐恢复增大，TR时间决定着激发脉冲发射之前纵向磁化矢量恢复的大小。TR是一个决定信号强度的因素，回波信号的大小取决于读出信号时的横向磁化矢量的大小，横向磁化矢量的大小又依赖于翻转的纵向磁化矢量的大小。因此延长TR可以使纵向磁化恢复增多（TR足够长时，纵向磁化得到全部恢复），因而在下一次激励时将有更多的横向磁化，产生的信号强度增大，提高了图像信噪比；反之，缩短TR，仅有部分纵向磁

化恢复，在下一次激励时的横向磁化就小，产生的信号量少，降低了图像信噪比。① TR 越长，信号越强；②当 TR 很长（>>$T_1$），这时组织信号强度几乎不受 $T_1$ 值的影响，基本剔除了 $T_1$ 效应，得到的将是 $T_2$ 加权或质子密度成像。

除影响 SNR 外，TR 主要决定着图像的加权对比，延长 TR 提高图像信噪比的同时会降低 $T_1$ 加权对比。另外，延长 TR 还会增加脉冲序列所允许的扫描层数，但是延长 TR 也引起扫描时间的延长。

2. 回波时间　激发脉冲与产生回波（即读出信号）之间的间隔时间称为回波时间（echo time，TE）。激发脉冲停止后，开始横向弛豫，横向磁化矢量随时间逐渐减小，而回波信号的大小取决于读出信号时的横向磁化矢量的大小。TE 决定着读出信号前横向磁化的衰减量，因此延长 TE，会使横向磁化的衰减的多，产生的信号少，导致图像信噪比下降；反之，缩短 TE，横向磁化的衰减的少，产生的信号多，图像信噪比提高（图 7-31）。① TE 越短，信号越强；②当 TE 很短（<<$T_2$），则 $e^{(-TE/T2)} \approx 1$，这时组织信号强度不受 $T_2$ 值的影响，基本剔除了 $T_2$ 效应，得到的将是 $T_1$ 加权或质子密度成像。③如果 TR 很长（>>$T_1$），同时 TE 很短（<<$T_2$），则组织信号强度既不受 $T_1$ 值影响，也不受 $T_2$ 值影像，而仅与质子密度 N（H）有关，得到将只能是质子密度成像。

除影响 SNR 外，TE 还主要决定着图像的加权对比。缩短 TE 提高图像信噪比的同时会降低 $T_2$ 加权成分，降低图像组织之间的 $T_2$ 对比，例如脑脊液与白质间的对比。另外，缩短 TE 还会增加脉冲序列所允许的扫描层数，但是缩短 TE 能造成序列允许的最小 FOV 和最小层厚增大。

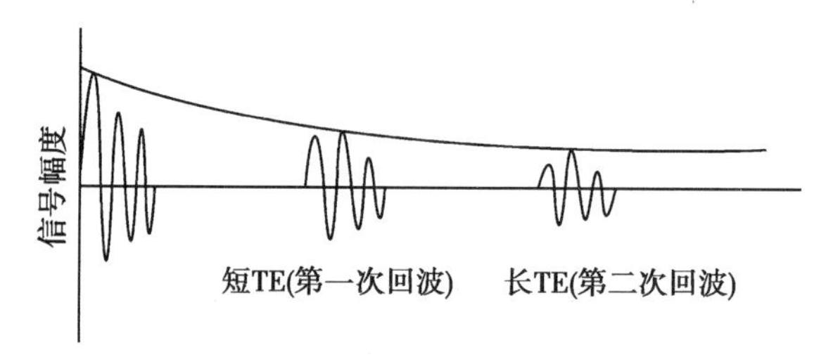


图 7-31　TE 与 SNR 的关系

3. 有效回波时间　有效回波时间（effective TE）在快速自旋回波（fast spin echo，FSE）序列或平面回波（echo planer imaging，EPI）序列中，一次 90° 脉冲激发后有多个回波产生，分别填充在 K 空间的不同位置，而每个回波的 TE 是不同的。在这些序列中，我们把 90° 脉冲中点到填充 K 空间中央的那个回波中点的时间间隔称为有效 TE。

4. 回波链长度　回波链长度（echo train length，ETL）的概念出现在 FSE 序列或 EPI 序列中。ETL 是指一次 90° 脉冲激发后所产生和采集的回波数目。回波链的存在将成比例减少 TR 的重复次数。在其他成像参数保持不变的情况下，与相应的单个回波序列相比，具有回波链的快速成像序列的采集时间缩短为原来的 1/ETL，因此 ETL 也被称快速成像序列的时间因子。

5. 回波间隙　回波间隙（echo spacing，ES）是指回波链中相邻两个回波中点间的时间间隙。ES 越小，整个回波链采集所需时间越少，可间接加快采集速度，提高图像的信噪比。

6. 反转时间　反转时间（inversion time，TI）仅出现在具有 180° 反转预脉冲的脉冲序列中，这类序列有反转恢复序列、快速反转恢复序列、反转恢复 EPI 序列等。一般把 180° 反转预脉冲中点到 90° 脉冲中点的时间间隔称为 TI。

7. 信号激励次数　信号激励次数（number of excitation，NEX）也称平均次数（number of signal averages，NSA）。

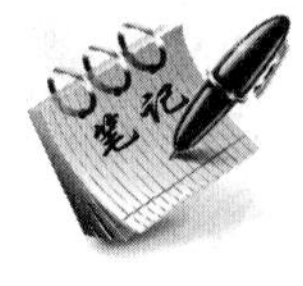


在 MR 信号采集的数据中，既有信号成分，也有噪声成分。信号是由被扫描组织的固有特征决定的，具体信号总是发生在同一空间位置上，而噪声因其发生时间具有随机性而发生的位置可能不同。通过增加采集次数，可对噪声进行平均，降低噪声对图像质量的影响，增加 SNR。

例如，由血流、脑脊液流动以及呼吸运动等引起的伪影减少就是与 NEX 的平方根成正比。但增加 NEX 不一定是增加 SNR 的最好方法。SNR 的变化与 NEX 的平方根成正比，NEX 增加到 4 次时才能使 SNR 增加一倍，而扫描时间则延长了 3 倍。为了提高 SNR 而增加 NEX 次数的同时也会延长采集时间，使图像质量显著下降。

8. 采集时间 采集时间（acquisition time，TA）也称扫描时间，是指整个脉冲序列完成信号采集所需要时间。在不同序列中 TA 的差别很大，一幅图像的 TA 可以在数十毫秒（如单次激发 EPI 序列），也可以是数十分钟（如 SE T2WI 序列）。

### （二）空间分辨力相关的概念

脉冲序列在应用中会涉及空间分辨力，而空间分辨力实际上就是指图像像素所代表体素的实际大小，体素越小空间分辨力越高。空间分辨力受层厚、层间距、扫描矩阵、视野等因素影响。

1. 层厚 层厚的选择依赖于多种因素，例如解剖区域、要成像的组织结构大小、扫描序列所允许的扫描层数、信噪比的要求、主磁场和梯度磁场的强度等。层面越厚，产生的信号越多，信噪比越高。但是越厚，则垂直于层面方向的空间分辨力越低，而且部分容积效应也大。对于多层面的扫描，垂体层厚一般在 3mm，常规头部层厚一般在 5mm，体部成像的层厚要更厚。对于三维扫描，层厚可以很薄，可达 1mm 甚至更薄，而且信噪比较高。

2. 层间距 层面间距是指层面之间的间隔。理想的成像是无间隔连续扫描，但是这对 RF 脉冲的形状（或包络）有一定的要求，而实际产生的 RF 脉冲并不如理想的那样精确。在对目标层面激励时，由于射频脉冲的非理想性，将引起相邻层面内的质子受到额外的激励，形成层面交叉干扰（cross talk）激励。这种额外激励会导致信号强度降低。因此，层面间距一般选用层厚的 20%~50% 以去除层面间的交叉干扰。与二维采集不同，三维采集没有相邻层面间的交叉干扰，但是相邻层块之间也会有交叉干扰。

3. 矩阵 矩阵（matrix）是指磁共振图像层面内行和列的数目，也就是频率编码和相位编码方向上的像素数目。频率编码方向上的像素多少不直接影响图像采集时间；而相位编码方向的像素数目决定于相位编码的步级数，因而数目越大，图像采集时间越长。磁共振图像的像素与成像体素是一一对应的。在其他成像参数不变的前提下，矩阵越大，成像体素越小，图像层面内的空间分辨力越高。

4. 视野 视野（FOV）由跨越图像的水平和垂直两个方向的距离确定的。最小 FOV 是由梯度场强的峰值和梯度间期决定的，通过增大频率编码梯度和相位编码梯度磁场的强度可以减小 FOV。FOV 大小的选择要依赖于感兴趣区组织的解剖结构和所选择的线圈。在矩阵不变的情况下，随着 FOV 的减小，图像的空间分辨力将会提高，而信噪比则下降，图像的空间分辨力与 FOV 成正比，而信噪比与 FOV 的平方根成正比。另外，减小 FOV 也可导致卷折伪影，并加重化学位移伪影。

5. 矩形 FOV 一般的 FOV 是正方形的，但有些解剖部位各方向径线是不同的，如腹部横断面的前后径明显短于左右径，如果采用正方形 FOV，前后方向有较大的区域空间编码是浪费的，如果采用前后径短左右径长的矩形 FOV，如 30cm × 40 cm，则可充分利用 FOV。矩形 FOV 的短径只能选择在相位编码方向上，采用矩形 FOV 后，在空间分辨力保持不变的情况下，需要进行的相位编码步级数减少，因而采集时间成比例缩短。

### （三）翻转角

翻转角（flip angle）是指在射频脉冲的作用下，组织的宏观磁化矢量 $M_0$ 偏离平衡状态（$B_0$ 方向）的角度。宏观磁化矢量偏转的角度取决于射频脉冲的能量，能量越大偏转角度越大。而射频脉冲的能量取决于脉冲的强度和持续时间，增加能量可通过增加脉冲的强度和（或）持续时间来实现。磁共振成像常用的偏转角为 90°、180° 和梯度回波序列常用的小角度（<90°）。偏转角度越小，所需要的能量越小，激发后组织纵向弛豫所需要的时间越短，因此能有效地提高成像

速度(图 7-32)。

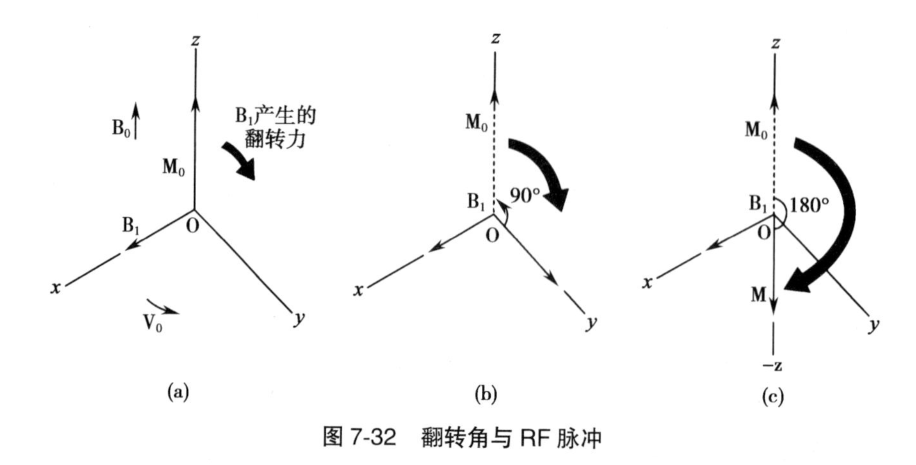


图 7-32　翻转角与 RF 脉冲

## 二、自旋回波脉冲序列

自旋回波序列简称 SE 序列，是目前磁共振成像最基本的脉冲序列。SE 序列采用 90° 激发脉冲和 180° 复相脉冲进行成像。SE 序列的过程是先发射一个 90° RF 脉冲，Z 轴上的纵向磁化矢量 $M_0$ 被翻转到 XY 平面上；在第一个 90° 脉冲后，间隔 TE/2 时间后再发射一个 180° RF 脉冲，可使 XY 平面上的磁矩翻转 180°，产生重聚焦的作用，此后再经过 TE/2 时间间隔就出现回波信号。从 90° RF 脉冲到接受回波信号的时间称回波时间，即 TE 时间，两个 90° RF 脉冲之间的时间称重复时间，即 TR 时间。

SE 序列包括单回波自旋回波序列和多回波自旋回波序列。在 SE 序列中如果在 90° 激励脉冲后仅用一个 180° 复相脉冲，只取得一次回波信号，则为单回波 SE 序列(图 7-33)，在实际工作中常用于获取 T1WI。

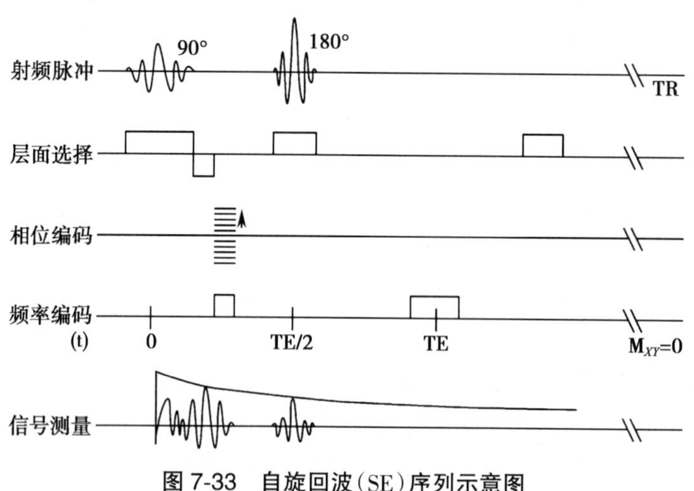


图 7-33　自旋回波(SE)序列示意图

如果在 90° 激励脉冲后一特定的时间间隔连续施加多次 180° 射频脉冲，可使横向磁化矢量产生多个回波信号，则称为多回波 SE 序列(图 7-34)。这样可在一次扫描中获得多幅具有不同 TE 值的 PDWI 和 T2WI。其中使用短 TE，长 TR 取得的第一次回波产生 PDWI，使用长 TE，长 TR 取得的第二次回波用于产生 T2WI。多回波 SE 序列可显著缩短成像时间，但会因为横向弛豫的作用相继产生的回波信号幅值呈指数性衰减，而使图像信噪比逐步降低。

SE 序列是磁共振成像的经典序列，在临床上得到广泛应用，具有以下优点：①序列结构比较简单，信号变化容易解释；②图像具有良好的信噪比；③图像的组织对比良好；④对磁场的不均

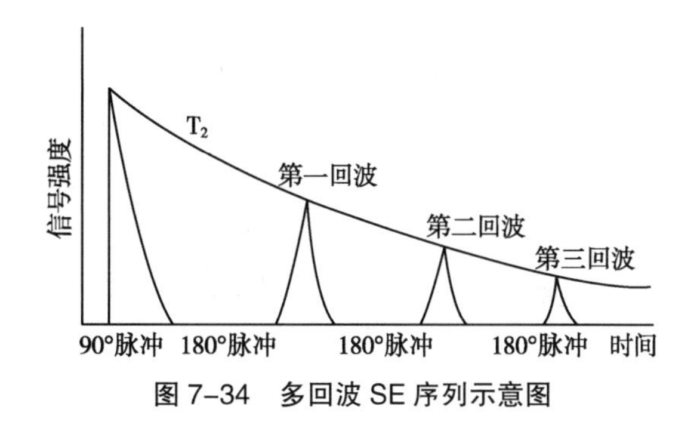


图 7-34　多回波 SE 序列示意图

匀敏感性低，因而磁化率伪影很轻微；⑤利用 SE 序列进行 T1WI，采集时间一般仅需要 2~5 分钟。

SE 序列也存在着一些缺点：① 90° 脉冲能量较大，纵向弛豫需要的时间较长，需采用较长的 TR（特别是 T2WI），且一次激发仅采集一个回波，因而序列采集时间较长，T2WI 常需要十几分钟以上；②由于采集时间长，体部磁共振成像时容易产生伪影；③采集时间长，因而难以进行动态增强扫描；④为减少伪影，NEX 常需要 2 以上，进一步增加了采集时间。

SE 序列目前多用于获取 T1WI，是颅脑、骨关节、软组织、脊柱脊髓等部位的常规 T1WI 序列。对于体部特别是腹部来说，许多医院还把 SE 序列作为常规 T1WI 序列，配合呼吸补偿技术，可获得质量较高的 T1WI。但对于呼吸不均匀的病人，图像容易产生运动伪影，同时由于采集时间长，不能利用 SE 序列进行动态增强扫描。

## 三、快速自旋回波脉冲序列

快速自旋回波（fast spin echo，FSE 或 turbo SE，TSE）序列是对多回波 SE 序列的改良。

在普通 SE 序列中，在一个 TR 周期内首先发射一个 90° RF 脉冲，然后发射一个 180° RF 脉冲，形成一个自旋回波。FSE 序列中，在第一个 90° 脉冲激发后，相继给予多个 180° 脉冲，例如 8 或 16 个连续脉冲，出现 8 或 16 个连续回波，称为回波链（echo train length，ETL）。回波链可一次获得 8 或 16 种相位 K 空间的回波信号值，使一次 TR 时间内完成 8 或 16 个相位编码上的激发和信号采集。等于将相位编码数减少了 8 或 16 倍。虽然一次激发后采集 8 或 16 个相位 K 空间，时间是缩短了。但是，一次激发中后面数次回波的时间距 90° 脉冲较远些，信号必然要低，与前面回波的 $T_2$ 加权权重是不一样的。因此，必然在磁共振成像图像上导致与常规 SE 序列 $T_2$ 加权的不同。在计算机软件和磁共振成像硬件的性能改善，特别是 180° 脉冲性能改进和梯度动量缓冲的应用，使 FSE 的 $T_2$ 加权图像已经能完全满足临床诊断需要。

FSE 序列与多回波序列一样，也是在一个 TR 周期内首先发射一个 90° RF 脉冲，然后相继发射多个 180° RF 脉冲，形成多个自旋回波，进行多次相位编码，并通过 TE、TR 控制图像信号加权，可获得 T1WI、T2WI、PDWI（图 7-35）。

FSE 序列与多回波 SE 序列有着本质的区别。在多回波 SE 序列中，每个 TR 周期获得一个特定的相位编码数据，即每个 TR 中相位梯度以同一强度扫描，采集的数据只填充 K- 空间的一行，每个回波参与产生一幅图像，最终可获得多幅不同加权的图像。而 FSE 序列中，每个 TR 时间内获得多个彼此独立的不同的相位编码数据，即形成每个回波所要求的相位梯度大小不同，采集的数据可填充 K- 空间的几行，最终一组回波结合形成一幅图像。由于一个 TR 周期获得多个相位编码数据，可以使用较少的 TR 周期形成一幅图像，从而缩短了扫描时间。

FSE 序列不仅采集速度快，而且与 SE 序列相比，减少了运动伪影和磁敏感性伪影。另外，FSE 序列能提供比较典型的 PDWI 和重 T2WI，FSE 与普通 SE 序列在图像对比和病变检测能力方面很大程度上是相当的，在很多部位的磁共振成像中，FSE 序列可取代普通 SE 序列。这些在同样是快速成像的梯度回波序列中是难以做到的。

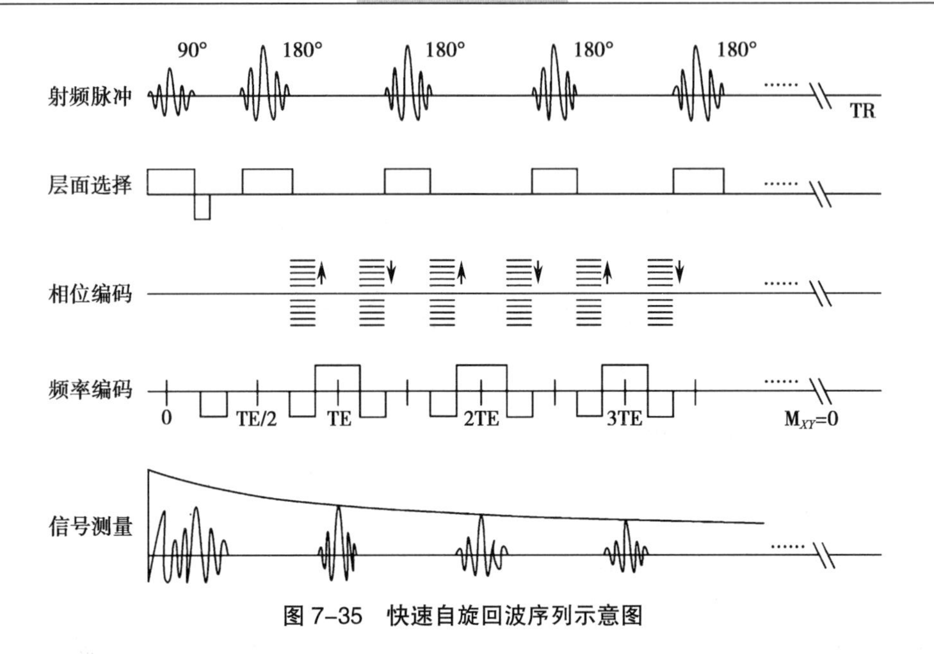


图 7-35 快速自旋回波序列示意图

FSE序列影像的主要缺点是，T2WI的脂肪信号高于普通SE序列的T2WI，同时，提高了因使用多个180°脉冲而引起的对人体射频能量的累积。

## 四、反转恢复脉冲序列

反转恢复（inversion recovery，IR）序列是最早应用的脉冲序列，包括一个180°反转脉冲、一个90°激发脉冲与一个180°复相脉冲（图7-36）组成。第一个180°脉冲激发质子，使质子群的纵向磁化矢量$M_0$由Z轴翻转至负Z轴。当RF停止后磁化矢量将逐渐恢复，然后使用一个90°脉冲对纵向磁矩进行90°翻转，180°脉冲与此90°脉冲之间的时间间隔为反转时间TI。90°脉冲后就和SE序列一样在TE/2时间再使用一个180°脉冲实现横向磁矩再聚焦和信号读出。

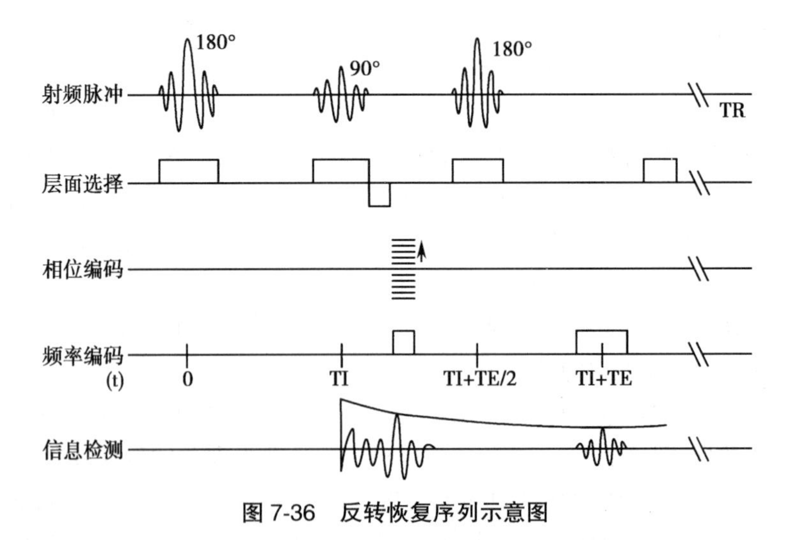


图 7-36 反转恢复序列示意图

IR序列的成像参数包括TI、TE、TR。TI是IR序列图像对比的主要决定因素，尤其是$T_1$对比的决定因素。TI的作用类似于SE序列中的TR，而IR序列的TR对$T_1$加权程度的作用相对要小，但TR必须足够长，才能容许在下一个脉冲序列重复之前，使Mz的主要部分得以恢复。由于IR序列对分辨组织的$T_1$值极为敏感，所以传统IR序列一直采用长TR和短TE来产生T1WI。TE是产生$T_2$加权的主要决定因素，近年来在反转恢复自旋回波序列中应用长TE值也能获得T2WI。尽管如此，IR序列主要还是用于产生T1WI和PDWI。IR序列典型的参数为

TI=200~800ms，TR=500~2500ms，TE=20~50ms。选 TI 值接近于两种组织的 $T_1$ 值，并尽量缩短 TE，可获得最大的 T1WI。通常 TR 等于 TI 的 3 倍左右时 SNR 好。IR 序列可形成重 T1WI，可在成像过程中完全除去 $T_2$ 的作用，精细地显示解剖结构。目前 IR 序列除用于重 T1WI 外，主要用于两种特殊的磁共振成像，即脂肪抑制和水抑制序列。

IR 序列中，每一种组织处于特定的 TI 时（称为转折点），该种组织的信号为零。组织的转折点所处的 TI 值依赖于该组织的 $T_1$ 值，组织的 $T_1$ 越长，该 TI 值就越大，即 TI 的选择要满足在 90° 脉冲发射时，该组织在负 Z 轴的磁化矢量恰好恢复到 0 值，因此也没有横向磁化矢量，图像中该组织的信号完全被抑制。

脂肪组织的 $T_1$ 值非常短，IR 序列一般采用短的 TI（≤300ms）值抑制脂肪的信号，该序列称为短时反转恢复（short time inversion recovery，STIR）序列，是反转恢复序列的改良。STIR 脉冲序列是短 TI 的 IR 脉冲序列类型，主要用途为抑制脂肪信号，可用于抑制骨髓、眶窝、腹部等部位的脂肪信号，更好地显示被脂肪信号遮蔽的病变，同时可以鉴别脂肪与非脂肪结构（图 7-37）。另外，由于脂肪不产生信号，STIR 序列也会降低运动伪影。STIR 序列的 TI 值约等于脂肪组织 $T_1$ 值的 69%，由于不同场强下，组织 $T_1$ 值不同，因此不同场强的设备要选用不同的 TI 抑制脂肪，例如，1.5T 场强设备中 TI 设置在 150~170ms。

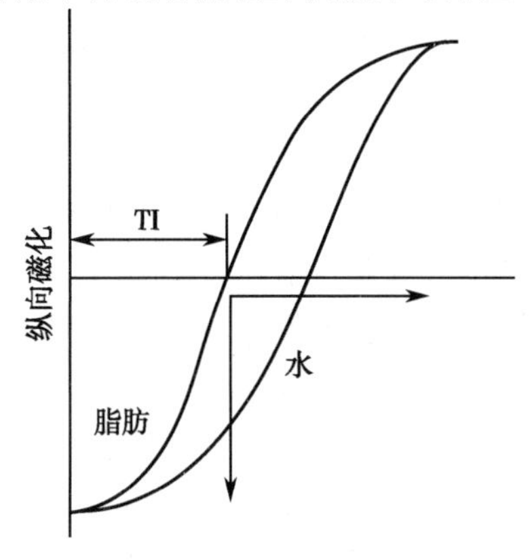

图 7-37 短时反转恢复序列示意图

另一种以 IR 序列为基础发展的脉冲序列称为液体抑制（也有称流动衰减）反转恢复（fluid-attenuated inversion-recovery，FLAIR）序列，该序列采用长 TI 和长 TE，产生液体（如脑脊液）信号为零的 T2WI，是一种水抑制的成像方法。选择较长的 TI 时间，可使 $T_1$ 较长的游离水达到选择性抑制的作用。这时，脑脊液呈低信号，但脑组织中水肿的组织或肿瘤组织仍像 $T_2$ 加权一样呈高信号，在 1.5T 场强设备中 FLAIR 序列的 TI 大约为 2000ms。一旦脑脊液信号为零，异常组织、特别是含水组织周围的病变信号在图像中就会变得很突出，因而提高了病变的识别能力。另外，由于普通 SE 序列 T2WI 中，延长 TE 会造成因脑脊液搏动引起的伪影和部分容积效应增加。所以，设置的 TE 不能太长。而在 FLAIR 序列中，由于脑脊液信号为零，TE 可以较长，因而可获得更重的 T2WI。目前 FLAIR 序列常用于脑的多发性硬化、脑梗死、脑肿瘤等疾病的鉴别诊断，尤其是当这些病变与富含脑脊液的结构邻近时。

## 五、梯度回波脉冲序列

梯度回波（gradient echo，GRE）序列也称为场回波序列（field echo，FE）。GRE 序列是目前磁共振快速扫描序列中最为成熟的方法，不仅可缩短扫描时间，而且图像的空间分辨力和 SNR 均无明显下降。GRE 序列与 SE 序列主要有两点区别，一是使用小于 90°（α 角度）的射频脉冲激发，并采用较短的 TR 时间；另一个区别是使用反转梯度取代 180° 复相脉冲。

在 GRE 序列时就不用 180° 脉冲来重聚焦，而是用一个反方向梯度来重新使快速衰减的横向磁矩再现，获得一个回波信号，进行成像。由于梯度回波序列使用反向梯度来获得回波，这个回波的强度是按 $T_2^*$ 衰减的，相对于使用 180° 脉冲的 SE 序列的 $T_2$ 加权像，GRE 序列获得的图像是 $T_2^*$ 加权像。

GRE 序列产生的图像对比要比 SE 序列复杂得多，可产生其他序列难以获得的对临床有用的信息。GRE 序列图像的对比不仅取决于组织的 $T_1$、$T_2$，还与 $B_0$ 的不均匀性有关。但是主要依赖于激发脉冲的翻转角 α、TR 和 TE 三个因素，另外还与磁敏感性和流动有关。小角度激发有以下优点：①脉冲的能量较小，SAR 值降低；②产生宏观横向磁化矢量的效率较高，与 90° 脉冲

相比，30° 脉冲的能量仅为 90° 脉冲的 1/3 左右，但产生的宏观横向磁化失量达到 90° 脉冲的 1/2 左右；③小角度激发后，组织可以残留较大的纵向磁化失量，纵向弛豫所需要的时间明显缩短，因而可选用较短的 TR，从而明显的缩短采集时间；④磁共振图像信号强度的大小与 $M_z$ 翻转到 xy 平面的 Mxy 的大小成正相关，而 Mxy 的大小是由激发脉冲发射时 Mz 的大小及其激发后翻转的角度两个因素决定的。尽管 GRE 序列因使用小于 90° 的激发脉冲，对于同样的 Mz，其投影到 xy 平面的矢量比例要小于 90° 激发脉冲序列。但是，小角度脉冲的 Mz 变化较小，脉冲发射前的 Mz 接近于完全恢复，能形成较大的稳态 Mz，故 GRE 序列可产生较强的磁共振信号，尽管成像时间缩短，但是图像具有较高的信噪比（SNR）。

GRE 由于是短 TR 成像，因此回波采集后，产生一个残留的横向磁化矢量。成像序列中，在层面选择方向、相位编码方向及频率编码方向都施加了编码梯度场，这些梯度场同样会造成质子矢相位。如果在这些空间编码梯度施加后，在这三个方向上各施加一个与相应的空间编码梯度场大小相同方向相反的梯度场，那么空间编码梯度场造成的失相位将被剔除，也即发生相位重聚。这样残留的横向磁化矢量将得到最大程度的保留，并对下一个回波信号作出反应。

在 GRE 小翻转角和短 TR 成像时，纵向磁矩在数次脉冲后出现稳定值，即稳态，导致组织 $T_1$ 值对图像的影响很小。如果 TE 也很短，远短于 $T_2^*$ 值，那么此时横向磁矩也会在数个脉冲后趋向一个稳定值，此时组织 $T_2^*$ 值对图像的影响也很小了，而真正对图像产生影响的是组织的质子密度，这种特殊的稳定状态下的梯度回波成像就被称为稳态梯度回波序列（fast imaging with steady-state precession，FISP 或 gradient recalled acquisition in the steady state，GRASS）。FISP 获得的图像为质子密度加权图像，血液呈很高信号，由于 TR 较短，TE 也很短，速度很快，很适合心脏电影动态磁共振成像或 MRA 等。

当 GRE 序列的 TR 明显大于组织的 $T_2$ 值时，下一次 α 脉冲激发前，组织的横向弛豫已经完成，即横向磁化失量几乎衰减到零，这样前一次 α 脉冲激发产生的横向磁化失量将不会影响后一次 α 脉冲激发所产生的信号。如果成像序列使用的 TR 短于组织的 $T_2$，当施加下一个 RF 激发脉冲时，前一次 α 脉冲激发产生的横向磁化失量没有完全衰减，由于这种残留的横向磁化失量将对下一次脉冲产生横向磁化失量产生影响，这种影响主要以带状伪影的方式出现，且组织的 $T_2$ 值越大、TR 越短、激发角度越大，带状伪影越明显。

为了消除这种伪影，必需在下一次 α 脉冲前去除这种残留的横向磁化矢量。采用的方法是，在前一次 α 脉冲激发的磁共振信号产集后，在下一次 α 脉冲来临前施加扰相位（spoiled）梯度场或干扰射频脉冲。扰相位梯度场对质子的相位进行干扰，使其失相位加快，从而消除这种残留的横向磁化矢量。干扰的方法主要是施加扰相位梯度场，可以只施加层面选择方向或三个方向都施加扰相梯度，造成人为的磁场不均匀，加快了质子失相位，从而消除这种的横向磁化失量。这一脉冲序列称之为扰相位梯度回波脉冲序列（fast low angle shot，FLASH）。

GRE T1WI 序列一般选用较大的激发角度，如 50° ~80° ，这时常需要采用相对较长的 TR（如 100~200ms）。而当 TR 缩短到数十毫秒甚至数毫秒时，激发角度则可调整到 10° ~45° 。常规 GRE 和扰相 GRE T1WI 在临床上应用非常广泛，实际应用中，应该根据需要通过 TR 和激发角度的调整选择适当的 $T_1$ 权重。

GRE $T_2{}^*$ WI 序列一般激发角度为 10° ~30° ，TR 常为 200~500ms。由于 GRE 序列反映的是组织的 $T_2{}^*$ 弛豫信息，组织的 $T_2{}^*$ 弛豫明显快于 $T_2$ 弛豫，因此为了得到适当的 $T_2{}^*$ 权重，TE 相对较短，一般为 15~40ms。

## 六、回波平面成像序列

回波平面成像（echo planar imaging，EPI）序列是一种快速成像序列，它代表了目前临床上扫描速度最快的磁共振成像技术，它可以在大约 30~100ms 内读出并收集一幅磁共振图像所需要

的所有数据。在一次或多次射频脉冲激发后，利用读出梯度场的连续正反向切换，每次切换产生一个梯度回波，因而将产生多个梯度回波，即回波链。由于 EPI 回波是由读出梯度场的连续正反向切换产生的。因此，产生的信号在 K 空间内的填充是一种迂回轨迹，与一般的梯度回波或自旋回波类序列显然是不同的。这种 K 空间迂回填充轨迹需要相位编码梯度场与读出梯度场相互配合方能实现，相位编码梯度场在每个回波采集结束后施加，其持续时间的中点正好与读出梯度场切换过零点时重叠。

EPI 序列的分类方法主要两种，一种按照一幅图像需要进行射频脉冲激发的次数进行分类；另一种则根据其准备脉冲进行分类。

1. 按激发次数分类　按一幅图像需要进行射频脉冲激发的次数，EPI 序列可分为多次激发 EPI 和单次激发 EPI。

(1) 多次激发 EPI(MS-EPI)：MS-EPI 是指一次射频脉冲激发后利用读出梯度场连续切换采集多个梯度回波，填充 K 空间的多条相位编码线，需要多次射频脉冲激发和相应次数的 EPI 采集及数据迂回填充才能完成整个 K 空间的填充。MS-EPI 所需要进行的激发次数，取决于 K 空间相位编码步级和 ETL。

MS-EPI 与 FSE 颇为相似，不同之处在于：FSE 序列是利用 180° 复相脉冲采集自旋回波链，而 MS-EPI 是利用读出梯度场的连续切换采集梯度回波链；FSE 的 K 空间是单向填充，而 MS-EPI 的 K 空间需要进行迂回填充；由于梯度场连续切换比连续的 180° 脉冲所需的时间短得多。因此，MS-EPI 回波链采集要比 ETL 相同的 FSE 序列快数倍。多次激发 SE-EPI 一般用于腹部屏气 T2WI。

(2) 单次激发 EPI(SS-EPI)：SS-EPI 是指在一次 RF 脉冲激发后连续采集的梯度回波，即在一个 RF 脉冲激发后采集所有的成像数据，用于重建一个平面的磁共振图像，这种序列被称为单次激发。单次激发 EPI 存在信号强度低、空间分辨力差、视野受限及磁敏感性伪影明显等缺点。单次激发是目前采集速度最快的磁共振成像序列，单层图像的采集时间可短于 100ms。

(3) 单次激发与多次激发各有优缺点：SS-EPI 的成像速度明显快于 MS-EPI，因此更适用于对速度要求很高的功能成像；由于 ETL 相对较短，MS-EPI 的图像质量一般优于 SS-EPI，SNR 更高，EPI 常见的伪影更少。

2. 按 EPI 准备脉冲分类　EPI 本身只能算是磁共振信号的一种采集方式，并不是真正的序列，EPI 技术需要结合一定的准备脉冲方能成为真正的成像序列，而且 EPI 序列的加权方式，权重和用途都与其准备脉冲密切相关。主要包括以下几种：

(1) 梯度回波 EPI 序列：梯度回波 EPI(GRE-EPI)序列是最基本的 EPI 序列，结构也最简单，是在 90° 脉冲后利用 EPI 采集技术采集梯度回波链。

(2) 自旋回波 EPI 序列：自旋回波 EPI 序列是 EPI 与自旋回波序列结合。如果 EPI 采集前的准备脉冲为一个 90° 脉冲后随一个 180° 脉冲，即自旋回波序列方式，则该序列被称为 SE-EPI 序列。180° 脉冲将产生一个标准的自旋回波，而 EPI 方法将采集一个梯度回波链，一般把自旋回波填充在 K 空间中心，而把 EPI 回波链填充在 K 空间其他区域。由于与图像对比关系最密切的 K 空间中心填充的是自旋回波信号。因此，认为该序列得到的图像能够反映组织的 $T_2$ 弛豫特性，一般被用作 T2WI 或水分子扩散加权成像序列。单次激发 SE-EPI 序列用于脑部超快速 T2WI 时，该序列图像质量不及 FSE T2WI，一般用于临床情况较差或不能配合检查的患者，如腹部屏气 T2WI。该序列用于腹部的优点是成像速度快，数秒钟可完成数十幅图像的采集，即便不能屏气也没有明显的呼吸伪影。缺点在于磁化率伪影较明显。在该序列基础上施加扩散敏感梯度场即可进行水分子扩散加权成像，主要用于超急性期脑梗死的诊断和鉴别诊断。

(3) 反转恢复 EPI 序列：所谓反转恢复 EPI(inversion recovery EPI，IR-EPI)序列是指 EPI 采集前施加的是 180° 反转恢复预脉冲。EPI 与 IR 序列脉冲结合，形成 IR EPI，可产生典型的 $T_1$WI。

利用 180° 反转恢复预脉冲增加 $T_1$ 对比，选择适当的 TI 时，还可以获得脂肪抑制或液体抑制图像。

# 第四节　血流的磁共振信号特点

磁共振血管成像（magnetic resonance angiography，MRA）具有无创伤性、操作简便、成像时间短、无需对比剂等特点，因此成为 MR 检查的常用技术之一。MRA 不但提供血管的形态信息，又提供血流的方向、流速和流量等的定量信息。

## 一、常见的血流形式

在常规 MR 成像的整个过程中，人体组织的质子位置是相对固定的。人体内同时存在大量流动的液体，如血液、尿液、脑脊液等，在 MR 成像过程中，这些液体中的流动质子与周围静止的质子相比，位置不断发生变化，因此表现出不同的 MR 信号特征。由于血液流动的形式、方向和速度的变化，以及 MR 脉冲序列及其成像参数的不同，血流的 MR 信号比较复杂，可以表现为高信号、低信号和等信号。

人体中的血液为黏性液体，由于血管形态和血液流向的不同，血流的基本运动状态有如下类型：

1. 层流（laminar flow）　是指血管内流速稳定而形式固定的血流状态，血流质子都平行于血管的长轴的直线运动，且在垂直于血管长轴的径向上无脉动，但运动速度存在差别。在血管腔中心的血流速度最快，约为平均流速的 2 倍；越靠近血管壁的血流其流速越慢；与血管壁相接触形成无限薄的血流层，其流速为零。因此，从管壁到管腔中心的血流速度逐渐递增，整个血管内的流速表现为沿血流方向的抛物线状分布。

2. 湍流（turbulent flow）　是指血流质子除沿着血管长轴方向流动外，还在其他方向进行迅速不规则的运动，可以形成大小不一的旋涡，在宏观上显示出紊乱地向各个方向作不规则的运动。

血管中的血流通常是层流和湍流同时存在或交替出现，湍流的产生有以下两个因素：①雷诺数：代表惯性力和黏滞度的比率，即 $NR=\rho DV/\eta$（NR 为雷诺数，$\rho$ 为血液密度，D 为血管直径，V 为血流平均速度，$\eta$ 为血液黏滞度）。NR＜2000，血流趋于层流；NR＞3000，血流趋于湍流；NR 介于 2000～3000，则血流的变化比较复杂。因此，从公式可见，大管径、快血流、低黏滞度容易导致湍流的产生。②血管因素：血管极为狭窄处、血管壁粗糙处、血管分叉处、血管转弯或迂曲等必将导致湍流的产生。

## 二、表现为低信号的血流

血流信号取决于血流形式、血流方向、血流速度、MR 脉冲序列及成像参数。在常规 MR 成像时，特别是利用自旋回波序列（SE）或快速自旋回波序列（FSE）成像时，血流常表现为低信号，其原因有：

1. 扫描层面内质子群位置移动造成的信号衰减　当扫描层面与血流方向平行时，180° 的相位重聚脉冲可以剔除由于主磁场恒定不均匀而造成的质子失相位。尽管沿扫描层内的血流在 TE/2 时间段内仍在扫描层面内，但与 90° 脉冲时相比，质子群在层面的位置发生的改变使其所处主磁场环境也发生了变化，180° 脉冲不能纠正因主磁场不均匀造成的质子群失相位，因此与静止组织相比，横向弛豫较快，流动质子群的信号发生衰减。

2. 流空效应　如果 MR 扫描层面与血流方向垂直或接近垂直时，当施加 90° 脉冲时，层面内血管中的血液和周围静止组织同时被激发；当在施加 TE/2，180° 复相脉冲，层面内静止组织受到激发发生相位重聚产生回波；但是被 90° 脉冲激发过的血液在 TE/2 时间内已经离开受激

发层面，不能接受 180° 脉冲，不产生回波；而此时层面内血管中为 TE/2 时间内新流入的血液，没有经过 90° 脉冲的激发，仅接受 180° 脉冲的激发也不产生回波，因而血管腔内没有 MR 信号产生而表现为"黑色"，这就是流空效应。在一定范围内，TE/2 越长，血流流速越高，流空效应越明显。

3. 层流流速差别造成的失相位　层面内的血流沿着频率编码梯度场将经历磁场强度的变化，如果血管中的某个体素内所有质子群的流动速度一样，那么这些质子的进动频率将发生相同的变化，体素内的质子群并不失去相位；但由于层流的存在，这个体素内的质子因处于层流的不同位置且流速不同，经历梯度场强的变化就不同，进动频率将发生不同的变化，从而造成相位的不同，体素内的质子群将失相位，MR 信号衰减。

4. 预饱和技术　这是 MRA 中常用的方法，是在感兴趣区（ROI）以外的一个较大的区域（大于 5cm）施加射频脉冲，在血液流入成像层面之前，已经过饱和，不能再接受新的激励。使用预饱和脉冲使血液中的质子处于磁化饱和状态，在后续成像序列中不能出现回波信号，所以呈现低信号。预饱和脉冲可选择性去除静脉和动脉血液的信号，只突出一种血管影像，如饱和静脉血流在 MR 图像上保留动脉影像，饱和动脉血流在 MR 图像上保留静脉影像。

5. 层流引起分子旋转造成的失相位　由于层流的存在，某个体素内的不同位置的质子将具有不同的流速，不同的流速将使水分子发生旋转，相应的质子相位也将发生变化，质子群失相位，MR 信号强度发生衰减。

6. 血流的长 $T_1$ 特性　在某些 TR 和 TE 很短的超快速 T1WI 中，流动对血液的信号影响很小，决定血液信号的主要是其 $T_1$ 值。血液的 $T_1$ 值很长，在 1.5T 场强下约为 1200ms，因此呈现相对低信号。

7. 湍流　湍流使血流方向和速度无规律改变，引起体素内的质子群失相位，进而 MR 信号的强度明显衰减。湍流容易发生在血管狭窄处的远侧、血管分叉处、血管转弯处、动脉瘤等部位。

## 三、表现为高信号的血流

1. 流入增强效应　如果血流与 MR 扫描层面垂直或基本垂直，同时所选用比较短的 TR，这样层面内静止组织的质子群因没有足够的时间发生充分的纵向弛豫，出现了饱和现象，不能接受新的脉冲激发产生足够大的宏观横向磁化矢量，因而信号发生衰减。但是对于血流来说，总有未经激发未饱和的质子群流入扫描层面，经脉冲激发后产生较强的信号，与静止组织相比表现为高信号。流入增强效应多出现在梯度回波序列，偶尔出现在自旋回波序列。在多层面扫描时，血流上游方向第一层内血流流入了层外未饱和的血流质子，因此流入效应最强，表现为高信号，而血流方向的其他层面内由于流入上一层血流中的饱和质子群，信号逐渐减弱。如在腹部梯度回波 $T_1$ 加权像横断位图像上，上方第一层腹主动脉血流信号最强，层面越往下，血流信号逐渐减弱；而下腔静脉血流最强信号出现在其下方第一层，层面越往上，血流信号逐渐减弱。

2. 流速非常缓慢的血流　在椎旁静脉丛或盆腔静脉丛等血管内的血流非常缓慢，流动造成的失相位或流空效应均不明显，那么这些血管内血流的信号与流动本身关系不大，而主要取决于血液的 $T_1$ 值和 $T_2$ 值，如果利用 $T_2$ 加权像，则血液可表现为高信号。

3. 舒张期假门控现象　动脉血流的速度受心动周期的影响很大，收缩期速度最快，舒张期血流速度逐渐减慢，到舒张中末期血流速度最缓慢。如果利用心电门控技术在舒张中后期激发和采集 MR 信号，这时血液信号受流动影响很少，而主要受血液 $T_1$ 值和 $T_2$ 值的影响，可表现为信号增高甚至呈现高信号。另外，如果当 TR 与心动周期刚好相吻合（如心率为 60 次 / 分，TR＝1000ms 或 2000ms）且激发和采集刚好落在舒张中后期时，则血管内的血液可表现为较高信号。这种现象称为舒张期假门控现象。

4. 偶回波效应　SE序列进行多回波成像时（如TE分别选择在20ms、40ms、60ms、80ms），则在奇数回波的图像上（TE为20ms、60ms）血流的信号表现为低信号，而在偶数回波的图像上（TE为40ms、80ms）血流的信号表现为高信号。这种现象称为“偶回波效应”或称“偶回波相位重聚”。质子的进动频率及相位与磁场强度有关，在梯度场中质子的位置改变将引起进动频率和相位的变化。如果质子群沿着相位编码方向移动，则偶数次线性变化的梯度磁场可使相位已经离散的质子群又发生相位重聚，因而出现强度较高的血流信号。偶回波效应在肝脏SE多回波序列上常常可以看到，如肝静脉和肝内的门静脉分支在第一回波（PD）表现为低信号，在第二回波（T2WI）上表现为高信号。但实际上由于扫描时间太长，目前已经很少采用SE进行PD和T2WI双回波成像，而多利用快速自旋回波序列（FSE或称TSE），FSE由于采用连续的180°脉冲产生长短不一的回波链，实际上回波链中有一半回波属于奇数回波，另一半为偶数回波，因此利用FSE进行T2WI，也会出现偶回波效应，如在肝脏FSE T2WI上，肝静脉或肝内门静脉分支常可表现为高信号。

5. 利用超短TR和TE的稳态进动梯度回波序列　利用超短TR和TE的平衡式稳态自由进动梯度回波序列（Balance-SSFP），血流呈现高信号。近年来推出的稳态进动快速成像序列，由于采用了超短TR（$<5$ms）和超短TE（$<2$ms），即便是较快的动脉血流，流动（包括层流和湍流）对图像的影响也很小。该序列图像上，组织的信号强度取决于$T_2^*/T_1$，因为血液有较长的$T_2^*$，所以无论是动脉血流还是静脉血流都呈现高信号。

6. 利用对比剂和超短TR和TE的梯度回波T1WI序列　如果利用一个超短TR和超短TE的梯度回波$T_1$加权像序列，血液的信号受流动影响很小，而主要取决于血液的$T_1$值。由于该序列的TR很短，一般的组织因饱和而呈现较低信号。这时利用静脉团注对比剂的方法使血液的$T_1$值明显缩短（明显短于脂肪的$T_1$值），血液即呈现很高信号。

7. 梯度回波序列　血流在梯度回波序列上表现为高信号。与SE序列不同，梯度回波序列（GRE）的回波是利用梯度场的切换产生的，而梯度场的切换是不需要进行层面选择的，因此受小角度激发产生宏观横向磁化矢量的血流尽管离开了扫描层面，但只要不超出有效梯度场和采集线圈的有效范围，还是可以感受梯度场的切换而产生回波，因而不表现为流空而呈现相对高的信号强度。

## 四、MRA成像方法

MRA成像方法主要有两种：一种是描述组织磁化矢量的大小，最典型的是时间飞越法；另一种是显示组织磁化矢量的方向或相位，最典型的是相位对比法。

### （一）时间飞越法MRA

时间飞越法MRA（time of flight MRA，TOF-MRA）的基础是静止组织的磁化饱和与充分磁化的流入血液之间关系。时间飞越法MRA使用的是伴有补偿的梯度回波序列。序列的TR较短，TR值远小于组织$T_1$时，成像容积内的静止组织被连续多次的反复激励而处于饱和状态，具有很小的磁化矢量，静止组织MR信号被抑制；而成像容积之外的血液因没有接收RF脉冲处于完全磁化状态，具有很大的磁化矢量。当血液以一定速度流入成像容积时，则下一个RF脉冲会产生高MR信号，这样流动血与静态组织之间就产生了很高的信号对比。TOF法必须采用施加额外梯度脉冲的流动补偿，以消除流动引起的失相，从而增加血管的信号。

### （二）相位对比法MRA

相位对比法（phase contrast MRA，PCA）是用磁化矢量的相位或相位差作为信号强度以抑制背景信号、突出血管信号的磁共振成像技术。最常用的方法是双极梯度对流动编码，即在梯度回波序列的层面选择与读出梯度之间施加一个双极的编码梯度。PCA与TOF MRA的重要区别是其像素强度代表的是相位或相位差，而不是组织磁化强度。PCA过程基本上由三个步骤构成（成像信息的采集、减影和图像的显示）：首先，采集两组或几组不同相位的运动质子群的影像数；

然后选取一种适宜的算法对采集的相位进行减影，静态组织减影后相位为零，流动组织根据不同的速度具有不同的相位差；最后将相位差转变成像素强度显示在影像上。PC 与 TOF 相比，具有区分血流速度，显示血流方向，减影后背景组织信号可完全消除的特点，但数据量大、计算时间长、成像速度慢、参数选择灵活、成像方式复杂。

**（三）对比增强 MRA**

对比增强 MRA（contrast enhanced MRA，CE-MRA）是利用对比剂使血液的 $T_1$ 值明显缩短，然后使用极短 TR 与极短 TE 的快速梯度回波序列。在极短 TR 与极短 TE 的情况下，各种组织的纵向磁化都很小，其信号强度也很小，由于在血管内团注磁共振顺磁对比剂（如 Gd-DTPA）的作用下血液的 $T_1$ 弛豫时间极度缩短，血管 $T_1$ 弛豫时间小于背景组织的 $T_1$ 弛豫时间，血管与背景间形成强烈对比。利用超快速且权重很重的 T1WI 序列就可记录这种弛豫差别。

# 第五节　磁共振图像质量

高质量 MR 图像的产生受到诸多因素的影响，由于 MR 系统的复杂性使得其扫描序列及扫描参数的选择十分灵活。这使得 MR 信号和图像的质量在很大程度上取决于操作者对于设备成像参数、扫描序列、射频线圈、补偿方法、系统性能等的选择和被测组织固有的生物和物理特性。

## 一、磁共振图像质量的评价指标

评价 MR 图像质量的主要技术指标有：空间分辨力、图像信噪比、对比度和均匀度等。

**（一）图像空间分辨力**

图像空间分辨力是指：能够使 MR 图像可以分辨邻接物体的空间最小距离，即图像所显示兴趣区（ROI）内细微结构的分辨能力。在数字影像学中，图像是通过体素的集合表现出来的，其空间分辨力取决于体素的大小。当体素容积小时，能分辨出细微结构，空间分辨力高；当体素容积大时，则不能分辨细微结构，空间分辨力低（图 7-38）。

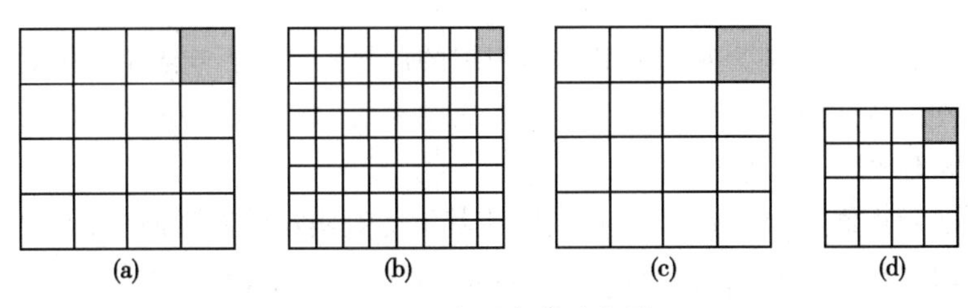


图 7-38　视野与像素矩阵

体素的大小取决于成像层面厚度、视野（FOV）和像素矩阵的大小。FOV 为成像平面覆盖的几何尺寸，像素矩阵决定了所选 FOV 内分割成的像素的数目。所以 FOV 越小以及像素矩阵越大，空间分辨力越高；FOV 越大及像素矩阵越小，空间分辨力越低。例如 128×128 的图像矩阵，要呈现 FOV=25cm×25cm 视野内的景物，则空间分辨力为 2mm（250mm/128）左右；如果保持 FOV 不变，图像矩阵改为 256×256，则空间分辨力提高到 1mm（250mm/256）左右；如果保持图像矩阵不变，FOV 扩大到 51cm×51cm，则空间分辨力下降到 4mm（510mm/128）左右。同时，成像层面越薄，则空间分辨力越高；成像层面越厚，则部分容积影响越显著，空间分辨力就越低。层面内的分辨力可表示为：

$$空间分辨力 = 体素尺寸 = 视野大小 / 矩阵大小 \tag{7-13}$$

**（二）图像信噪比**

图像信噪比（SNR）是指检测到的组织信号强度与背景噪声强度之比。组织信号强度是指

组织某一兴趣区内各像素信号强度(SI)的平均值;噪声强度是指同一兴趣区内等量像素信号强度的标准差(SD)。一般来说,SNR越大,则需要的组织信号成分越多,混在信号里的噪声越少,图像质量越高,因此高的SNR是获得优质图像的最基本条件之一。

MR信号本质上是横向磁化量在XY平面进动时在接收线圈内感应出的电压,因此MR成像过程是一个受噪声干扰的过程。噪声主要来源于磁体内被检组织和系统的背景噪声,即来源于受检体的体质结构、检查部位以及系统固有的电子学噪声。每位受检体都存在噪声,噪声可以发生在任何频率上,且在发生时间上具有随机性。MR成像过程中噪声是始终存在,不可避免的,因此,在MR成像操作中,除了保证系统本身状态良好以减少噪音外,主要还应设法增加接收的信号量,以提高SNR,从而获得优质图像。

SNR可用下式表示:

$$SNR=k \cdot PD \cdot V \cdot M_0 \sqrt{NEX} \tag{7-14}$$

式中:$k$为与线圈有关的敏感常数,$PD$为质子密度,$V$为体素体积,$M_0$为磁化量,$NEX$为激发次数。由此式可见,$SNR$的因素主要包括:①线圈类型;②信号与可成像组织的单位质子数量成正比;③与体素的体积成正比,因为体积较大的体素所含质子数量比体积较小的体素多,因而$SNR$高,任何改变体素体积的参数(FOV、层厚、矩阵)也都影响$SNR$的大小;④$SNR$与净磁化矢量成正比,因为MRI信号是由净磁化矢量在XY平面的分量决定。磁化量主要依赖于所使用的脉冲序列、组织的生物特性以及影响图像对比的所有重要因素;⑤信噪比与激发次数($NEX$)的平方根成正比,因为多次激发扫描可以对噪声进行平均,减少噪声,从而提高$SNR$。增加激发次数是以延长扫描时间为代价的。

总之,SE脉冲序列获得的SNR相对较高;矩阵越大、FOV越小、层面越薄则体素越小,SNR越低;短TR、长TE将使SNR降低;增加NEX将使SNR相对增高;选用合适的线圈可使SNR增高。

### (三)图像对比度和对比噪声比

对比度是指组织之间信号强度的相对差异,如下式表示:

$$C=\frac{|S_1-S_2|}{|S_1+S_2|} \tag{7-15}$$

式中C为对比度,$S_1$、$S_2$分别为两个ROI内两组织的信号强度。影响MR图像对比度的因素包括被测物体的物理特性(如质子密度,$T_1$、$T_2$等)、成像参数(如场强、序列等)、以及如对比剂在内的所有影响图像对比度的其他因素。

由于严重的噪声影响MR图像的对比度,使其不能真实反映图像质量,因此必须把噪声考虑在内。在MRI中经常用对比噪声比(contrast to noise ration,CNR)来评价图像质量,CNR是指两种不同组织信号强度差与背景噪声的标准差之比。MR信号的CNR是反映噪声影响图像质量的参数,与图像对比度密切相关,可以用两种组织的信噪比差表示:

$$CNR=SNR_A-SNR_B \tag{7-16}$$

式中:CNR为对比噪声比;SNRA、SNRB分别表示A、B两种组织的信噪比。

由上式可知CNR与SNR有关,由于CNR代表的是SNR的差值,即使两个组织的SNR较低,也有可能会得到较高的CNR。在实际操作中,常常会通过牺牲SNR来提高CNR。因为,CNR决定着成像区域内不同组织、结构以及病变的可辨认性。良好的CNR依赖于不同组织、结构及病变MR信号特征上的差异,即在$T_1$、$T_2$和质子密度上的差异。这些差异需要通过恰当的脉冲序列和图像信号的加权才能显示在图像上。脉冲序列和决定图像信号加权的成像参数(主要为TE、TR和翻转角度)均对CNR有直接影响。同时,影响SNR的因素也会影响CNR。

### (四)图像均匀度

均匀度($U_\Sigma$)是指图像上均匀物质信号强度偏差,偏差越大,则均匀度越低。均匀度可使用体

模(phantom)检测,即通过比较不同区域信号强度测量值的差异的计算而得的。均匀度的公式为:

$$U_{\Sigma}=\left(1-\frac{Smax-Smin}{Smax+Smin}\right)\times 100\% \qquad (7\text{-}17)$$

其中,Smax 为所测区域信号最大值,Smin 为所测区域的信号最小值。图像均匀度与信号强度均匀度、SNR 均匀度、CNR 均匀度有关系,也与静磁场均匀度、梯度磁场均匀度、表面线圈摆放的位置和质量等有关系。

## 二、影响磁共振信号强度的因素

MR 成像具有多方位、多序列、多参数等特点,因此影响 MR 信号强度和图像质量的因素较多,主要有两个方向:一方面是组织本身的特性,包括质子密度、$T_1$ 值、$T_2$ 值等;另一方面是设备和成像技术参数,包括主磁场场强、所用的序列、成像参数(如 TR、TE、激发角度)等。

### (一)组织本身的特性

当主磁场场强确定的情况下,对于自旋回波序列成像的静止组织,其 MR 信号强度(signal intensity,SI)可用下式来表示:

$$SI=K\cdot N(H)\cdot e^{-(TE/T2)}\cdot\left(1-e^{-(TR/T1)}\right) \qquad (7\text{-}18)$$

式中 SI 为信号强度;K 为常数;N(H)是质子密度;e 为自然常数,等于 2.71828182845904;TE 为回波时间;TR 为重复时间;$T_2$ 为组织的 $T_2$ 值;$T_1$ 为组织的 $T_1$ 值。从式中可以看出:①质子密度越大,信号越强;② $T_1$ 值越短,信号越强;③ $T_2$ 值越长,组织的信号越强。

被检区域内组织的固有参数会影响信号强度,从而影响 MR 图像质量。组织质子密度高,产生的信号强、SNR 高,MRI 检查具有优越性,例如脑组织、软组织等;组织质子密度低,产生的信号弱、SNR 低,MR 图像对显示这些结构具有局限性,例如致密骨、肺等组织。具有短 $T_1$ 的组织和长 $T_2$ 的组织,因其在不同的加权像上信号强度较高,而所获得的 SNR 也较高。

### (二)设备和成像技术参数

1. 接收带宽　接收带宽(bandwidth)是指读出梯度采集频率的范围。窄带宽可使接收到的噪声量相对减少,SNR 提高。例如将接受带宽减少到原来的一半时,SNR 大约增加 40%。但同时用窄带宽获得的图像对受检体运动伪影、磁敏感伪影以及设备的不稳定等更加敏感;会使系列允许的 TE 值减小、采集层面减少,并增加化学位移伪影(chemical shift artifact)。一般情况下,系统的接收带宽是固定的,例如 16kHz,仅在少数情况下需作调整。采用弱的频率编码梯度和延长的读出间期可获得窄的带宽,但是当序列使用短 TE 值时不能获得窄带宽。

2. 线圈类型　射频线圈的几何形状和尺寸对 SNR 也会有影响。射频线圈的功能之一是采集信号,信号受噪声干扰的程度与线圈包含的组织容积有关,而线圈的敏感容积取决于线圈的大小和形状。体线圈所包含的组织容积最大,检查时受检体的身体大部分位于敏感区内,所以体线圈接收的噪声较多,同时线圈与成像组织间的距离较大,减弱了接收信号的强度,因此,体线圈的 SNR 较其他类型线圈的 SNR 差。表面线圈较小,置于组织表面,一般与兴趣区(region of interest,ROI)距离较近,可最大限度地收集 MR 信号,所以使用表面线圈的 SNR 要比其他类型线圈高。MRI 检查时线圈的选用合适与否直接影响信号的接受量,也影响 SNR;静磁场($B_0$)强度对 SNR 也会有影响。

3. 采集矩阵　图像采集矩阵(matrix)代表沿频率编码和相位编码方向的像素数目(即编码次数),即图像矩阵 = 频率编码次数 × 相位编码次数。例如 256 × 192。在 FOV 不变的情况下,随着采集矩阵的增加,图像的空间分辨力将会提高,而信噪比则下降。另外,矩阵的增加也会延长成像时间,成像时间正比于相位编码的次数,即相位编码方向的像素数目。

4. 体素容积　每个像素的 MR 信号强度是由相应体素内的组织所产生的。体素的大小又

是由 FOV 的大小、采集矩阵的大小及兴趣区层面厚度所决定。

FOV 大小的选择取决于受检体兴趣区组织的解剖结构和所选择的线圈。操作中对于如颞颌关节等的细微结构的评价应选用小 FOV，而在胸部、腹部、盆腔等处成像时，则要选用大 FOV。采集矩阵的大小取决于所选择的频率编码方向和相位编码方向的像素数目。当 FOV 一定时，增加矩阵的行数和列数，将使体素变小，其内包含的质子数减少，产生的信号减弱。兴趣区层面厚度的选择依赖于解剖区域及成像组织区域的结构尺寸、扫描序列允许的扫描层数、SNR 的要求、静磁场和梯度磁场的强度等因素。层面越厚，产生的信号越多，SNR 越高。但是层面越厚，其垂直于层面方向的空间分辨力越低，且部分容积效应也大。

信号强度与体素内包含的质子总数成正比，体素容积大，则发射的信号强，产生的图像噪声小。图像 SNR 与体素容积成正比，任何改变体素容积大小的参数都会影响 SNR 的增减。FOV、层厚与体素容积成正比，故与 SNR 成正比；矩阵大小与像素面积成反比，因而也与体素容积成反比。所以体素容积因影响 MR 信号强度而影响 SNR。

总之，理想的 MR 图像质量应具有高的 SNR、CNR、高分辨力及较短的扫描时间。然而，MR 成像各参数间存在着广泛的交互影响，一种参数的改善总是不可避免地伴有一种和（或）一种以上参数的损失。因此，在实际操作中应根据具体检查部位、检查目的，权衡选择成像参数。下表列出图像质量与成像参数之间关系。

表 7-3　采集次数与 SNR 及采集时间的关系

| | 参数 | 结果 |
|---|---|---|
| 最佳 SNR | NEX ↑ | 扫描时间 ↑ |
| | 矩阵 ↓ | 空间分辨力 ↓ |
| | 层厚 ↑ | 空间分辨力 ↓ |
| | 接收带宽 ↓ | TE ↑，化学位移伪影 ↑ |
| | FOV ↑ | 空间分辨力 ↓ |
| | TR ↑ | $T_1$ 加权 ↓，成像层数 ↑ |
| | TE ↓ | $T_2$ 加权 ↓ |
| 最佳空间分辨力 | 层厚 ↓ | SNR ↓ |
| （方形 FOV） | 矩阵 ↑ | SNR ↓，扫描时间 ↑ |
| | FOV ↓ | SNR ↓ |
| 最短扫描时间 | TR ↓ | $T_1$ 加权 ↑，SNR ↓，成像层数 ↓ |
| | 相位编码次数 ↓ | 空间分辨力 ↓，SNR ↑ |
| | NEX ↓ | SNR ↓ |
| | 体积采集时层数 ↓ | SNR ↓ |

为了保证良好的图像质量，在选择成像参数时除了以上参数外，还应注意根据检查目的和检查部位选择合适脉冲序列、图像信号的加权参数和扫描平面（横断面、冠状面、矢状面和斜面）。选择合适的成像序列和图像信号的加权参数是获取良好的 SNR、CNR 的基本条件。SNR 是影响图像质量的最重要的因素，在设置成像参数时应特别注意。一般情况下，SNR 高时，能同时满足对 CNR 的要求，不要为追求过高的空间分辨力而牺牲 SNR。尽量采用短的扫描时间，因为受检体在磁体内很难长时间保持不动，微小的移动、咳嗽、喷嚏都可使图像质量显著下降。要

注意人体不同解剖部位信号强弱的差异。信号较强的部位，如头部，使用较大的矩阵、很少的NEX即可获得满意的SNR和CNR；信号较弱的部位，如肺，则应使用较小的矩阵，并增加NEX的次数。

另外，还有一些提高图像质量的特殊技术。如流动补偿技术、预饱和技术、心电门控、搏动控制技术和呼吸门控技术等。

## 第六节　磁共振成像新技术

随着磁共振成像的应用原理、系统硬件和计算软件的不断发展，尤其是快速成像序列的产生，除了常规的成像方法以外，MR成像新技术被不断研发出来，并逐步进入了临床研究和应用领域。

### 一、MR弥散成像

磁共振弥散成像（diffusion MRI，dMRI）又称为扩散成像，是通过测量活体中水分子的微观弥散运动而产生磁共振信号变化来形成MR图像的成像方法。此技术从20世纪90年代中期发展开始，逐渐形成了弥散加权成像（diffusion weighted imaging，DWI），弥散张量成像（diffusion tensor imaging，DTI），弥散频谱成像（diffusion spectrum imaging，DSI），弥散峰度成像（diffusion kurtosis imaging，DKI）等方法，是唯一能够检测活体组织内水分子弥散运动的无创性成像技术。

弥散（diffusion）是指由分子热能激发使分子发生一种微观、随机、无规则的平移运动并造成分子相互碰撞，也称分子的热运动或布朗运动。人体中大约有70%的水，微观水分子不停地在进行着弥散运动。在一定方向上的弥散运动产生的距离与其经历的弥散时间的平方根之比是一个常数，这个比例常数称之为弥散系数。不受任何约束的水分子弥散运动称为自由弥散运动；但在生物体中，水分子由于受周围介质的约束，其弥散运动将受到一定程度的限制，这种弥散运动称为限制性弥散。在人体中，脑脊液、尿液等的水分子弥散运动视作自由弥散，而人体一般组织中水分子的弥散运动属于限制性弥散。由于弥散方式的不同，生物体内不同组织的弥散系数也不同，同一组织在病变情况下弥散系数也会发生变化，因此通过特殊的MR技术检测人体组织中水分子的微观弥散运动并计算其弥散系数的变化就是磁共振弥散成像的基础。

弥散加权成像（DWI）是最基本的弥散成像方法，在MR常规自旋回波扫描序列的180°复相脉冲的两侧加入一对对称的强梯度脉冲（弥散敏感梯度脉冲），这两个梯度场的方向、强度和持续时间完全相同。体素内在对称的梯度磁场方向上没有移动的质子的自旋相位最终完全重聚，其信号不会衰减；而在梯度场施加方向上有位置移动的质子自旋则会产生失相位效应，无规律的弥散运动就会造成体素内自旋质子间相位离散，体素的磁化矢量减少，使其产生的MR信号强度相应减少。弥散敏感梯度造成的信号损失量随着分子运动量的增加而增加，弥散慢的质子，其信号强度的变化较小。而弥散快的质子则信号衰减非常明显。在强弥散敏感梯度作用下，弥散系数越大的组织，其信号越低，且此变化随弥散敏感梯度强度的增加而显著。因此，DWI是通过测量施加弥散敏感梯度场前后组织发生的信号强度变化，检测人体组织中水分子弥散运动的程度，间接反映组织微观结构的特征和变化。DWI在临床上主要用于超急性脑梗死的早期诊断和鉴别诊断。在DWI上，超急性和急性梗死的脑组织表现为高信号。与常规T1WI和T2WI相比，DWI在缺血后2小时就可发现梗死区的信号异常，显示出缺血病灶。

由于人体组织结构的不同，限制水分子弥散运动的结构排列和组织分布也不同，弥散运动在各方向上受到的限制可能是对称，也可能是不对称的。水分子在各方向上的限制性弥散是对称的，称为各向同性弥散（isotropic diffusion）；水分子在各方向上的限制性弥散是不对称的，称为各向异性弥散（anisotropic diffusion）。各向异性弥散在人体组织中普遍存在，其中最典型的是脑

白质神经纤维束。由于神经细胞膜和髓鞘沿着神经轴突的长轴分布并包绕轴突，水分子在神经纤维长轴方向上弥散运动相对自由，但是在垂直于神经纤维长轴的各方向上，水分子的弥散运动将明显受到细胞膜和髓鞘的限制。当在6个以上方向分别施加弥散敏感梯度场，则可对每个体素水分子弥散的各向异性进行较为准确的检测，这就是弥散张量成像（DTI）的原理基础。利用DTI技术可以很好地反映白质纤维束走向，对于引导脑肿瘤手术避免损伤白质纤维束将发挥很大的作用。

## 二、MR灌注成像

磁共振灌注加权成像（perfusion-weighted imaging，PWI）是建立在流动效应基础上一种MR成像技术。它通过观察分子微观的动态运动从而反映出组织中微观血流的动力学信息。常用的方法有：①对比剂首次经过法：利用注射顺磁性对比剂进行示踪；②动脉自旋标记法：利用自身血流的动脉血流进行血流灌注。灌注成像是在常规动态增强检查的基础上结合快速扫描技术（EPI）而建立起来的动态MRI技术，其提供了常规MRI及MRA所不能获得的血流动力学方面的信息。

1. 对比剂首次经过法　MR影像具有良好的对比度，但由于正常组织和异常组织的弛豫时间有较大的重叠，其特异性较差。通过使用对比剂人为的改变组织的MR特性，扩大组织和病变的弛豫时间差异性，提高了图像对比度。用高压注射器在一定时间内将顺磁性对比剂静脉注射入人体后，进行连续多时相的信号采集，检测对比剂首次流经组织时的信号变化情况。在$T_2^*$加权成像时，对比剂通过时，组织信号强度下降，而对比剂通过后，信号会部分恢复。由于信号强度变化率与局部对比剂的浓度成正比，因此与局部脑血容量也成正比。经过一系列的重建、测量、减影等后处理，可计算出组织的血流量、血容量及对比剂的平均通过时间。

2. 动脉自旋标记法（arterial spin labeling，ASL）　不需要引入外源性对比剂，而利用人体动脉血流本身的质子作为内源性对比剂。通过特殊设计的脉冲序列对流入组织前的动脉血液中的质子作自旋标记，标记的血液进入组织后使局部磁场的均匀性发生改变，从而产生MR信号差别，通过多次采集此差异信号，计算出受标记质子流的信号变化，可获得定性和定量的组织血流信息。

灌注成像临床主要应用于脑血管疾病、心肌及肾脏血流功能评价，可早期诊断脑梗死和肝病变以及进行心脏功能和肾功能的灌注评价，区分肿瘤复发造成的坏死区以及评价肿瘤的血管分布。

## 三、MR功能成像

功能磁共振成像（functional magnetic resonance imaging，fMRI）特指基于血氧水平依赖（blood oxygenation level dependent，BOLD）效应的磁共振脑功能成像，其原理是利用磁共振成像来测量神经元活动所导致的血液动力改变，可以无创性动态反映出脑功能和脑活动。

血流和血氧（合称为血流动力学）的改变与神经元的激活密不可分，脑组织接受外在刺激后，相应的脑皮质中枢被激活，局部脑功能区皮质兴奋，能量的代谢导致耗氧量增多、脱氧血红蛋白（deoxygenated hemoglobin，dHb）随之少许增加；同时，神经细胞附近微血管的氧合血红蛋白（oxygenated hemoglobin，Hb）来补充消耗掉的氧气，激发了血流量显著增加，而且血容量的增加超出了耗氧量的增加，导致了更多的氧合血红蛋白流入；最后结果是局部脑活动区的静脉血中氧合血红蛋白增加，静脉血中脱氧血红蛋白增加不明显，使得氧合血红蛋白与脱氧血红蛋白比例增高。从神经激活到引发血流动力学的改变，通常会有2秒的延迟，然后在4～6秒达到的高峰，再回到原来水平。

由于脱氧血红蛋白具有顺磁性，可以缩短组织的$T_2$值；而氧合血红蛋白是轻度反磁性的，

可延长组织的 $T_2$ 值。所以 T2WI 的信号强度取决于氧合血红蛋白与脱氧血红蛋白的比例（Hb/dHb），此比例越高，组织的 T2WI 信号越强，间接反映了局部脑组织神经元活动，这就是 BOLD 效应。fMRI 大多用于脑功能和脑活动的科学研究，应用比较敏感 EPI 序列或快速 GRE 序列，采用信号相减和叠加等后处理方法检测像素信号的微小变化。

## 四、化学移位成像

常规的 MR 成像技术是假设原子核是个“裸”核，但是分子中的核是被电子所包围，处于一定的“分子环境”或“化学环境”之中。因此处于相同的场中的同种核，它们的磁共振频率也会有所不同。化学位移是指因电子环境（即核外电子结构）不同引起的共振频率的变化，这种频率差异十分微小，其化学位移量与磁场的强度成正比。化学位移成像是利用不同分子之间的不同的化学位移，可以捕捉分子结构的信息。

1. 化学位移饱和成像　利用不同分子之间共振频率的差异，在信号激发之前，预先发射具有某种特定频率的预饱和脉冲，使这种频率的组织信号被饱和，得到抑制。脂肪抑制时，预饱和脉冲的频率选用脂肪的共振频率，恰好在脂肪质子的纵向磁化恢复到 0 点时施加 90° 脉冲，此脉冲后脂肪质子无横向磁化故无信号产生。水抑制时，则预饱和脉冲应用水的共振频率，机制与脂肪被抑制相类似。

2. 水脂同相与反相　人体 MRI 的信号主要来源于水和脂肪两种成分。水分子中的氢质子与脂肪中的氢质子周围电子云分布不同，水质子与脂肪质子的共振频率不同，水质子横向磁化矢量与脂肪质子横向磁化矢量的相位关系处于不断变化之中。射频脉冲激励停止后，水质子与脂肪质子出现相位相同，即为同相位，同相位信号叠加，信号强度增强；水质子与脂肪质子出现相位相反，则为反相位，反相位信号相减，信号强度减弱。在梯度回波序列中选择恰当的 TE，可分别获得同相位和反相位图像。反相位时，水、脂交界处以及同时含水、脂的部位脂质子的信号明显下降，故可起到脂肪抑制作用。

目前临床上化学位移成像技术多用在脂类腹部脏器中，例如：①肾上腺病变的鉴别诊断：因为肾上腺腺瘤中常含有脂质，在反相位图像上信号强度常有明显降低，利用化学位移成像技术判断肾上腺结节是否为腺瘤的敏感性约为 70%～80%，特异性高达 90%～95%；②脂肪肝的诊断与鉴别诊断：对于脂肪肝的诊断敏感性超过常规 MRI 和 CT；③判断肝脏局部病灶内是否存在脂肪变性：因为肝脏局部病变中发生脂肪变性者多为肝细胞腺瘤或高分化肝细胞癌。

## 五、其他新磁共振成像技术

1. 磁共振波谱技术　磁共振波谱（MR spectroscopy，MRS）技术是利用质子在化合物中共振频率的化学位移现象，分析化合物组成成分及其含量的检测技术。由于化学位移效应，同一种原子核，由于它在不同的化合物中所处的化学环境不同，其质子的拉莫尔频率就不同，在 MRS 上产生共振峰位置也不同。因此射频脉冲激励后，组织的质子频率有所偏移，化学组成不同的原子核的质子有不同的偏移频率，通过傅里叶转换后就可获得不同的波谱。质子的共振频率不同，磁共振波谱上产生的波峰也不同。磁共振波谱分析是检测活体组织体内化学成分的唯一无创伤性的检查手段。目前临床上经常应用的 MRS 分析的物质有 $^{1}H$ 波谱和 $^{31}P$ 波谱等，其应用内容包括诊断定性和疗效检测两方面。

2. 磁共振水成像　MR 水成像是指体内静态或缓慢流动液体（如脑脊液、胆汁、尿、滑膜液）的 MR 成像技术，具有信号强度高、对比度大，在暗黑背景中含液解剖结构，如胆道、囊腔等呈亮白高信号的特点。水成像技术主要是利用重 $T_2$ 加权，即使用长 TE、长 TR 序列并加脂肪抑制技术使含水器官显影。在长 TE 值读出信号时，横向磁化矢量衰减增多，$T_2$ 较短的组织信号很低；而静态液体具有明显延长的 $T_2$ 弛豫时间，横向磁化矢量衰减的慢。因此，在重 T2WI 上流动缓

慢或相对静止的液体均呈高信号，而 $T_2$ 短的实质性器官及流动的液体则表现为低信号，从而使含液体的器官显影。MR 水成像具有安全、无需对比剂、无创的优点，常用于脑脊液、胆囊、淋巴、胃肠道、泌尿系统的成像等。

3. 超速 MRI 技术　超速 MRI 技术可以使用较少的相位编码在少于 150ms 的时间内获得图像，因此这项技术可以对运动的脏器进行成像，并完全排除来自如心搏和呼吸等带来的运动伪影。这种技术可以在每个心动周期取得 20 幅心脏不同相位的图像，称之为屏息心脏扫描。磁共振电影就是采用亚秒级扫描序列的超速 MRI 技术记录人膝关节弯曲运动等的连续图像，并经过快速重建后以电影的形式回放。因其同时具有优良的空间和时间分辨力，对运动脏器的评价具有重要价值。

## 小　结

本章通过对磁共振成像原理相关内容的介绍，讲解了磁共振成像在临床工作中的优点及局限性、磁共振成像仪的基本组成。阐述了产生磁共振信号必备的三个基本条件，磁矩与静磁场的相互作用和磁共振现象的产生。描述了弛豫、纵向弛豫和横向弛豫的机制，弛豫时间及 $T_1$、$T_2$ 的物理意义，以及自由感应衰减信号。说明了梯度磁场空间定位、空间位置编码、磁共振图像重建及影响磁共振图像对比的主要因素。介绍了血流的磁共振信号特点和血管成像的常用方法，分析了影响磁共振图像质量的主要参数，简单列举了目前磁共振成像的最新技术。

（雍国富　韩　立）

## 思考题

1. 简述磁共振成像的优点及局限性？产生磁共振信号的基本条件？静磁场和射频磁场的作用有哪些？
2. 简述弛豫、纵向弛豫和横向弛豫的概念？$T_1$、$T_2$ 的物理意义？
3. 简述磁共振图像的空间定位？临床常用脉冲序列的构成及其特点？
4. 简述影响磁共振图像质量的主要参数有哪些？
5. 简述磁共振图像质量的评价指标？

# 第八章　图像存储与传输

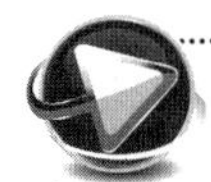

学习目标

1. 掌握 PACS 的概念与标准。
2. 熟悉 PACS 的结构与工作流程。
3. 了解 PACS 的应用与管理。

图像存储与通信系统(picture archiving and communication system,PACS)是医院影像科室中用于存储、传输和管理 X 线、CT、磁共振、超声、核医学等各种数字医学影像的信息系统。自从 20 世纪 80 年代以来,PACS 随着影像医学、数字成像技术、计算机技术、网络技术和信息技术的进步而不断发展,逐步替代了传统的模拟医学影像体系,成为医院信息系统的重要组成部分。PACS 使用计算机技术实现了医学影像的数字化采集、存储和管理;通过网络通信技术实现了数字医学影像的跨地域传输;通过信息技术实现了医学影像的数据处理和信息集成。

## 第一节　医院影像信息系统概述

### 一、PACS 概念

发展中的现代医学诊疗方式越来越多地依赖医学影像(X 线、CT、磁共振、超声、核医学、内镜、红外仪、血管造影等设备产生的胶片或图像)的检查。传统的医学影像大量使用胶片、图片和纸质资料,堆积如山的医学胶片给保管、查找和调阅带来诸多困难,资料丢失时有发生,无法适应现代化医院对海量医学影像的管理要求,因此采用数字化影像管理方法来解决这些问题已经成为现代化医疗不可阻挡的趋势。

PACS 是应用于医院影像科室中的影像信息系统。它将各种医学影像设备产生的图像进行采集并转化成一定标准规范的数字形式;数据可以通过计算设备、存储设备和通信网络实现数据处理、海量存储、远程传输、信息管理;所需的数字医学影像及相关信息可以通过系统中的任何输出设备在一定的授权下调回显示并分析使用。PACS 可定义为:由医学图像数据的获取、存储、管理、显示、处理等子系统通过通信网络实现互联传输的信息系统。因此,PACS 应满足以下最基本的需要:①能连接多台医学影像设备,不同标准的设备间可互通信息,符合数字医学影像和数据通信标准;②快速存取,海量管理和长期保存医学影像数据;③通过多个显示输出系统,医生可以提取、观察、分析所存的医学影像图像进行日常诊断工作。

通过放射科学、影像医学、计算科学、信息科学、计算机技术、数字成像技术和网络通信技术的有效结合,PACS 可实现数字化影像在医院内外的迅速传递和分发,使医生或病人能随时随地获得需要的医学影像;通过对医学影像和信息进行智能化处理,可使影像诊断改善传统的肉眼观察和主观判断;应用计算技术可以对影像的像素或体素点进行分析、计算、处理,得出相应的

量化分析数据，为医学诊断提供更客观的信息。因此，PACS 的优点有：

1. 减少物料成本　数字图像取代了传统胶片，实现医院的无胶片化存档和管理，减少了胶片、纸张、药液和储存等环节的费用支出。

2. 减少管理成本　采用数字化存储和计算机管理医学影像数据，实现了图像的高速存取和数据库管理，节省了大量的传统介质管理费用。

3. 提高工作效率　利用网络技术，实现影像资料共享，可克服时间上和地域上的限制，使医护人员在任何有 PACS 的地方快速调阅以往数字病历和医学影像信息，为各类患者提供及时的诊断、治疗、护理，大大提高了医生的工作效率，减轻工作强度。

4. 提高医院的医疗水平　通过数字化，可以大大简化医生的工作流程，把更多的时间和精力放在诊断上，有助于提高医院的诊断水平。同时，对图像可进行多种后处理，大大丰富了医生的诊断信息，从而可以观察到传统照片无法观察或很难观察到的信息，有助于快速、准确地进行诊断。

5. 充分利用我国医院的综合资源　在国际互联网或多种通讯技术充分发展的前提下，远程传输影像信息，通过远程医疗进行异地会诊，可以促进医院之间的技术交流，同时互补互惠互利，促进双方发展。

6. 为医院提供资源积累和信息优化　对于一个医院而言，典型的病历图像和报告是非常宝贵的资源，而无失真的数字化存储和在专家系统下做出的规范报告是医院宝贵的技术积累。资源的累积和信息的优化会给医院带来更高的经济效益和社会效益。

## 二、PACS 发展

在 20 世纪 70 年代，Dr. Paul Capp 提出了"数字放射诊断学"（digital radiology）的概念，同时期的 Heinz U. Lemke 教授在柏林技术大学（Technical University of Berlin）提出了数字图像通信和显示的概念。以这两个创新性概念为基础，PACS 在国际范围内兴起于 20 世纪 80 年代初。1982 年 1 月，国际光学工程协会 SPIE（The International Society for Optical Engineering）在美国加州举行了第一次关于 PACS 的国际会议，标志着 PACS 的研究、开发与建设正式提上议事日程，逐步开始了 PACS 的规模性发展。此后这项会议与医学成像会议（Medical Imaging Conference）合并，每年 2 月在美国南加州举行。1982 年 7 月 JAMIT（Japan Association of Medical Imaging Technology）在日本举办了第一次国际讨论会，这项会议与医学成像技术会议（Medical Imaging Technology meeting）合并后，每年举办一次。在欧洲，自 1983 年以来，Euro PACS（Picture Archiving and Communication Systems in Europe）组织每年都举办会议讨论 PACS。2009 年，首届中国 PACS 大会在成都召开。

随着计算机设备在医学成像领域的大规模应用，国际上迫切地需要一种在不同厂家制造的设备之间传输图像和其他信息的标准。1983 年，美国放射学院（American College of Radiology; ACR）和国家电器制造商协会（National Electrical Manufacturers Association，NEMA）成立了一个联合委员会开发相关标准。1985 年，ACR-NEMA 标准版本 1.0 发布，1986 年 10 月和 1988 年 1 月分别颁布了两个修改版本；1988 年，ACR-NEMA 标准版本 2.0 发布。目前，ACR-NEMA 标准已经演变成为 DICOM 3.0（Digital Imaging and Communications in Medicine）标准，在这个标准中，增强了对网络的支持，目前已经成为医学影像设备的标准通信协议，并推动了 PACS 的迅速发展。

迄今为止，PACS 的发展经历了三个阶段：

1. 第一代 PACS　20 世纪 80 年代初至 90 年代初期。

第一代 PACS 通常称为小型 PACS，是以 1985 年美国国家癌症中心（US National Cancer Institute）资助美国加利福尼亚大学洛杉矶分校（University of California at Los Angeles，UCLA）建立的 PACS 为开始，以 1991 年的 UCLA-PACS 为典型代表。第一代 PACS 是放射科专用的

PACS，通过非标准接口和影像设备进行一对一的连接，以胶片人工数字化为目标，实现简单的医学影像存储，需要用户主动寻找影像数据。

2. 第二代PACS　20世纪90年代初期至90年代末期。

第二代PACS通常称为中型PACS，是以1996年的美国加利福尼亚大学旧金山分校（University of California at San Francisco，UCSF）研制的PACS为代表。第二代PACS广泛采用了工业标准传输协议/因特网互联协议（Transmission Control Protocol/Internet Protocol，TCP/IP）、ACR-NEMA协议、卫生信息交换标准（Health Level Seven，HL7）等协议，可以实现与医院其他科室互联，实现跨平台运行，并半自动化的提供医学影像指定服务，但仍然没有形成统一标准的工作流程和数据协议。

3. 第三代PACS　20世纪90年代末期至今。

第三代PACS通常称为大型PACS，是以广泛使用DICOM3.0标准、HL7标准和医疗卫生综合标准（Integrating the Healthcare Enterprise，IHE）的商用PACS为代表。第三代PACS具有开放性和扩展性，系统中使用多种计算机操作系统，具有较好的安全性、可靠性和兼容性。它与医院信息系统（hospital information system，HIS）和放射信息系统（radiology information system，RIS）进行了整合，可以自动对PACS的各个工作单元进行监控和管理，并实现了跨地域的远程传输。

PACS是一项技术含量高、发展迅速、应用广阔的信息科技，它的持续发展不仅对影像医学，而且对临床医学、医学信息科学等领域的发展都起到了推动作用。PACS的发展趋势为：①区域化的PACS服务与集团化医院的相互协作；②智能化的PACS可实现医学影像的智能管理和计算机辅助诊断；③大数据化的PACS可加快传输速度，提高了图像质量，实现了海量数据基础上的三维重建和多模态影像分析。

# 第二节　PACS标准

## 一、标准化进程

20世纪科学技术的迅猛发展导致了各种新型医学影像设备和系统的不断涌现。从20世纪50年代的超声成像技术应用于医疗领域开始，20世纪70年代的X线CT，80年代的MRI，90年代的PET都先后应用于临床影像检查，并且逐渐从模拟成像向数字成像发展。早期的数字化医学影像设备所产生的数字图像格式和传输方式都是由各个设备生产厂商自己确定的专有格式，相互之间没有兼容性。因此，医疗影像设备的发展一方面提高了医疗诊断准确度，但另一方面却增加了管理影像数据的复杂度。非标准化的影像通信格式严重地影响了PACS的发展，所以必须有统一的标准保证不同厂商的医学影像设备能够通过PACS实现网络互联和数据互通。

1983年，美国放射学院（ACR）和美国国家电器制造商协会（NEMA）成立了数字成像标准联合委员会，研究如何制定统一的标准来保证不同厂家的影像设备能够信息互联，并制定出了一套数字化医学影像的格式标准ACR-NEMA300。其宗旨是：①促进数字图像信息间的通信，而无论提供这些信息的设备由何厂制造，也无论信息以何种数据格式来表达；②便于进一步开发和扩展PACS系统，使与医院中的其他信息系统连接；③建立诊断信息数据库，让分布在各地的各种设备访问共享。联合委员会的倡议得到了众多厂商的响应，同意在所生产的医学放射设备中采用通用接口标准，以便不同厂商的影像设备相互之间可以进行图像数据交流。

此后，联合委员会于1985年正式发布了ACR-NEMA300-85标准，即ACR-NEMA1.0版本。1988年，该标准再次经修订升级成为ACR-NEMA300-88标准，也就是ACR-NEMA2.0版本。ACR-NEMA标准规定了：①硬件接口包括物理层的电气规范、信号的电气特性、插座脚的定义、插座的机械尺寸、信号定时规范；②最少软件命令组；③成像设备与网络接口单元（NIU）间或两

成像设备间传输通信的统一数据格式集。

随着网络通信技术的发展，网络通信标准在 PACS 中也起着非常重要的作用。随即在 1993 年由联合委员会在 ACR-NEMA2.0 标准的基础上，增加了网络通信方面的规范，同时按照影像学检查信息流特点的 E-R 模型重新修改了图像格式中部分信息的定义，发布了 3.0 版本并正式更名为 DICOM 3.0 标准，我国称为“医学数字成像与通信”标准。目前，DICOM3.0 已为国际医疗影像设备厂商普遍遵循，所生产的影像设备均提供该标准通讯协议。符合该标准的影像设备可以相互通信，并可与其他网络通信设备互联。同时，DICOM3.0 也成为 PACS 系统所支持的国际标准规范，只有在此标准下建立的 PACS 才能为用户提供最好的系统连接和扩展功能。

进入 21 世纪以来，随着医学影像应用的不断发展，DICOM 标准也在不断地更新，几乎每年都有大变动，涉及医学影像的每一个角落。它所支持的医学影像种类也不断地增加，已经从原来 ACR-NEMA 标准只支持放射影像扩展到支持内镜、病理等其他影像。最近新加入标准的有 SR（结构化报告）、TSL/SSL、数字签名、数字授权、数据加密支持等安全性功能；同时为了支持不同领域的数据交换，还增加了 XML 支持，HL7（医学信息交换标准）的接口和处理图形声音的协议。总之，DICOM 标准在日新月异地不断发展，其所支撑的 PACS 也与 HL7 支持的医院其他信息系统互联通信，成为医院信息系统的重要组成部分。

（1）DICOM3.0

DICOM 的全称是医学数字成像与通信标准（digital imaging and communication in medicine，DICOM），是按照 ACR-NEMA 的程序制订和发展的。该标准并不只是由 ACR-NEM 的联合委员会制订的，世界上其他一些标准化组织也共同参与了它的制订与发展；而且此标准不仅支持医疗放射影像，它可以扩展面向所有医学图像，只要增加相应的服务对象即可；同时为了应用于网络通信环境，此标准参考了国际标准化组织的开放系统互联参考模型（ISO-OSI）。

DICOM3.0 标准中涵盖了医学数字影像的采集、归档、通信、显示及查询等几乎所有信息交换的协议；以开放互联的架构和面向对象的方法定义了一整套包含各种类型的医学诊断图像及其相关的分析、报告等信息的对象集；定义了用于信息传递、交换的服务类与命令集，以及消息的标准响应；详述了唯一标识各类信息对象的技术；提供了应用于网络环境（OSI 或 TCP/IP）的服务支持；结构化地定义了制造厂商的兼容性声明。

DICOM3.0 标准的特点是：①它可用于网络环境；②它详细声明了兼容设备之间的命令和数据交换方式；③它详述了兼容性的等级；④它把每个图像定义为信息对象；⑤通过数据字典唯一确定性标识任何信息对象；⑥信息安全性规则。

（2）HL7

1987 年 5 月，在宾夕法尼亚州大学医院成立了一个由医疗单位、厂家和医疗顾问组成的 HL7 委员会，主要负责 HL7 标准的制定。不同于 DICOM3.0，HL7 标准定义了医疗环境中有关病人的文本数据的交换方式。该标准汇集了不同厂商用来设计应用软件界面的标准格式，它允许各个医疗机构在不同信息系统之间进行文本的数据交互，实现医疗领域内各种信息之间的网络传输。

HL7 的主要应用领域是医院信息系统 HIS 和放射信息系统 RIS，主要是规范 HIS/RIS 系统及其设备之间的文本数据通信，它涉及病房和病人信息管理、化验系统、药房系统、放射系统、收费系统等各个方面。HL7 的宗旨是开发和研制医院数据信息传输协议和标准，规范临床医学和信息管理格式，降低医院信息系统互联的成本，提高医院信息系统之间数据信息共享的程度。HL7 标准的特点是：①数据完整性；②通信可实现性；③系统兼容性；④标准扩展性；⑤信息安全性。

## 二、功能规范

随着信息技术的发展及医院运行机制的转变，医院信息系统已成为现代化医院必不可少的重要基础设施与支撑环境。原卫生部为了积极推进信息网络基础设施的发展，加快医院信息化

建设和管理，制定了《医院信息系统基本功能规范》。其中，对《医学影像信息分系统》的功能设置了以下规范：

1.《医学影像信息分系统》是实现各种医学影像信息的采集、存储、报告、输出、管理、查询的计算机应用程序。

2.《医学影像信息分系统》必须符合国家及地方有关法律、法规、规章制度的要求：①符合DICOM3.0国际标准；②符合国际疾病分类标准。

3.《医学影像信息分系统》基本功能

（1）影像处理部分：

1）数据接收功能：接收、获取影像设备的DICOM3.0和非DICOM3.0格式的影像数据，支持非DICOM影像设备的影像转化为DICOM3.0标准数据的功能。

2）图像处理功能：自定义显示图像的相关信息，如姓名、年龄、设备型号等参数。提供缩放、移动、镜像、反相、旋转、滤波、锐化、伪彩、播放、窗宽、窗位的调节等功能。

3）测量功能：提供ROI值、长度、角度、面积等数据的测量及其标注、注释功能。

4）保存功能：支持JPG、BMP、TIFF等多种格式存储，以及转化成DICOM3.0格式功能。

5）管理功能：支持设备间影像的传递，提供同时调阅病人不同时期、不同影像设备的影像及报告功能。支持DICOM3.0的打印输出，支持海量数据存储、迁移管理。

6）远程医疗功能：支持影像数据的远程发送和接收。

7）系统参数设置功能：支持用户自定义窗宽与窗位值、显示文字的大小、放大镜的放大比例等参数（可以与第2条合并）。

（2）报告管理部分：

1）预约登记功能。

2）分诊功能：病人基本信息、检查设备、检查部位、检查方法、划价收费。

3）诊断报告功能：生成检查报告，支持二级医生审核，支持典型病例管理。

4）模板功能：用户可以方便灵活的定义模板，提高报告生成速度。

5）查询功能：支持姓名、影像号等多种形式的组合查询。

6）统计功能：可以统计用户工作量、门诊量、胶片量以及费用信息。

4.《医学影像信息分系统》运行要求

（1）共享医院信息系统中的患者信息。

（2）网络运行：数据和信息准确可靠，速度快。

（3）安全管理：设置访问权限，保证数据的安全性。

（4）建立可靠的存储体系及备份方案，实现病人信息的长期保存。

（5）报告系统支持国内外通用医学术语集。

## 第三节　PACS结构与工作流程

### 一、PACS的类型

为实现医学影像数字化和医疗诊断信息化，PACS将集影像、信息、通信、网络、计算机及存储等多学科、多领域的技术集为一体。随着相关技术的发展和对PACS应用需求的认识，PACS本身的概念、结构、规模和功能也在发生着变化。因此，PACS可以根据不同的系统规模和应用，以及不同的系统结构形式进行分类。

#### （一）按照系统规模和应用功能分类

着眼于不同的系统规模、应用需求，PACS可分为三类：

1. Mini PACS　是小型科室级 PACS，它实现了各种数字化医学设备影像的连接，可以在影像科范围内进行图像的数字化存储和网络传输。系统功能比较单一，可以是显示图像的单机版 PACS，亦可以是由厂商提供的设备级 PACS。系统实现了基本 DICOM 服务，提供了患者的基本信息、设备信息、位图信息，满足影像数据文件的传输、搜索和本地存储功能，但尚未满足影像科室的数字化工作流程。一般为 PACS 建设的第一个阶段。

2. Full PACS　是中型院级整体化 PACS，它连接了医院内所有科室的数字化影像设备和 Mini PACS，实行图像数据的集中存储，实现了影像科与临床各科室之间的医学影像数据的网络传输、信息共享和影像数字化诊断。其特点（或关键）是它和 RIS、HIS 很好的整合成为医院的信息化系统，医院各个科室围绕影像数据互相配合协同工作。Full PACS 不但与患者相关信息的管理结合起来，具有患者信息登录、预约、查询、统计等实用性功能；而且以数字化影像诊断（无纸化、无胶片化）为核心的大型网络系统为基础，将全院影像设备资源和人力资源进行了更合理更有效的配置。影像科室医生可通过 Full PACS 提高影像诊断水平和工作效率，为临床医生提供数字化的患者图像及诊断报告；临床医生通过 Full PACS 为影像医生提供患者其他病历和病程信息，还可调阅患者图像及诊断报告，实现诊治资源的最大化共享。这是 PACS 建设的第二个阶段。

3. Enterprise PACS　是大型企业级 PACS，它是在院级 PACS 的基础上，通过 Internet 将各个医院或城市间的 PACS 进行连接。各个医院的 PACS 可以借助公共通信网络进行更丰富的影像和资料交换，医生也可以在医院以外的任何地方通过互联网使用院级 PACS 来提取、浏览患者的影像和资料并作出诊断。通过语音和图像数据的高速实时传输，企业级 PACS 实现了异地专家会诊并发展了远程放射学。这是 PACS 建设和研究的最新方向。

### （二）按照系统结构形式分类

按照系统结构形式 PACS 可以分为两类（图 8-1）。

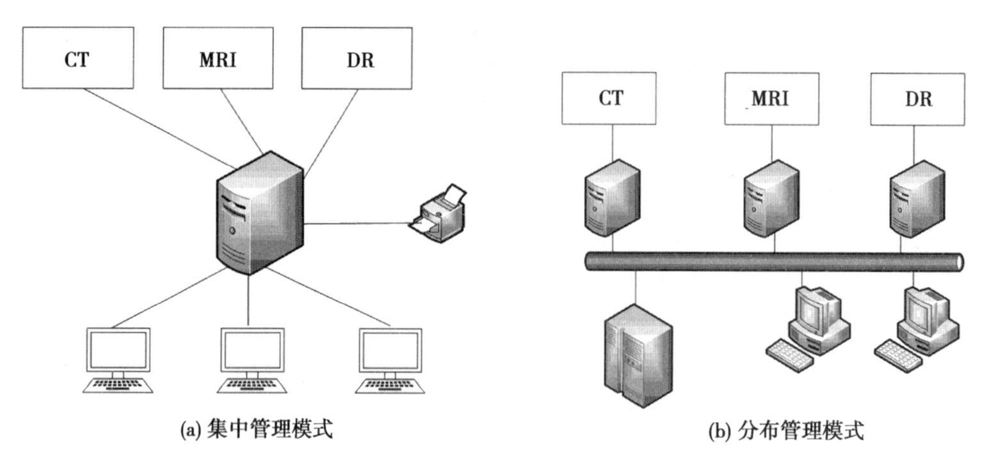


图 8-1　PACS 的系统结构分类

1. 集中管理模式（central management）　集中管理模式由一个功能强大的计算机作为中央服务器，连接并管理所有的 PACS 影像设备、用户终端设备和数据存储设备，负责所有影像信息的获取、存储和网络传输。这种模式的特点是提供全面的系统运行控制和集中的管理服务。医学影像数据存储在中央服务器上，当系统中的用户要进行影像的检索或查阅时，服务器的数据库管理系统调用影像数据并传输到终端显示设备，所以该系统易实现、管理和维护。但是由于当有图像数据都放置在一个服务器上时，图像数据量巨大造成网络传输时间较长，尤其是多个用户同时使用时，因此该模式对网络带宽、传输速率、系统管理软件和设备硬件的稳定性及可靠性要求较高。

2. 分布管理模式（distributed management）　分布管理模式由多个相对独立的子系统组成，

每一个子系统有独立的服务器，存储系统和工作站负责相应部门的影像设备和资料的管理，同时整个系统配置了数台专用中央服务计算机进行整个系统的调度管理、数据库管理和安全性检查。所有的服务器、客户端和工作站计算机由网络互联通信。这种模式的影像数据和资料信息分别存储在不同的计算机上，这些数据可以被网络中的用户合法共享。由于采用了分布式管理和多点存储，此管理模式具有较高的系统可靠性、稳定性和网络输出能力，但增加了系统复杂性，其实现和维护需要较高的费用。

## 二、PACS 的结构

一个 PACS 的基本系统结构包括图像获取子系统、PACS 控制子系统和图像处理显示子系统，子系统又可以细分成医学图像采集、大容量数据存储、数据库管理、图像显示和处理、用于传输图像的通信网络等五个组成单元。同时，PACS 又包括了与医院信息系统（hospital information system，HIS）及放射科信息系统（radiology information system，RIS）互联的接口（图 8–2）。HIS 是利用计算机软硬件技术、网络通信技术等现代化手段，对医院及其所属各部门的人流、物流、财流进行综合管理，对在医疗活动各阶段产生的数据进行采集、储存、处理、提取、传输、汇总、加工生成各种信息，从而为医院的整体运行提供全面的、自动化的管理及各种服务的信息系统。RIS 是进行放射科的登记、分诊、影像诊断报告以及放射科的各项信息查询、统计等工作的管理系统；它全面汇总信息资源、整合科室工作环节、优化工作流程；又与 PACS 系统紧密相连，构成医院数字医疗设备、影像及报告管理的信息平台。

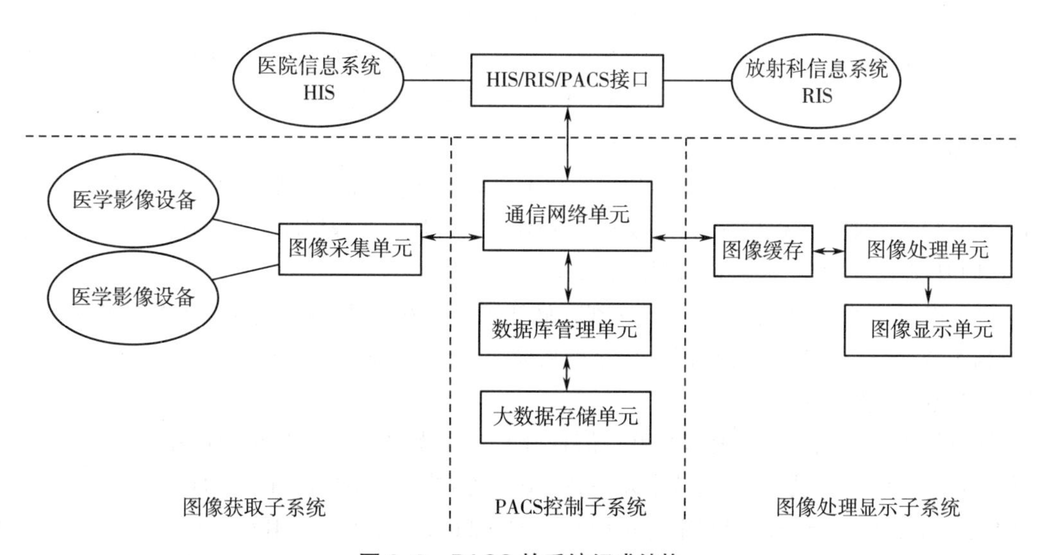


**图 8–2　PACS 的系统组成结构**

### （一）医学图像采集单元

医学图像采集单元是图像获取子系统的一部分，此单元连接着 CR、DR、DSA、CT、MRI、超声、核医学、内镜等医学影像设备。它的主要任务是：①从影像设备采集图像数据；②将图像数据转换成 PACS 的标准格式（DICOM3.0）；③将图像数据压缩和传送到 PACS 控制子系统。

图像的采集根据图像源的不同可分为数字图像采集、视频图像采集、已存胶片图像的采集等。

1. 数字图像采集　即指医学成像设备本身产生的就是数字图像，可以直接取出。如 CT、MRI、DR 等成像设备，它们一般都有数据输出的通讯接口，它们都遵循 DICOM3.0 标准，使得医学影像设备的数据采集变得容易，并使不同的生产厂商生产的数字设备之间很容易实现互联。

2. 视频图像采集　有很多医疗图像检查设备如 B 超、各种内镜等输出的信号都是视频信号，采集这类图像数据一般采用图像采集卡，通过 A/D 转换将模拟信号变为数字信号并编码为

标准DICOM数据后存入计算机。

3. 已有胶片图像采集　这类图像可使用激光数字化仪、CCD数字化仪等设备，将光学信号转换为电信号，再将模拟信号转换为数字信号，产生数字化的图像，输入计算机。数字化后会产生一定程度的失真，为了在采集图像时减少失真，选用的数字化设备要有相当高的空间分辨力和足够的灰度范围。

图像获取子系统通过网络系统的DICOM网关，把符合DICOM标准的图像文件传送给PACS控制子系统。网关可以实现DICOM图像文件的存储、传送、接收、压缩、转发、查询、应答、提取、回传等传输和管理功能。

**（二）大数据存储单元**

PACS控制子系统的主要功能有：图像接收、图像存档、图像路由、数据库更新、与HIS/RIS连接、数据压缩等。大容量数据存储单元是PACS控制子系统的核心组成之一，其中包括了信息数据库和图像存储库。

信息数据库负责接受和管理病人的基本信息，即文本资料，如诊断报告、临床数据、登记信息、病例等，可进行查询、提取、分类和转发。它采用多级存储方式：一级在线存储应用磁盘阵列，保证60～90天的常用数据量；二级离线存储采用磁带库或光盘塔，具有自动数据备份、自动数据迁移和自动回放功能，具有较强的容量扩展能力。

图像存储库是由存档服务器、图像数据库和存档库组成。采集计算机从成像设备获得的图像首先送到服务器，然后存储在光盘库，最后传送到显示工作站。

（1）存档服务器：是图像存储库的中心，管理图像数据在PACS系统中的流动，实现图像的存储、检索、提取、编组等操作。存档服务器采用有损压缩技术将图像数据压缩后存档。服务器缓存使用大容量廉价冗余磁盘阵列（RAID）或硬盘短期暂存图像数据，用户能快速检索最近获得的图像。

（2）图像数据库：采用大型关系数据库技术，具有一个镜像服务器备份，以保证数据库能不间断地运行。除支持图像检索外，还要与RIS/HIS互联，从这些数据库中获得病人信息。具有分级管理和权限设定功能，以保证数据库的安全性。

（3）存档库：用于中、长期存档。在线存储使用光盘库和磁带库，光盘库由多个光驱和磁盘控制器组成，允许在多个光驱同时进行存档和检索，盘片采用CD-R、MO、DVD盘。离线永久存储采用光盘库或磁带库。

医学影像信息的一个重要特征就是信息量大，日益增加的信息量会加重存储负荷，影响网络传输速度，所以采用图像压缩技术以提高PACS的数据传输率就显得尤为重要。目前公认的图像压缩标准有联合图片专家组（Joint Photo-Graphic Expert Group，JPEG）和运动图像专家组（Moving Picture Expert Group，MPEG），它们分别适用于静止图像和运动图像的压缩编码。医学图像大多为静止图像，应当根据JPEG标准实施压缩。JPEG适用于X线、DSA、CT、MRI及超声等一切灰度图像及真彩色图像的压缩。

图像压缩技术分为有损图像压缩技术和无损图像压缩技术两类。有损图像压缩技术，图像有信息丢失或失真，压缩比可达10∶1~20∶1，占用的存储空间小，具有一定的经济性和实用性。无损图像压缩技术可保留图像原有细节，几乎没有信息的丢失，诊断正确性高，但压缩比较低，一般情况下仅为1.5∶1~3∶1，平均压缩率为2∶5，占用的存储空间大，传输慢，工作效率低。由于图像关系到医学影像的诊断，故对于肺部及乳腺等层次丰富、结构细微的组织，主要采用无损压缩。

**（三）数据库管理单元**

数据库管理单元也是PACS控制子系统的核心组成之一，负责数据存储的管理和信息查询。此单元实现对短期、中期和长期病患信息和图像存档数据的分级管理。系统要保证数据的完整性，从成像设备获得的图像信息不能被丢失；要提高系统效率，缩短显示工作站对数据的访问时

间。存储管理系统中一般有四种存储介质,RAID 用于立即访问当前图像,硬盘用于快速检索缓存,可擦除光盘用于较长期存档,WORM 用于永久存档。存储系统还有图像预取、存储计时准则、病案分类等功能。图像预取:当病患作检查之前,把该病人以前存档的检查信息预取到显示工作站。存储计时准则:包括放射检查时间、住院或出院时间等,要按照计时准则实现存储容量的动态控制,转移和删除要确保无误。病案分类:当病人住院或转院时,将其先后保存的所有图像连续归档到光盘。

**(四)图像处理和显示单元**

图像处理显示子系统负责对数据存储单元的图像进行查询、分析和处理等,并把处理结果输出到影像显示工作站。在监视器和图像工作站几乎可瞬时显示整幅图像,又可采用搜索、回放、缩放等多种显示方式。使用计算机技术进行窗口调节、边缘增强、灰度变换、对比度增强、降噪及锐化、滤波和伪彩色增强等一系列后处理技术,这部分由图像工作站来完成。

硬件由图像处理器、缓存、显示器和存储器组成,通过通信网络和应用软件与 PACS 控制器交换信息。图像处理器由图像存储器、像素处理器和视频输出器组成,通过公用总线实现数据的可视化转换。显示工作站的存储器要求容量大、速度快,普通磁盘有时不能满足要求,常用 RAM 和磁盘阵列两种高速存储设备。显示工作站还包括本地数据库和各种处理软件。

图像工作站有如下几种用途分类:①影像显示工作站;②影像处理工作站;③图像分析工作站;④质量保证工作站。质量保证工作站用于控制影像采集的参数、调整图像显示效果、确认可处理的图像参数、控制对受检体统计学有用的数据、设定图像属性等。PACS 中影像的质量控制和质量保证是技术员的一项重要任务。

**(五)通信网络单元**

通信网络单元是 PACS 中各种数字化图像和相关信息交换和传输的路径和通道。医学数据交换标准主要有 HL7 和 DICOM,前者主要用于文本数据交换,在 HIS/RIS 中使用;后者用于图像数据交换,在 PACS 中使用。

通信网络的主要技术指标有:①带宽是传输信道的通频带宽度,即信号基本不失真的范围;②容量是信道的最大传输能力,即单位时间内传输信息的最大流量;③传输速率是单位时间内传输的二进制位。按覆盖范围分类,通信网络包括 10 公里以内的局域网(LAN)、几十公里内的城域网(MAN)和覆盖几千公里的广域网(WAN);按传输速度分类,通信网络包括传输速率小于 10Mbps 的低速网络、100 Mbps 的中速网络和大于 155Mbps 的高速网络。

PACS 的通信网络可由低速的以太网、中速的光纤分布式数据接口网(FDDL)和高速的异步传输模式网(ATM)构成。目前医院内部由于距离较短,一般采用局域网用于传输图像,具有在医院内部范围内传输速率高、编码率低、实时传输等优点;而主干网用千兆或百兆以太网。由于成像速度较慢,在成像设备和图像采集计算机之间可采用十兆以太网连接;而 PACS 控制器到采集工作站或显示工作站之间用百兆以太网连接。

PACS 同时具有多个外联的接口和网关。HIS 网关采用 HL7 框架结构,是 PACS 与医院信息管理系统(HIS)的接口,负责 PACS 与 HIS 之间的信息交换。Web 网关是 PACS 与 Internet 的接口,通过 Web 网关可以实现远程影像传输,能够进行远程医疗服务、远程放射学研究和远程继续教育等。

## 三、PACS 工作流程

PACS 主要实现了医学影像的采集和数字化,数字影像的存储和管理,数字化医学影像的高速传输,影像的数字化处理和重现,影像信息与其他信息的集成等这五个方面基本功能。为实现以上功能,PACS 的工作流程可概括为:由医学影像设备产生受检体的诊断图像及相关信息,通过图像采集单元获得标准格式图像数据,通信网络将图像数据传输到 PACS 控制子系统,在数

据库管理单元的控制和协调下，以不同的形式保存到大容量数据存储单元，根据查询或预设命令，特定的图像和相关信息被送到指定的图像处理和显示单元，并可通过网络和外部接口获取HIS/RIS信息或者将检索的图像信息传输到其他远程医学影像服务网络。

# 第四节　PACS应用与管理

## 一、PACS应用

PACS应用的目标是：实现放射科室及整个医院的医学影像的管理和诊断无胶片化、无纸化、计算机化、网络化和信息化；提高医院信息资源的共享率；缩短病患在医院的非诊疗时间成本；提高诊疗质量和医院效率；优化医院运营成本。

### （一）PACS与传统胶片的应用比较

传统放射科的工作流程包括了十二个步骤：病人登记，查找病人的历史检查，在设备上重新输入病人的信息，进行检查，冲洗胶片，病人等待，放射科医生诊断并报告，报告审核，临床医生借片参考，病人等待，取回胶片和报告，胶片存储。其中病人在冲洗胶片和临床借片时需要等待较长的非诊疗时间，同时由于手工存储会导致胶片丢失。而在具有PACS系统的放射科以上流程可以缩减成：病人登记，影像采集，放射科医生诊断报告，报告审核，发送到临床医生计算机。因为病人的医学影像和诊断报告被数字化的自动存储和传输到临床医生客户端，所以病人只在医生诊断和报告时进行了等待，而且计算机存储影像数据消除了胶片丢失的可能性。

### （二）PACS图像数据的应用

相对于胶片化的医学影像，PACS的重要应用是实现了图像的高效储存、图像的有效管理和图像的分析处理。PACS采用了三级存储方式：在线存储、近线存储和离线存储，所以保证了医学影像数据和相关信息的完整性，保证了数据存储和查询的高效性和系统信息的安全性。由于PACS使用了医学影像数据的数据库管理，通过数据复制产生图像副本，不需要进行传统的胶片冲洗，减少了胶片制作、存储和耗材的费用，提高了管理效率。因为PACS使用的数字化图像含有丰富的信息，图像的后处理可以更详尽的观察医学影像，更有效的挖掘影像的潜在信息，更完善的进行量化分析。尤其是PACS具有三维直观图像处理与诊断分析和计算机辅助诊断能力，这是传统胶片影像望尘莫及的。

### （三）PACS与HIS/RIS的集成

PACS和HIS/RIS的融合与集成又进一步的提高了医院的工作和管理效率。医院信息系统（HIS）是指利用计算机软硬件技术、网络通信技术等现代化手段，对医院及其所属各部门的人流、物流、财流进行综合管理，对在医疗活动各阶段中产生的数据进行采集、存储、处理、提取、传输、汇总、加工生成各种信息，从而为医院的整体运行提供全面的、自动化的管理及各种服务的信息系统。因此其目标是用计算机和通信设备采集、存储、处理、访问和传输所有和医院相关的病人医疗信息和管理信息，满足所有授权用户功能上的要求。作为HIS的有机组成部分，放射科信息系统（RIS）是利用计算机技术，对放射学科室的数据信息，包括图片影像信息，实现输入、处理、传输、输出自动化的计算机软件系统。和PACS比较，RIS涉及一般数据信息包括受检者个人信息、检查申请信息、检查结果及结论信息，监控受检者诊疗流程，以及科室运作、管理的其他辅助信息。

PACS和HIS/RIS可以通过数据库直连、中间层数据交换、HL7标准通信方式的三种方式互联集成。PACS是以图像信息为主要管理对象，HIS/RIS是以文字、数据信息为主要管理对象。RIS和PACS是紧密相连的，构成医院数字医疗设备、影像数据及报告管理的整体解决方案。在HIS/RIS与PACS之间的信息交流过程中，首先是HIS/RIS将患者的检查安排信息和检查病人的自然信息、标识信息、诊断信息等传递给PACS，而PACS则将检查所得图像信息与患者相关信

息一起保存于 PACS 中,并为 HIS/RIS 提供多线索的查询、调阅、显示功能。它们之间的信息交换与共享是提高医院信息化管理水平的重要途径。

**(四) PACS 应用的基本业务流程**

目前使用 PACS 的放射科室,都遵从了以下标准业务流程:

1. 检查信息登记输入　前台登记工作站录入患者基本信息及检查申请信息,也可通过检索 HIS/RIS 系统(如果存在 HIS 并与 PACS/RIS 融合)进行病人信息自动录入,并对病人进行分诊登记、复诊登记、申请单扫描、申请单打印、安排分诊等工作。

2. 工作清单服务　病人信息经录入后,其他工作站可直接从 PACS 系统主数据库中自动调用,无需重新手动录入;具有工作清单(WorkList)服务的医疗影像设备可直接由服务器提取相关病人基本信息列表,不具备此功能的影像设备通过医疗影像设备操作台输入病人信息资料或通过分诊台提取登记信息。

3. 影像获取　对于标准 DICOM 设备,采集工作站可在检查完成后或检查过程中自动(或手动)将影像转发至 PACS 控制子系统。

4. 非 DICOM 转换　对于非 DICOM 设备,采集工作站可使用 DICOM 网关接口收到登记信息后,在检查过程中进行影像采集,采集的影像自动(或手动)转发至 PACS 控制子系统。

5. 图像调阅　患者在检查室完成影像检查后,医师可通过阅片室的网络进行影像调阅、浏览及处理,并可进行胶片打印输出后交付患者。需要调阅影像时 PACS 系统自动按照后台设定路径从主服务器磁盘阵列或与之连接的前置服务器中调用。在图像显示界面,医师一般可以进行一些测量长度、角度、面积等图像后处理,在主流 PACS 中,除了测量功能外,都会提供缩放、移动、镜像、反相、旋转、滤波、锐化、伪彩、播放、窗宽与窗位调节等图像后处理功能。

6. 报告编辑　患者完成影像检查后由专业人员对影像质量进行评审,并进行质量分析。完成质量评审控制后,诊断医生可进行影像诊断报告编辑,并根据诊断医师权限,分别进行初诊报告或报告审核工作。在书写报告过程中,可使用诊断常用术语模版,以减少医生的键盘输入工作量。诊断报告审核过程中可对修改内容进行修改痕迹保留,可获得临床诊断、详细病史、历史诊断等信息,可将报告存储为典型病例供其他类似诊断使用及科室内的学习与提高。审核完成的报告通过打印机进行输出后由医师签字后提交,同时诊断报告上传至主服务器存储备份。打印完成后的报告不能再进行修改,但可以只读方式调阅参考。

**(五) PACS 的系统建设与软件应用**

为了实现以上应用,医院在 PACS 设计阶段就应当明确所建设信息系统的具体规模与应用范围。医院的决策层与信息主管人员需要与系统承建商预先确定好所建的 PACS 是实现影像科室的影像存储与调阅,还是全院规模的影像调阅,需要界定普通放射、CT、MR、超声、内镜、核医学、放射治疗科等是否全部纳入 PACS 的范围内,而后精心设计系统构架,最终达到预定的应用目标,完成 PACS 的建立。在我国 PACS 的建设中一般遵循由小到大、分布实施、量体裁衣、分期到位的总原则。

PACS 在临床应用中,需要使用各种软件,如 PACS 服务器管理软件、PACS 影像工作站软件、存储与诊断工作站软件、PACS 工作流程管理软件等。PACS 将数据图像信息进行大容量储存并有效地进行管理,将数字图像代替胶片,实现了无胶片化,医生能够随时、随处、快速、准确地在 PACS 的任一显示工作站调阅图像,进行诊断或信息讨论,提高了工作效率与诊断水平,最终能够实现医院的现代化信息管理,带来更高的社会效益与经济效益。

## 二、PACS 管理

**(一) PACS 的稳定性与安全性**

为了增加 PACS 稳定性与安全性,可以采用以下三种措施:

1. 系统维护　PACS 是一个庞大的系统，难于集中管理，医院应配备专业技术人员定期进行设备、网络的检查和维护，使用不间断电源防止意外断电，维持系统的稳定性，确保 PACS 的正常运作。

2. 合法用户和权限设置　PACS 应设置用户登录环节，只有合法用户才能进入系统并使用。同时影像科室的使用权限应高于其他科室，防止非合法用户对患者资料的删除或修改，保证医疗资料的准确性。此外，还应设专人负责对计算机系统软件、程序的修改与完善。

3. 防范计算机病毒　一旦受到病毒感染，网络系统将会瘫痪，特别是与 HIS 相连的接口，会使整个医院的运行受到影响，医疗数据也会受到破坏。有效的措施是安装防火墙，定时查杀病毒，经常更新杀毒程序，尽量将工作站上的软驱、光驱及 USB 接口撤销，做好数据的备份工作。

### （二）PACS 工作流程的优化

工作流程是目前医院信息化建设中十分重要的一部分，优化工作流程能够有效地提高工作效率，降低患者就诊时间。依照就诊的流程，最大限度地优化工作流程，首先需要提供唯一的患者标识号（identification，ID）；其次，在统一 ID 号的前提下，需要将 PACS 与 HIS/RIS 等高度整合。其整合要求为：医生工作站能够开出网上的电子预约申请，RIS 能够实时接收申请，并对工作任务进行安排，PACS 能够获取 RIS 中的工作任务安排。检查结束后，影像能提供给 RIS 诊断报告系统及临床医生工作站调阅。患者在做影像检查时的各个状态能够在临床医生工作站明确显示，这样可以使临床医生尽早阅读影像诊断报告为患者进行诊断治疗。

### （三）PACS 的管理保障

1. 培养 PACS 技术保障人员　计算机、医学影像设备日益发展，各医院应根据需求培养或引进能够掌握现代化数字医学影像设备应用和计算机技术的高素质人才，并规划、统筹实施 PACS 建设的发展。

2. 制订 PACS 管理制度　针对数字影像设备特点及 PACS 的工作流程，建立培训上岗机制，制订日常工作管理制度，明确岗位管理条例，责任到位，确保 PACS 正常运行等。

## 三、远程放射学

远程放射学（tele-radiography）是将数字化的医学影像和病人相关信息通过远程通信网络从影像采集地传输到一个远程地点，由远端的放射科医生进行诊断或多点会诊的学科。因此远程放射学可以分别在两地实现检查和诊断，从而解决医疗资源的不平衡及放射科医学专家相对集中的问题，同时降低了病患或医生跨地域诊疗的出行成本。远程放射学有三种服务模式：①远程诊断：放射检查完成后，将图像和相关信息传送到远端专家所在地进行诊断，该过程不要求立即执行，可以在图像收到后一天内完成。②远程会诊：病人可以在医院等候结果，要求两地或多地专家的共同诊断意见在半小时内完成。③远程咨询：需要实时操作图像，病人可能在检查台上，医生要求立即得到异地专家的指导意见，以便作进一步检查。

远程放射系统（tele-radiography system）是 PACS 跨越空间和地域的延伸。通常意义下，PACS 是指局限于医院内或放射科室内的图像存储和传输系统，属于小范围局域网通信，距离一般不超过 10km；而远程放射系统是通过远程通信技术与医学信息相结合的科学技术，主要利用公共交换电话网（PSTN）、综合业务数据网（ISDN）、数字数据网（DDN）、帧中继、ATM、T1 或 E1 专用线、混合光纤同轴网（HFC）和卫星通信等进行远距离的图像传输，也可以通过 Internet 传送图像。

远程系统的档次主要表现在图像传输的质量，即通信系统的传输速率和传输带宽，传输速率大于 2Mbps 时图像数据基本不失真的网络被视为宽带网。根据城市之间和城乡之间的电信基础，远程放射系统可分为三个档次类型：

第一种为低速、窄带远程放射系统。它以普通的 PSTN 为基础，以多媒体 PC 为平台。传输速率由微机配备的调制解调器（Modem）的速率（144~366Kbps）决定。其最大的优点是投资少，通信费用不高。但由于传输速率慢，监视器分辨力有限，所以仅适于 CT、MRI、静态超声图像以

及个别部位X线照片等中低分辨力图像的远程会诊。

第二种为中速远程放射系统。它以ISDN为骨干，以计算机工作站为平台，同时配备X线胶片数字化仪。ISDN建立在现有PSTN基础上，通过一对用户线为客户提供多种综合业务，包括电话、数据、图像、电视会议等。它可在普通市话线路上实现基础速率带宽（64~128Kbps）的传输，在干线网实现主速率带宽（1.92Mbps）的传输。计算机工作站通过基础速率接口（BRI）或主速率接口（PRI）上网；模拟电话、传真机通过适配器上网。ISDN很适用于分散用户间歇型通信，是一种先进的数字通讯系统，它将取代现有的大部分电话系统，使音频和非音频的业务一体化。这一技术将使异地的医学影像设备以快速的数据流（欧洲144Mbps，美国为155Mbps或622Mbps）连为一体，解决了远程放射学的关键问题，即图像的传输问题。通过中速远程放射系统，医生能快捷地获取其他医院或医疗机构的图像，而且可以随时随地与外地专家进行会诊、交流。

第三种为高速宽带远程放射系统。它运用了异步传输模式（ATM），以光纤为骨干，是一种以信息元为单位、应用于网络主干的高速联网技术。在同一网络上可以高速传输包括语音、图像等所有数据形式的信息，其速率可从1.54Mbps到高达2.4Gbps（=2400Mbps）。如此高的带宽足以满足远程医学涉及所有领域。异地放射专家也完全可以实时指导远在ATM接口另一端的放射医师进行超声心动图检查，就像坐在一个办公室会诊一样。目前，这种系统虽然成本昂贵，但是随着我国经济和科学技术的发展，价格逐渐下降，光纤入户计划正在普及，因此高速远程放射系统的通信网络基础正在逐步完善。

PACS是在处理放射科图像的基础上逐渐发展起来的，目前应用范围已经覆盖了CR、DR、DSA、CT、MRI、超声、核医学、病理学和ICU等。它和HIS/RIS的结合提供了高质量管理和高效率运作的信息平台，能减轻医务工作者的工作强度，能为病患提供优质的服务。同时，远程放射学作为远程医疗重要的一部分是目前国内外研究的一个热点，不同地点、不同时间的用户可以通过网络同时浏览同一幅图像，进行读片、异地会诊、交流经验等。高质量的影像诊断和分析，大大提高了医疗资源缺乏地区的医疗水平。随着各级PACS在医院的实施，以及计算机技术和通讯网络技术的发展，高质量医学影像的获取、传输、归档等问题都会迎刃而解，因此远程放射学的发展潜力巨大，前景光明。

## 小　　结

本章叙述了PACS的概念、优势、分类、构成及工作流程；介绍了DICOM标准、HL7标准、HIS、RIS与图像压缩等相关技术；强调了PACS的临床应用、业务流程及其管理要求；最后简述了PACS所延伸出的远程放射系统。

（韩　立）

## 思考题

1. 简述PACS的基本概念和优越性。
2. 简述PACS的系统分类和主要功能。
3. 简述DICOM标准、HL7标准、HIS、RIS的基本概念。
4. 简述PACS的工作流程和使用PACS的业务流程。
5. 简述高速宽带远程放射系统和其应用展望。

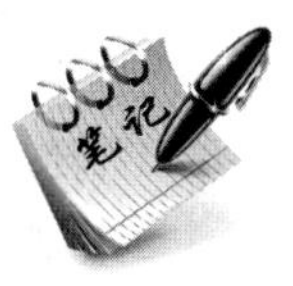

# 附录　医学影像成像原理实验

## 实验一　X线影像的观察

**【实验目的】** 加深理解和认识被检体在X线透视和X线摄影照片上形成影像的原理和特点。

**【实验原理】** X线透视是利用X线的穿透作用和X线的荧光作用。若被检体组织密度大,厚度大则吸收X线多,透过X线少,激发荧光屏产生的荧光少,显示低亮度影像;反之,显示高亮度影像。X线透视影像称为正像。X线摄影是利用X线的穿透作用和X线的感光作用。若被检体组织密度大,厚度大则吸收X线多,透过X线少,使胶片还原银原子少,照片上光学密度低呈透明影像;反之,光学密度高呈黑色影像。X线摄影形成的照片影像称为负像。

**【实验仪器设备】** 透视用X线机、模拟人、胸部正位X线照片若干张、观片灯等。

**【实验方法与步骤】**

1. X线正像观察

(1) 在透视室内对模拟人(或志愿者)进行胸部透视。

(2) 识别荧光屏上的肺、心脏、肋骨的影像,观察荧光屏上明、暗不同组织的影像表现。

(3) 使模拟人(让志愿者)做深吸气和深呼气,观察膈肌的动态变化。

(4) 使模拟人(让志愿者)双上肢上举环抱于头,使身体向左或右转动,观察模拟人(或志愿者)不同体位的不同影像。

2. X线负像观察

(1) 将胸部X线照片置于观片灯上。

(2) 在观片灯下观察胸部X线照片,识别肺、心脏及肋骨等影像。

(3) 观察组织密度高(心脏、肋骨)和组织密度低(肺)的光学密度情况。

3. 比较胸部X线照片影像和透视影像的不同之处。

**【实验结果讨论】**

1. 以胸部为例说明同一组织或器官在X线照片和X线透视下的不同之处?

2. X线透视和X线摄影各有哪些优缺点?

3. 膈下游离气体和手指骨在X线透视和X线照片上有何不同?

## 实验二　X线胶片特性曲线的制作及特性值测试

**【实验目的】** 掌握利用X线双倍曝光法制作胶片特性曲线的方法,学会计算X线胶片特性值。

**【实验原理】** X线胶片上得到不同的曝光量就会产生不同的光学密度。利用铝梯按一定差值衰减X线量,获取胶片上所得到的相对曝光量及其对应产生的密度值,按胶片特性曲线定义的坐标系描出胶片的特性曲线。

**【实验仪器设备】** 医用X线机、铝梯、医用X线胶片、暗盒、增感屏、透射密度计等。

**【实验方法与步骤】**

1. 拍摄铝梯单、双倍曝光照片　将X线胶片放入带有增感屏的暗盒内,将铝梯置于暗盒上,对铝梯进行曝光,用铅橡皮盖住铝梯的一半,采用同样的曝光条件再一次曝光。冲洗后得到铝梯的单、双倍曝光像。另外,为了能得到基础灰度,曝光时可在铝梯的旁边放置一块铅橡皮。

2. 在同一坐标系下绘制出单、双倍曝光曲线　①用透射密度计依次对单、双倍铝梯的各阶的密度进行测量;②在同一坐标系下绘制出单、双倍曝光曲线,横轴为铝梯的厚度,纵轴为X线照片的密度。

3. 绘制X线胶片的特性曲线、计算X线胶片的特性值　按第二章第一节所述的绘制方法绘制出胶片的特性曲线,其横轴为相对曝光量,纵轴为密度;计算X线胶片的特性值。

**【实验结果讨论】**

1. 记录并求出相关各特性值。
2. 比较两种胶片的感光特性。
3. 试讨论分析各感光特性值对照片影像的影响。
4. 讨论感光测定的临床应用。

## 实验三　增感屏增感率的测试

**【实验目的】** 熟悉并掌握增感屏增感率的测试及感度比的计算。

**【实验原理】** 利用增感屏的增感率估算值,选择合适的曝光条件的时间值分段曝光,并描出使用增感屏和不使用增感屏时的曝光时间和密度值的关系曲线,得出密度为1.0的两个曝光时间值,计算得出曝光时间倍数从而得出增感率。

**【实验仪器设备】** X线机、增感屏、暗盒、铅板、X线胶片、冲洗药液及器具、透射密度计。

**【实验方法与步骤】**

1. 曝光　①暗盒内使用被测增感屏。裁切X线胶片,装入暗盒。用铅板遮盖不需曝射部分,以不同mAs(固定mA值,变动曝光时间),对胶片进行分段曝光。②不用增感屏,将裁切下的胶片装入暗盒。用铅板遮盖不需曝光部分,以不同的mAs(固定mA值,变动曝光时间),对胶片进行分段曝光。

2. 冲洗加工　将两张已曝光的胶片,用同一冲洗加工条件及方法进行冲洗加工。

3. 密度测定　用透射密度计测定各段密度,并记录数值。

4. 绘制曲线图　将方格纸的一边作为横坐标,标出各种曝光间的位置。在与横坐标垂直的位置上作一纵坐标,标出照片的密度值。将两张照片不同曝光时间对应的密度值标出,作成曲线图,得出A、B曲线。

5. 增感率计算　分别从A、B曲线上,找出密度为1.0时的曝光时间$t_1$和$t_2$。按下列计算式计算增感率:

$$增感率=t_2/t_1$$

注:如测量两种以上增感屏的相对增感率,则分别用参比屏(增感率为40的中速钨酸钙屏)及被测屏进行分段曝光,然后绘制各屏的不同曝光时间与密度值的曲线,计算出相对增感率。

**【实验结果讨论】**

1. 计算得出实验增感屏的增感率。
2. 讨论增感率及相对增感率的临床应用意义。
3. 分析影响增感率的因素有哪些?

## 实验四　X线管有效焦点的测试

**【实验目的】** 了解X线管有效焦点的测试方法。

**【实验原理】** 利用小孔成像原理对X线管的焦点成像,按国际辐射单位与测量委员会推荐的测量方法测量并修正得出有效焦点的大小。

**【实验仪器设备】** 小孔照相设备、放大镜(标有0.1mm刻度)、单面药膜X线胶片、X线机、水准仪、米尺、冲洗设备。

对小孔的要求是:材质为国际辐射单位与测量委员会推荐的合金,即金铂合金(90%的金和10%的铂)，或钨合金(钨占 90% 以上)，或铱(10% 以下)和铂合金。其尺寸大小及测试时使用的放大率，如下表所示。

| 焦点的尺寸 F | 直径 D(mm) | | 深度(mm) | | 放大率 |
|---|---|---|---|---|---|
| | 公称值 | 公差 | 公称值 | 公差 | |
| 0.3≤F≤1.2 | 0.030 | ± 0.005 | 0.075 | ± 0.010 | 3 |
| 1.2<F≤2.5 | 0.075 | ± 0.005 | 0.350 | ± 0.010 | 2 |
| 2.5<F | 0.100 | ± 0.005 | 0.500 | ± 0.005 | 1 |

注：若无标准小孔，也可在一个 1mm 厚的铅板上作一微孔来代替。

**【实验方法与步骤】**

1. 将针孔板置于 X 线管下，并用水准仪使小孔成像轴向垂直于胶片。使中心线垂直穿过小孔到达胶片。

2. 根据 X 线管焦点大小，按上表选择适当的小孔及放大率。

3. 使用单药膜胶片，并按下表摄影条件曝光。将所得曝光胶片进行暗室处理，使照片焦点像的最大密度值为 0.8~1.2。

| 最高使用电压(kV) | 测试管电压(kV) | 测试用管电流量 |
|---|---|---|
| kV≤75 | 最高使用管电压 75kV | 实验所用管电压下的最大容许电流的 50%，曝光时间 0.1S |
| 75≤kV≤150 | 最高使用管电压的 50% | |
| 150<kV | | |

4. 通过附有刻度 0.1mm 的 5 倍或 10 倍放大镜，用肉眼读出照片上焦点的长、宽数值，将该焦点放大像的长、宽尺寸数值除去放大率(焦点的长需乘以 0.7 作为修正)，得到实际的有效焦点大小。

**【实验结果讨论】**

1. 计算得出有效焦点的大小。

2. 观察 X 线焦点的线量分布特点及形状。

3. 分析有效焦点线量分布与阴极结构的关系。

## 实验五　照射野的线量分布

**【实验目的】** 了解照射野的线量分布。

**【实验原理】** 利用具有多列针孔的铅板对 X 线焦点成像，以观察照射野内各点的有效焦点的大小及光学密度(代表线量多少)的大小。

**【实验仪器设备】** 有大、小焦点的 X 线机，胶片数张，直尺，支架；长 20cm、宽 10cm、厚 0.3mm 的铅板 1 块，铅板上穿有平行铅板长轴的数行等距的小孔，行距为 1cm，小孔间距为 1cm。

**【实验方法与步骤】**

1. X 线管长轴方向有效焦点尺寸的测试

(1) 将装有胶片的暗盒放在摄影台上，并使胶片长轴平行于 X 线管长轴。在暗盒中放一支架，已打孔的铅板置于支架上，焦点 - 铅板距离为 20~25cm，使铅板的中间一行小孔平行于胶片长轴，且使居中的小孔与中心线垂直。

（2）作好阳极或阴极端标记。

（3）调整X线管，使长轴平行于胶片长轴，焦点至小孔距离与小孔至铅板距离相同，中心线对准铅板上居中的小孔垂直射入胶片。

（4）摄影条件为50kV、100mA、0.1s，采用小焦点，曝光1次。

（5）更换胶片，用大焦点，曝光条件同上。

2. X线管横轴方向有效焦点尺寸的测试　测试方法除使胶片盒与X线管长轴方向垂直外，其他与上述步骤相同。

3. 照射野不同方位的线量分布测定

（1）取12cm×35cm胶片一张装入暗盒，置于摄影台上。

（2）X线管长轴与胶片长轴平行。

（3）X线中心线对胶片中点曝光。

4. 上述5张胶片用相同条件冲洗加工。用密度计测量照射野不同方位上各点的密度值（线量分布）。

**【实验结果讨论】**

1. 观察照射野各方位上的有效焦点的大小变化。

2. 观察比较照射野各方位上的线量分布。

## 实验六　X线管焦点极限分辨力的测试

**【实验目的】** 掌握X线焦点的极限分辨力的测试方法。

**【实验原理】** 利用星卡成像观察并测量星卡照片上两个方向上的最外模糊区直径的尺寸，根据星卡的圆心角值计算出模糊区星卡铅条的线对宽度，从而得出焦点面上X线管短轴方向与X线管长轴方向的极限分辨力。

**【实验仪器设备】** X线机、星形测试卡、直尺、微粒胶片、观片灯、带刻度的放大镜、胶片冲洗设备。

**【实验方法与步骤】**

1. 将星形测试卡置于X线管与胶片之间（星卡至窗口距离大于25cm）。X线中心线对准星卡中心，并垂直于星卡平面。

2. 使用无增感屏暗盒装入胶片，分别用大、小焦点，75kV、50mAs曝光。调节星卡至焦点和胶片的距离，使测得的星卡照片上两个方向上的最外模糊区尺寸 $Z_W$、$Z_L$ 大于或尽量接近影像直径的三分之一，但不小于25mm。以达到照片出现2~3次模糊和伪影为宜。照片的最高密度应在1.0~1.4之间。

3. 测量星卡照片上X线管短轴方向和X线管长轴方向上的模糊区直径（$Z_W$、$Z_L$）及星卡照片的放大率（M），并根据已知楔条顶角的角度，代入公式 $R_{fW}=\frac{M-1}{Z_W\,\theta}$ 及 $R_{fL}=\frac{M-1}{Z_L\,\theta}$ 中，计算得出焦点面上X线管短轴方向与X线管长轴方向的极限分辨力 $R_{fW}=\frac{M-1}{Z_W\,\theta}$ 和 $R_{fL}=\frac{M-1}{Z_L\,\theta}$。

**【实验结果讨论】**

1. X线管焦点小，其极限分辨力就大；焦点上的线量分布为单峰时，其分辨力大，焦点上的线量分布为多峰时其分辨力就小。

2. 分析极限分辨力与焦点面积、形状及线量分布的关系。

## 实验七　X线照片影像的几何学模糊

**【实验目的】** 了解X线影像的几何学模糊。

**【实验原理】** 根据X线几何投影关系，利用不同的X线管焦点，焦－肢距或肢－片距，获取不同照片影像的模糊值。

**【实验仪器设备】** 医用X线机、矩形测试卡、医用X线胶片、暗盒、铅橡皮、支架及冲洗设备等。

**【实验方法与步骤】**

1. 首先将装有X线胶片的暗盒平放于摄影台上，用铅橡皮遮盖暗盒的一半，然后将矩形测试卡置于暗盒上，采用小焦点、FFD为100cm，用45kV、10mAs条件曝光；其次用铅橡皮遮盖暗盒另一半（胶片已感光的一半），将矩形测试卡置于暗盒上，采用大焦点、FFD为100cm，用45kV、10mAs条件曝光。

2. 更换胶片，同样方法将装有X线胶片的暗盒平放于摄影台上，用铅橡皮遮盖暗盒的一半，将矩形测试卡置于暗盒上，采用小焦点、FFD为100cm，用45kV、10mAs条件曝光；然后用铅橡皮遮盖暗盒另一半（胶片已感光的一半），变化肢－片距，将矩形测试卡置于距暗盒50cm的支架上，采用小焦点、FFD为100cm，用45kV、10mAs条件曝光。

3. 比较采用不同X线管焦点获取的X线照片影像模糊值。

4. 比较肢-片距不同所产生的X线照片影像模糊值。

**【实验结果讨论】**

1. 观察分析X线管焦点不同，所获取的X线照片矩形测试卡模糊值的不同。

2. 观察、分析X线管焦点及FFD一定时，变化肢－片距，所获取的X线照片矩形测试卡模糊值的不同。

## 实验八　数字成像原理（CR、DR见习）

**【实验目的】** 理解CR、DR系统的成像原理，掌握CR、DR系统的成像过程、影像处理参数的意义及对影像的影响。

**【实验仪器设备】** CR系统（包括模拟X线机、IP、影像阅读器及工作站）、DR系统、激光打印机、激光胶片等。

**【实验方法与步骤】**

CR系统：

1. CR（包括模拟X线机、IP、影像阅读器及工作站）系统开机。

2. 观察IP的外观，可在影像阅读器中用强光照射，消除可能存在的潜影。

3. 在操作界面输入ID、病人的姓名、年龄、性别等信息，并选好将要摄影部位。

4. 选用模拟人作为被照体，以IP作为接收器，在模拟X线摄影的检查床上，摆好体位进行曝光摄影。

5. 将已曝光的IP采用打码器识别IP的条码，将IP内的影像信息与病人的基本信息组合在一起。

6. 将IP插入到影像阅读器的槽中进行影像的读取。

7. 将获得数字图像进行谐调参数、空间频率参数的调节，确定良好的影像并由激光打印机打印输出。

DR系统：

1. DR系统开机。

2. 在操作界面输入ID、病人的姓名、年龄、性别等信息，并选好将要摄影部位。

3. 选用模拟人作为被照体，直接在DR摄影的检查床上，摆好体位进行曝光摄影。

4. 将获得数字图像进行后处理，确定良好的影像并由激光打印机打印输出。

**【实验结果讨论】**

1. 叙述CR、DR系统的成像过程。

2. 讨论CR、DR系统的后处理参数对影像的影响。

## 实验九　计算机 X 线体层成像原理（CT 见习）

**【实验目的】** 通过 CT 见习和实际操作，了解 CT 成像硬件的基本组成与作用，理解 CT 成像过程、CT 成像原理、CT 图像处理技术及成像参数对 CT 图像质量的影响。

**【实验仪器设备】** 普通 CT、螺旋 CT。

**【实验方法与步骤】**

1. 观看 CT 成像硬件，了解 CT 控制台与扫描系统的基本结构与作用。
2. 了解 CT 基本操作，理解 CT 成像过程与成像原理。
3. 扫描标准水模 CT 图像，了解 CT 成像中的定位像、断层图像各参数的意义。
4. 见习人体常见部位检查成像全过程。
5. 见习常见部位扫描方式、图像显示功能、图像后处理技术。

**【实验结果讨论】**

1. 简述 CT 控制台与扫描系统的基本结构与作用。
2. 通过 CT 基本操作，进一步说明 CT 成像过程与成像原理。
3. 简述 CT 图像处理技术及各成像参数对 CT 图像质量的影响。
4. 观察分析 CT 成像与 X 线成像的差异，说明 CT 图像特点及在临床的应用。

## 实验十　磁共振成像原理（MRI 见习）

**【实验目的】** 通过见习进一步理解磁共振成像原理，了解磁共振成像过程。

**【实验仪器设备】** 磁共振成像仪及其操作平台；人体模型或志愿者；磁共振照片。

**【实验方法与步骤】**

1. 观察并了解主磁体，梯度线圈、射频线圈、操作平台及辅助设备等。
2. 见习头部检查成像的全过程。
3. 以 SE 序列为例，变换不同的成像参数进行成像。
4. 观看不同部位的不同对比类型的图像。

**【实验结果讨论】**

1. 初步认识所用磁共振成像仪操作平台。
2. 了解静磁场和射频系统在磁共振成像中的作用。
3. 了解不同部位在检查中应选择不同的线圈以提高成像质量。
4. 初步认识磁共振成像的过程，了解头颅扫描中如何选择不同的扫描序列。
5. 初步了解成像参数对图像、扫描时间等的影响，以及各参数间的相互制约。

## 实验十一　PACS 系统原理

**【实验目的】** 通过实际操作进一步了解 PACS 的工作原理和操作流程。

**【实验仪器设备】** PACS 系统及操作平台；医学影像数据。

**【实验方法与步骤】**

1. 观看 PACS 系统的工作流程和系统组成。
2. 病例患者基本信息的调用与档案的创建。
3. 病患影像数据的获取，并将图像上传 PACS 服务器。
4. 查看 DICOM 的信息组织模型，与其他图像格式的转换。

5. 医学影像处理（显示窗口的调整；图像的移动、缩放、旋转、保存和删除）。
6. 医学影像分析（窗宽窗位的调整；图像测量和标注；指定器官或病灶的定位）。

【实验结果讨论】

1. 了解 PACS 系统的工作原理和无胶片化管理的优越性。
2. 熟悉病患电子病历和档案的建立和调取步骤。
3. 认识 DICOM 文件格式和与其他图像格式的转换方法。
4. 初步了解基于 PACS 的医学影像处理和分析方法和操作流程。

# 医学影像成像原理

# 实 验 报 告

学　　校：________________

专　　业：________________

班　　级：________________

姓　　名：________________

学　　号：________________

实验题目：________________

实验日期：　　年　月　日　实验地点：　　　　　同组姓名：

| 实验目的： |
| --- |
| 实验仪器设备： |
| 实验方法步骤： |
| 实验结果讨论： |
| 评语与得分：<br><br>得分：　　　　　　　　　　　　　　　　指导教师：<br>年　月　日 |

实验题目：____________________

实验日期：　　年　月　日　实验地点：　　　　　　同组姓名：

| 实验目的： |  |
|---|---|
| 实验仪器设备： |  |
| 实验方法步骤： |  |
| 实验结果讨论： |  |
| 评语与得分：<br><br>得分： | 指导教师：<br>年　月　日 |

实验题目：____________________

实验日期：　　年　月　日　实验地点：　　　　　同组姓名：

| **实验目的：** |
| --- |
| **实验仪器设备：** |
| **实验方法步骤：** |
| **实验结果讨论：** |
| **评语与得分：**<br><br>**得分：**　　　　　　　　　　　　**指导教师：**<br>　　　　　　　　　　　　　　　　　　年　月　日 |

实验题目：____________________

实验日期：　　年　月　日　实验地点：　　　　　同组姓名：

| 实验目的： |
| --- |
| 实验仪器设备： |
| 实验方法步骤： |
| 实验结果讨论： |
| 评语与得分：<br><br>得分：　　　　　　　　　　　　　　　指导教师：<br>　　　　　　　　　　　　　　　　　　　　　　年　月　日 |

实验题目：____________

实验日期：　　年　月　日　实验地点：　　　　　　同组姓名：

| 实验目的： |
| --- |
| 实验仪器设备： |
| 实验方法步骤： |
| 实验结果讨论： |
| 评语与得分：<br><br>得分：　　　　　　　　　　指导教师：<br>　　　　　　　　　　　　　　　　年　月　日 |

实验题目：____________________

实验日期：　　年　月　日　实验地点：　　　　　同组姓名：

| 实验目的： |
|---|
| 实验仪器设备： |
| 实验方法步骤： |
| 实验结果讨论： |
| 评语与得分：<br><br>得分：　　　　　　　　　　　　　　　　指导教师：<br>年　月　日 |

实验题目：________________

实验日期：　　年　月　日　实验地点：　　　　　同组姓名：

| 实验目的： |
| --- |
| 实验仪器设备： |
| 实验方法步骤： |
| 实验结果讨论： |
| 评语与得分：<br><br>得分：　　　　　　　　　　　　　　　　指导教师：<br>　　　　　　　　　　　　　　　　　　　　　　　年　月　日 |

实验题目：____________________

实验日期：　　年　月　日　实验地点：　　　　　同组姓名：

| 实验目的： |
| --- |
| 实验仪器设备： |
| 实验方法步骤： |
| 实验结果讨论： |
| 评语与得分：<br><br>得分：　　　　　　　　　　　　　　指导教师：<br>　　　　　　　　　　　　　　　　　　　　年　月　日 |

实验题目：____________________

实验日期：　　年　月　日　实验地点：　　　　　　　同组姓名：

| 实验目的： |
|---|
| 实验仪器设备： |
| 实验方法步骤： |
| 实验结果讨论： |
| 评语与得分：<br><br>得分：　　　　　　　　　　指导教师：<br>年　月　日 |

实验题目：____________________

实验日期：　　年　月　日　实验地点：　　　　同组姓名：

| 实验目的： |
|---|
| 实验仪器设备： |
| 实验方法步骤： |
| 实验结果讨论： |
| 评语与得分：<br><br>得分：　　　　　　　　　　　　　　　　指导教师：<br>　　　　　　　　　　　　　　　　　　　　　　　年　月　日 |

实验题目：____________________

实验日期：　　年　月　日　实验地点：　　　　　　同组姓名：

| 实验目的： |
| --- |
| 实验仪器设备： |
| 实验方法步骤： |
| 实验结果讨论： |
| 评语与得分：<br><br>得分：　　　　　　　　　　　　指导教师：<br>　　　　　　　　　　　　　　　　　　年　月　日 |

实验题目：________________

实验日期：　　年　月　日　实验地点：　　　　　同组姓名：

# 参考文献


1. 李月卿,李萌 . 医学影像成像原理 . 第 2 版 . 北京:人民卫生出版社,2009.
2. 贾克斌 . 数字医学图像处理、存档及传输技术 . 北京:科学出版社,2006.
3. Christi Carter, Beth Veale.Digital Radiography and PACS (2nd Edition) .Mosby, 2013.
4. 胡军武 . 医学数字成像技术 . 武汉:湖北科学技术出版社,2001.
5. 燕树林 . 全国医用设备(CT、MR、DSA)使用人员上岗考试指南 . 北京:中国人口出版社,2005.

# 中英文名词对照索引



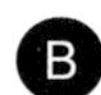



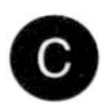

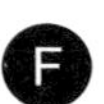

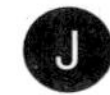
J



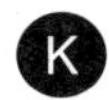
K



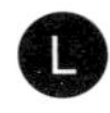
L

M



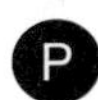
P



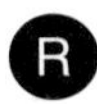
R



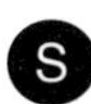
S



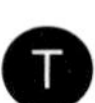
T



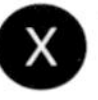
X

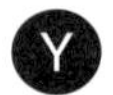



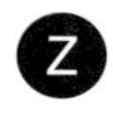